Heide Fischer

FRAUEN-HEILPFLANZEN

AF834118

Heide Fischer

FRAUEN-HEILPFLANZEN

Die 35 wichtigsten Pflanzen und wie sie wirken

Traditionelles Heilwissen entdecken & anwenden

herbig

Bildnachweis

Mit 1 Foto von Benno Bös (Seite 237)
Mit 3 Fotos von Ursel Bühring (Seite 56, 69, 226)
Mit 4 Fotos von Erika Goyert-Johann (Seite 94, 105, 123, 130)
Mit 2 Fotos von Frank Hecker (Seite 159, 232)
Mit 23 Fotos von Gartenschatz GmbH, Stuttgart (Seite 9, 16, 22, 26, 31, 38, 48, 63, 80, 87, 100, 112, 137, 144, 151, 165, 171, 185, 193, 200, 205, 214, 219)
Mit 1 Foto von Hieronymus Pauli (Seite 117)

Impressum

Umschlaggestaltung von Vanessa Frömmig, unter Verwendung eines Fotos von Frank Hecker sowie Illustrationen von adobe Stock/Jolly J und adobe Stock/Oleg sowie Shutterstock/Annette Hyllested.
Autorenfoto: Thomas Kunz
Alle Angaben in diesem Buch erfolgen nach bestem Wissen und Gewissen. Sorgfalt bei der Umsetzung ist indes dennoch geboten. Die Informationen in diesem Buch dürfen in keinem Fall als ein Ersatz für die ärztliche Beratung angesehen werden. Jegliche Haftung der Autorin bzw. des Verlags und seiner Beauftragten für Gesundheits- sowie Personenschäden bzw. den Nichteintritt des Erfolgs ist ausgeschlossen.
Sollte diese Publikation Links auf Webseiten Dritter enthalten, so übernimmt der Verlag für deren Inhalte keine Haftung, da wir uns diese nicht zu eigen machen, sondern lediglich auf deren Stand zum Zeitpunkt der Erstveröffentlichung verweisen.

Unser gesamtes Programm finden Sie unter **kosmos.de/herbig**

Gedruckt auf chlorfrei gebleichtem Papier

FSC
www.fsc.org
MIX
Papier | Fördert gute Waldnutzung
FSC® C043106

©2026, herbig in der
Franckh-Kosmos Verlags-GmbH & Co. KG,
Pfizerstraße 5-7, 70184 Stuttgart
kosmos.de/servicecenter
Alle Rechte vorbehalten
Wir behalten uns auch die Nutzung von uns veröffentlichter
Werke für Text und Data Mining im Sinne von § 44b UrhG ausdrücklich vor.
ISBN 978-3-96859-106-3
Projektleitung und Lektorat: Nicole Janke
Gestaltung und Satz: Vanessa Frömmig nach Vorlage von
Grafikdesign Storch/Ulrike Vohla, Rosenheim
Produktion: Vanessa Frömmig
Druck und Bindung: Grafisches Centrum Cuno, Calbe
Printed in Germany / Imprimé en Allemagne

Inhalt

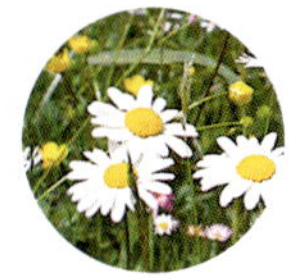

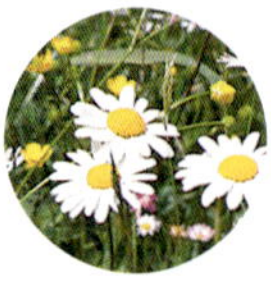

Inhalt

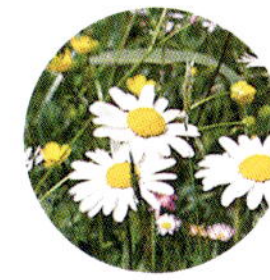

Liebe Leserin,

heilende Pflanzen sind unsere ältesten Begleiterinnen auf dem Weg zu Gesundheit und Wohlbefinden. Sie sind mächtig und kraftvoll. Allein die Beschäftigung mit ihnen ist heilsam. Heilende Pflanzen unterstützen Sie, im Falle einer Erkrankung einen selbstbestimmten, ganzheitlichen Weg zu gehen. Die Kenntnis ihrer vielfältigen Wirkungen war schon immer Teil einer weiblichen Heiltradition. Nach jahrzehntelanger Beschäftigung mit ihrer Heilkraft möchte ich mein Wissen über ihre Anwendung im frauenheilkundlichen Bereich gern mit Ihnen teilen und Sie mit meiner Begeisterung für die Welt der Heilpflanzen anstecken.

Ich habe für Sie 35 für Frauen wichtige Heilpflanzen zusammengestellt. In Bibliotheken habe ich altes Wissen ausgegraben, um Ihnen zu zeigen, dass wir es hier mit der ältesten Heilweise überhaupt zu tun haben. Von manchen Pflanzen wissen wir, dass sie bereits seit Tausenden von Jahren genutzt werden. Ihr Vorkommen in Märchen und Mythen weist darauf hin, dass ihnen umfassende, ja sogar magische Heilkraft zugeschrieben wurde.

Sie werden nach der Lektüre jede Pflanze mit ihren Wirkstoffen, Wirkrichtungen und Anwendungen als Kunstwerk und Korb von Möglichkeiten verstehen. Mit diesem Buch gebe ich Ihnen Heilpflanzenrezepte für weibliche Probleme in den verschiedenen Lebensaltern weiter, die ich über die Jahre gesammelt oder selbst kreiert habe. Ich bediene mich dabei sowohl meiner Erfahrung als auch meiner Intuition und beziehe das überlieferte Heilpflanzenwissen ebenso ein wie die Kenntnisse der modernen Phytotherapie. Geschichten, die ich mit Rat suchenden Frauen wie mit experimentierfreudigen Seminarteilnehmerinnen erlebt habe, verdeutlichen den Charakter einer Pflanze, wobei ich mir erlaubt habe, die Identität der Frauen und ihre Erlebnisse so weit zu verändern, dass ihre Anonymität gewahrt bleibt. Kleine Einschübe heben grundsätzliche Überlegungen zu Frauengesundheit und Frauenkrankheiten heraus.

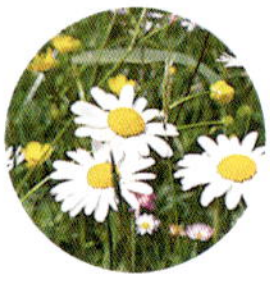

Einleitung

Der Blick in die Welt der heilenden Pflanzen hilft uns heutigen Frauen, unsere eigenen Wurzeln als diejenigen wiederzuentdecken, die traditionell dem Leben und seiner Erhaltung verpflichtet sind. Eine Aufgabe, die in Zeiten belasteter Umwelt und weltweiter Krisen wichtiger denn je ist.

Es ist die Idee dieses Buches, einen weiblichen Blick auf die heilenden Pflanzen zu pflegen und Ihnen bewährte Rezepte zur Erhaltung Ihrer Gesundheit an die Hand zu geben. Möge es Ihnen Freude machen und von Nutzen sein.

Heide Fischer

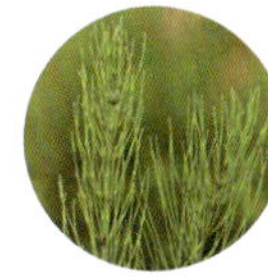

Ackerschachtelhalm

Das schwache Bindegewebe stärken

Equisetum arvense L.
Familie der Schachtelhalmgewächse (Equisetaceae)

Waren Sie schon einmal in einem Naturkundemuseum in der Abteilung Dinosaurier und Urgewächse? Da müsste Ihnen der Schachtelhalm begegnet sein. Aber nicht so, wie wir ihn heute kennen, als bestenfalls kniehohen borstigen Wedel, sondern baumhoch, ganze Wälder bildend. Eine kleine Tafel hat Ihnen vielleicht erklärt, dass nicht zuletzt durch das massenhafte Zugrundegehen dieser Wälder im Jurazeitalter vor 400 Millionen Jahren unsere Kohlevorkommen entstanden sind. Entwicklungsgeschichtlich ist der Schachtelhalm also eine Urpflanze, die sich bis heute einen Fortpflanzungsweg erhalten hat, der statt dem Zusammenkommen von Bienchen und Blümchen auf Sporen zurückgreift, wie zum Beispiel auch die Farne das tun.

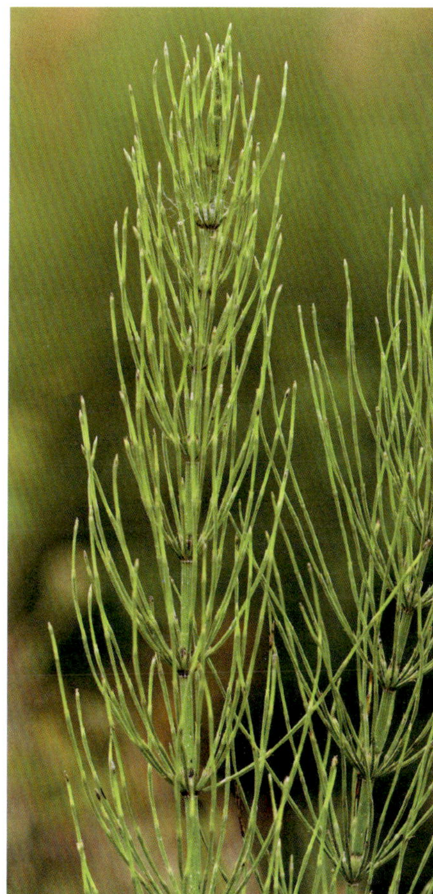

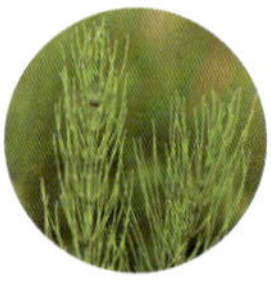

Pflanzenbetrachtung

Schauen Sie sich diese Pflanze im Sommer einmal genauer an. In dieser Jahreszeit bildet der Ackerschachtelhalm den medizinisch verwendeten graugrünen Sommertrieb, der ausschließlich der Bildung von Blattgrün (Chlorophyll) dient. Quirlig angeordnete zähe Sprossen wachsen aus gezähnten Blattscheiden in wunderbar regelmäßigen Abständen. So werden Sie bereits, wie es unsere Ahninnen konnten, nur aus der Form abgeleitet eine erste Idee bekommen, wofür diese Pflanze uns Frauen nützlich sein könnte. Sie ist superordentlich, bestens strukturiert. Und wenn sie dann noch ein Stück dieses grünen Wedels in den Mund stecken, schmeckt es zwar nach nichts, aber knirscht zwischen den Zähnen, als hätten Sie Erde im Mund. Ein erster Hinweis auf seinen enormen Gehalt an Mineralien, vor allem Kieselsäure.

Pflanzennamen

Der gebräuchlichste deutsche Name *Ackerschachtelhalm* wird von seinem bevorzugten Standort und der regelmäßigen, ineinander geschachtelten Struktur abgeleitet. Der botanisch eindeutige Name *Equisetum arvense* setzt sich zusammen aus lateinisch *equus*, das Pferd, und *seta*, das Haar, die Borste, was sich aus der Beschaffenheit der Sprossen erschließt. Der Zusatz *arvense* verweist auf den Standort und bedeutet auf dem Acker, dem Feld wachsend. Aber vielleicht kennen Sie den Ackerschachtelhalm auch unter dem Namen *Zinnkraut*, der bei uns mindestens genauso gebräuchlich ist, als Hinweis auf die raue Oberfläche, mit der früher das Zinngeschirr geputzt wurde. In manchen Gegenden wird er dann noch *Katzenwedel* genannt oder *Scheuergras*. Bruno Vonarburg, der bekannte Schweizer Heilpflanzenkenner, hat in seinen Büchern mit Liebe Volksnamen gesammelt, die zwar botanisch nicht eindeutig, aber dafür anschaulich, oft sogar lustig sind. Wie der Katzenwedel eben.

Pflanzengeschichte(n)

Ein Mythos, der den Ackerschachtelhalm umgibt, ist seine blutstillende Wirkung. Nach Plinius dem Jüngeren (1. Jahrhundert) genügt es, den Schach-

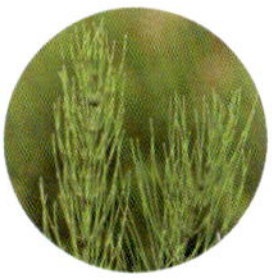

telhalm in der Hand zu halten, schon hören alle Wunden auf zu bluten. Auch sein griechischer Zeitgenosse Dioskurides berichtete vor 2000 Jahren von einer Pflanze *hippouris*, die zusammenziehend wirken und »die Blutflüsse der Gebärmutter stillen« soll. Hierfür würden wir heute andere Pflanzen verwenden.

Pflanzenwirkstoffe

Die Pflanze enthält bis zu 16 % Kieselsäure, diesen für unser Binde- und Stützgewebe so wertvollen Stoff, und daneben noch viele andere wichtige Mineralien wie Magnesium und Calcium.

Letztendlich gibt es keinen Inhaltsstoff, der eine nachgewiesenermaßen blutstillende Wirkung hätte.

Heilwirkung

Durch den hohen Mineraliengehalt kräftigt der Ackerschachtelhalm Haut und Schleimhäute, das Binde- und Stützgewebe, also auch Knochen, Knorpel, Zähne, Haare, Nägel. Er stärkt das Lungengerüst und ist damit seit alters her eine wichtige Pflanze zur begleitenden Behandlung der Tuberkulose, die mit dem Schwinden des Lungengewebes einhergeht. Der Name Schwindsucht leitet sich auch von der stetig fortschreitenden Schwächung der Erkrankten ab.

Bekannter ist der Einsatz bei Blasenreizung und Blasenentzündung. Hierbei wird die gewebestärkende Wirkung genutzt, aber auch eine gewisse Aquarese, d. h. die Fähigkeit, die ausscheidende Funktion der Niere zu unterstützen, ohne gleichzeitig allzu viele der für den Körper so wichtigen Mineralien auszuschwemmen. Ein Wunder, das nur die Heilpflanzen bewerkstelligen können.

Pfarrer Kneipp nannte den Schachtelhalm »einzig, unersetzbar und unschätzbar« bei Harnwegsbeschwerden, sogar wenn bereits Blut im Urin erscheint. Weitere segensreiche Wirkungen sind in diesem Zusammenhang Entzündungshemmung, Schmerzlinderung, Blutbildung und eine gewisse Immunstärkung.

Auch im übertragenen oder emotionalen Sinne wirkt der Ackerschachtelhalm strukturierend, wo »Unordnung«, Verzetteltheit, Zerstreutheit herrschen. Er schafft Festigkeit, wo zu

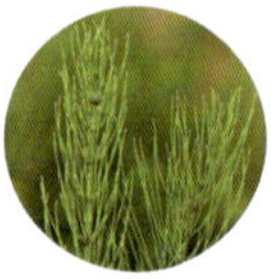

viel Weichheit vorhanden ist, gibt ein inneres Gerüst und wirkt aufrichtend.

Anwendung für Frauen

Zunächst bei Blasenreizungen und Blasenentzündungen. Es kann schon ausreichen, bei den geringsten Anzeichen, einem ungemütlichen Gefühl oder leichten Ziehen beim Wasserlassen, sofort mit Schachtelhalmtee loszulegen und natürlich eine Wärmflasche auf den Unterleib zu legen oder sich auf diese zu setzen. Warten Sie nicht zu lange. Sie kennen die Regeln für Blasenempfindliche: warme Füße, warme Wäsche, viel Warmes trinken, kein Kaffee oder Alkohol. Reichen diese Maßnahmen nicht aus, zusätzlich ein Harndesinfiziens wie Bärentraubenblättertee (am besten als Kaltauszug) verwenden.

Ist die Krise überstanden, ist Blasenstärkung angesagt. Wieder mit Schachtelhalm.

Wo könnte die Stärkung von Haut und Schleimhäuten noch wichtig sein? Beim Älterwerden natürlich: Cellulite, allgemeine Bindegewebsschwäche, empfindlich werdende Vaginalschleimhaut, Gebärmuttersenkung. Und bei Venenschwäche, die sich als Hämorrhoiden oder Krampfadern zeigt. Der Tee, die Tinktur oder auch die pulverisierte Pflanze ist wichtig zur Erhaltung der Knochengesundheit, bei Wirbelsäulenerkrankungen, und beugt Osteoporose vor.

Denken Sie an den Schachtelhalm, wenn eine Erkrankung schon das Thema (Zer-)Streuung in sich hat wie bei Endometriose, gutartig, aber schmerzhaft. Er hilft ungeordnete Zellverbände zu strukturieren bei Dysplasien (Zellveränderungen) bis hin zu einer ergänzenden Therapie bei Krebserkrankungen.

Zubereitung und Dosierung

Um den vollen Mineraliengehalt in die Tasse zu bekommen, lohnt es sich, 4 TL Ackerschachtelhalm mit einem Liter Wasser mehrere Stunden oder über Nacht kalt anzusetzen und dann 10 Minuten bei kleiner Flamme zu köcheln. In 3 Portionen über den Tag verteilt trinken.

Eilige lassen einen einfachen Teeaufguss mindestens 20 Minuten ziehen. 3 bis 4 Tassen täglich. Darüber hinaus auf ausreichende Flüssigkeitszufuhr achten.

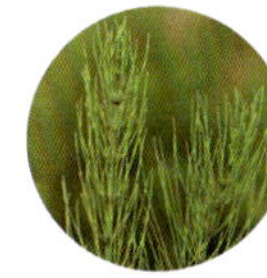

Umso mehr, wenn Sie die pulverisierte Pflanze in Kapselform oder eine Tinktur verwenden. Bei allen Beschwerden, die sich im Unterleib abspielen, kann nicht nur innerlich mit dem Schachtelhalm gearbeitet werden, auch Sitzbäder sind sehr geeignet, erschlaffte oder unstrukturierte Erscheinungen »zur Ordnung zu rufen«.

Bitte beachten

Da es noch andere Schachtelhalmarten gibt, unter anderem den giftigen Sumpfschachtelhalm, ist beim Sammeln unbedingt auf den Standort zu achten. Ungeeignete Schachtelhalmarten scheinen auch anfälliger für Pilzbefall zu sein, was an braunen Flecken erkennbar ist. Wenn Sie auf Nummer sicher gehen wollen, besorgen Sie sich die getrocknete Teedroge in der Apotheke oder im Kräuterhaus. Nicht verwenden bei Wassereinlagerungen aufgrund eingeschränkter Nieren- oder Herzfunktion.

Rezepte mit Ackerschachtelhalm

Bindegewebstee

Ackerschachtelhalm	*Equiseti herba*	30 g
Brennnesselblätter	*Urticae folium*	20 g
Löwenzahnwurzel mit Kraut	*Taraxaci radix cum herba*	30 g

Cellulitebetroffene profitieren nicht nur von der innerlichen Anwendung dieses Tees, sondern auch von regelmäßigem, einmal wöchentlichem Wickeln der entsprechenden Partien: Bereiten Sie sich einen kräftigen Tee, 1 kleine Hand voll auf 1 Liter, tränken Sie damit so viele breite Binden (Verbände), wie Sie Partien behandeln möchten. Machen Sie eine straffe Bandage, besser Sie lassen sich von einer Freundin wickeln, und hüllen sich noch zusätzlich in eine Wolldecke. 30 Minuten damit liegen und danach eventuell die Haut noch mit einem guten Celluliteöl (z. B. von Weleda) kräftig massieren.

Endometriosemischung

Ackerschachtelhalm	*Equiseti herba*	30 g	strukturierend
Ringelblume	*Calendulae flos*	15 g	entzündungshemmend
Frauenmantel	*Alchemillae herba*	25 g	schmerzstillend
Löwenzahnwurzel	*Taraxaci radix*	30 g	leberfördernd
Schafgarbe	*Millefolii herba*	20 g	hormonausgleichend

Trinken Sie diese Mischung 6 Wochen lang, 3 Tassen täglich, 1 TL pro Tasse. Begleitend je nach Beschwerdebild schmerzstillende Präparate wie die bewährten Phytodolor-Tropfen oder bei krampfartigen Schmerzen Gänsefingerkrauttinktur, bei Bedarf mehrmals täglich 20 bis 40 Tropfen.

Dysplasietee bei Zellveränderungen am Gebärmutterhals

Ackerschachtelhalm	*Equiseti herba*	30 g
Frauenmantel	*Alchemillae herba*	25 g
Taubnessel	*Lamii albi flos*	15 g
Schafgarbe	*Millefolii herba*	25 g

Trinken Sie diese Mischung 6 Wochen lang, 3 Tassen täglich, 1 gestrichener TL pro Tasse, zusammen mit einer lokalen Behandlung der veränderten Zellen z. B. mit Niaouli-Vaginalzäpfchen 2 %. Lassen Sie sich bei Veränderungen, die als Krebsvorstufe gelten, immer von einer erfahrenen Heilkundigen unterstützen und lassen Sie einen auffälligen Befund regelmäßig kontrollieren.

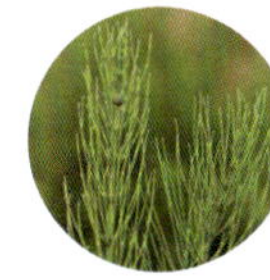

Knochengesunder Tee zur Vorbeugung von Osteoporose

Ackerschachtelhalm	*Equiseti herba*	30 g
Brennnessel	*Urticae herba*	20 g
Frauenmantel	*Alchemillae herba*	20 g

Frauen gönnen sich seit alters her ab dem 50. Lebensjahr jedes Jahr 4 Wochen lang eine Mineralienkur zum Erhalt stabiler Knochen. 3 Tassen täglich, 1 TL pro Tasse, 20 Minuten ziehen lassen.

Kobert-Kühn'scher Kieseltee bei allen chronischen Bronchial- und Lungenerkrankungen

Ackerschachtelhalm	*Equiseti herba*
Vogelknöterich	*Polygoni aviculare herba*
Ockergelber Hohlzahn	*Galeopsidis herba*

Zu gleichen Teilen mischen und über mehrere Monate trinken.
4 TL der Mischung über Nacht mit 1 Liter Wasser ansetzen, am Morgen 15 Minuten köcheln und auf ca. 3 Tassen einkochen lassen, die über den Tag verteilt getrunken werden.

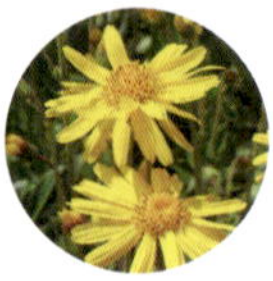

Arnika

Verletzungen heilen

Arnica montana
Familie der Korbblütlerinnen (*Compositae*)

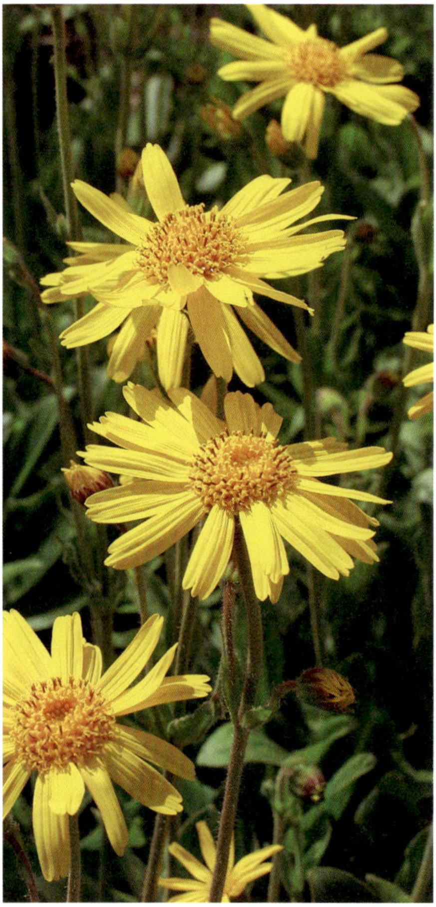

Darf ich Sie einladen zu einem Spaziergang über Bergwiesen? Bei uns im Schwarzwald oberhalb 1000 Meter oder in den Alpen? Es ist Bergsommer, trotz der kräftigen Sonne weht ein kleines Lüftchen. Sie erfreuen sich am satten Grün, gesprenkelt mit allerlei bunten Farben. Und plötzlich bleibt Ihr Blick hängen an einer leuchtend dottergelben, fast orangefarbenen Blüte, einer Korbblüte wie die der Margerite, nur mit einem gelben Kranz von Zungenblüten. Und dieser Kranz kommt nicht etwa ordentlich daher, sondern strubbelig.

Aha, ein Wiesenbocksbart, denken Sie, bis Sie genau hinschauen und die paarig angeordneten Blätter auf halber Höhe des Stängels entdecken, aus deren Achseln zum Teil zwei weitere Stängel mit zierlicheren Blütenköpfchen wachsen. Sie haben sie gefunden! Lassen Sie sich bezaubern von

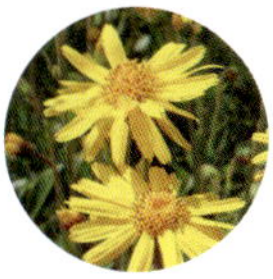

ihrer eigensinnigen Anmut im Wissen, eine der mächtigsten europäischen Heilpflanzen vor sich zu haben. Aber lassen Sie es beim Betrachten und Staunen bewenden, Arnika steht unter striktem Naturschutz.

Pflanzennamen

Ihr Name scheint eine Verschleifung des griechischen Namens *Achillea ptarmica* (griechisch *ptarmos*, reizend) zu sein, was sich auch in ihrem in manchen Gegenden gebräuchlichen Namen *Schnupftabaksblume* ausdrückt. Die Bezeichnung Achillea kennen wir allerdings noch von einer anderen wichtigen Heilpflanze, der tausendblättrigen Achillea, auch Schafgarbe genannt. Beide Pflanzen werden bei Verletzungen verwendet, was dem griechischen Helden Achilles seinerzeit schon das Leben gerettet hat. Eine weitere Lesart leitet Arnika vom griechischen *arnakis*, dem Lammpelz, ab, mit Hinweis auf die weichhaarige Blütenhülle. Der Beiname *montana* (lateinisch *mons*, der Berg) dagegen verweist eindeutig auf ihren Standort; in niedrigen Lagen müssen wir sie gar nicht erst suchen.

Wie immer weisen neben dem botanischen Namen und seiner Herleitung besonders die Volksnamen auf die Verwendung einer Pflanze hin.

Bergwohlverleih (mit h!) das Wohl für alles Leid, zeigt, wie geschätzt die Arnika im Gebirge war für Verletzungen, Verstauchungen, bei Erschöpfung und Herz-Kreislauf-Erkrankungen. *Wohlverleih* wurde aber auch mit *Wolferlei*, dem Wolfsauge, gleichgesetzt, das Gelb der Arnika ähnle dem Gelb im Wolfsauge. Denkbar wäre auch, dass sie bei innerlicher Anwendung durch ihre Gefäßwirkung die Schärfe des Augenlichts stärkt. Wölfe sehen bekanntlich deutlich besser als Menschen.

Kraftwurz, *Kraftrose* lassen ahnen, wie sie einst Menschen aufgerichtet hat, die am Ende waren mit ihrem Energiehaushalt. *Johannisblume* lässt die Blütezeit im Sommer rund um den 24. Juni ahnen, ranken sich doch viele Bräuche und Legenden am den Johannistag. Der Sage nach haben die am Johannistag gepflückten Blüten die stärkste Kraft.

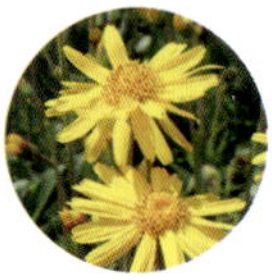

Pflanzengeschichte(n)

Im Böhmischen flochten die Kinder an Johanni kleine Blütennester aus Arnika, Glockenblumen und anderen Sommerblüherinnen, das Johannisbett, unter dem sie am anderen Morgen Geld fanden. In Bayern, berichtet Heinrich Marzell in seinen 1922 gesammelten ethnobotanischen Streifzügen, wurden Arnikablüten am Johannistag um den Acker gesteckt oder gepflanzt, damit der Korndämon dem Feld keinen Schaden durch Ungeziefer, Mutterkorn oder Hagelschlag zufügt. Bei uns im Badischen hieß sie entsprechend früher *Donnerblume*. Mit dem Namen *Mutterwurz* sind wir dann bei der frauenspezifischen Verwendung als Heilmittel der Gebärmutter. Sie wirkt menstruationsfördernd, entstauend »gegen das verhalten der mutter« bis hin zu einer abtreibenden (abortiven) Wirkung, wofür sie durchaus früher benutzt wurde. Entgegen dem Namen, der die Verwendung der Wurzel suggeriert, kennen wir heute nur die Arnikablüte als offizinellen, das heißt in der Apotheke erhältlichen Pflanzenteil, *Arnicae flores* oder *flos*. *Stohupungohen* (Steh auf und geh hin) aus der Mindener Mundart ist einer der lustigsten Volksnamen, der zeigt, welch stärkende Kraft der Arnika zugeschrieben wurde. *Stichkraut* und *Wundkraut* zeigen, wofür sie auch heute verwendet wird, nämlich äußerlich bei jeder Form von Traumatisierung.

Zuerst schriftlich erwähnt wird die Arnika bei Hildegard von Bingen im 12. Jahrhundert als *wolfesgelegena*, was mit Wolfsgelb gedeutet wird, aber auch mit Wolfstod oder Wolfsleiche, denn die Ahninnen wussten durchaus um ihre Giftwirkung, wenn sie zu stark oder falsch angewendet wird. Goethe verwendete die Arnika bei seinen Herzkrämpfen.

Pflanzenwirkstoffe

Der zarte Duft der Arnika lässt ahnen, dass sie ätherische Öle enthalten muss, u. a. Thymolderivate und Terpene, welche für Durchblutungsverbesserung, aber auch für Keimwidrigkeit sorgen, neben den Helenalinen, die in hohem Maße entzündungshemmend und schmerzstillend wirken, weswegen Arnika sich in vielen Rheuma- und

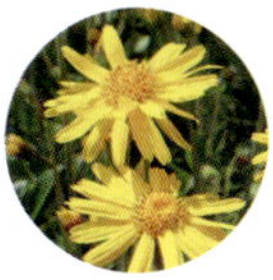

Gelenksalben wiederfindet. Flavonoide, die gelben Pflanzenfarbstoffe in allen gelb blühenden Heilpflanzen und gelbroten Gemüsen, sind multipotent in ihrer abschwellenden, gefäßabdichtenden, zellschützenden Wirkung. Gerbstoffe bekräftigen das entzündungshemmende Potenzial unserer Arnika.

Betonen wir ihre Heilwirkung, müssen wir wiederholen, dass sie phytotherapeutisch heute nur noch zur äußeren Anwendung zugelassen ist. Ältere Kräuterkundige setzen sie weiterhin ein, jedoch zu maximal 5 % in einer Teemischung. Aber wir haben ja noch die Homöopathie, die mit der Potenzierung der Blüte die Giftwirkung nimmt und uns die Arnika gleichwohl zur inneren Anwendung zur Verfügung stellt.

Heilwirkung, Anwendung und Dosierung für Frauen

So freuen wir uns weiterhin an der Herzstärkung, Kreislaufanregung, der Blutdruckharmonisierung und besinnen uns auf die frauenspezifische Anwendung der Menstruationsförderung, wenn Frauen sich gestaut fühlen, die Menstruation nicht richtig in Gang kommt oder aussetzt, nachdem sie zunächst harmonisch geflossen war. Arnika C 30, 3 Kügelchen unter die Zunge, 3 weitere in einem Glas Wasser aufgelöst, das über den Tag verteilt getrunken und vor jedem Schluck mit einem Kunststoff- oder Holzlöffel »verkleppert« wird. Arnikasalbe, auf dem Unterbauch einmassiert, kann dieselbe Wirkung haben.

Eine weitere innere Anwendung ist und bleibt die bei Traumatisierung. Seien es äußere Verletzungen, Verstauchungen, Verrenkungen, Knochenbrüche, aber auch die unsichtbaren Traumata, der Schreck nach Unfällen oder Beinahe-Unfällen, Übergriffe, und seien sie »nur« verbaler Natur gewesen. Ebenso die durchaus geplanten Traumatisierungen wie Zahnarztbehandlungen, kleinere und größere operative Eingriffe, das mächtige und oft nicht unkomplizierte Geburtsgeschehen. Verwenden Sie die beschriebene »Verklepper-Methode« oder, wenn die hohen Potenzen Ihnen zu viel Respekt einflößen, Arnika D 12, 5 Kügelchen, und Sie atmen auf, bekommen wieder einen klareren

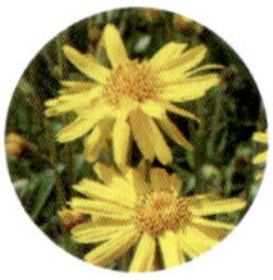

Kopf, können gelassen darüber nachdenken, welche Art von Behandlung Sie sich wünschen, bei Unfällen oder Übergriffen eine polizeiliche Anzeige oder andere Konsequenzen in Erwägung ziehen.

Handelt es sich um eingreifende Behandlungen wie Operationen oder auch nur die Angst davor, denken Sie getrost schon im Vorfeld an Arnika. In den Tagen nach einem Eingriff 3-mal täglich 5 Kügelchen Arnika D 12, und auf die Frage, wie lange diese Selbstbehandlung dauern soll, folgt die schlichte Antwort: bis Sie anfangen, die Einnahme zu vergessen. Körper und Geist regulieren, wenn wir unserem Unterbewusstsein freien Lauf lassen, auch die Behandlungsdauer. Arnika in homöopathischer Aufbereitung gehört in jede Haus- und Reiseapotheke, ebenso wie Arnikaessenz oder -salbe für die äußere Anwendung. Außer auf offene Verletzungen darf Arnikatinktur 5- bis 10fach mit Wasser verdünnt als Umschlag aufgelegt werden. Als Mundspülung oder zum Gurgeln eignet sie sich bei Angina, Heiserkeit oder Stimmverlust.

Bedenken Sie bei der äußeren Anwendung, dass Auflagen oft eine tiefgreifendere Wirkung haben, als wenn nur schnell eine Salbe aufgetragen wird. Das gilt auch für gestaute, geschwollene Beine, Krampfadern und andere venöse Komplikationen. Einmal täglich eine halbe Stunde die Beine hochlegen und die betroffenen Bezirke mit einem mit verdünnter Arnikatinktur getränkten Geschirrtuch umwickeln. Dieses darf, wenn es Ihnen angenehmer ist, mehrmals in der kühlen Lösung aufgefrischt werden. Die entzündungshemmende und entstauende Wirkung ist auch für die Verwendung von Arnikasalbe oder -gel bei chronischer Veneninsuffizienz nachgewiesen.

Kopfschmerzen nach einem heißen Tag lassen sich mit Stirnkompressen wunderbar lindern.

Der Vollständigkeit halber zitiere ich ein bewährtes Rezept von Bruno Vonarburg: Bei akuter Erschöpfung auf Wanderungen 1 bis 3 Tropfen Arnikatinktur auf ein Stück Zucker oder mit einem Schluck Wasser im Mund bewegen, hilft, das Ziel doch noch zu erreichen.

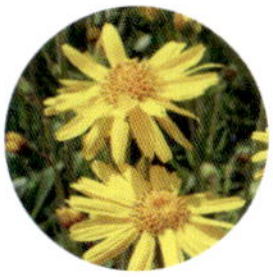

Frauen merken sich vor allem die antitraumatischen Anwendungen und die Begleitung durch Arnika bei Eingriffen. Jede Naht heilt schöner, Entzündungen werden vermieden, die Erholungsphase verkürzt, die Narkose besser vertragen.

Bitte beachten

Grundsätzlich verboten sind alle unverdünnten Anwendungen, es sind Hautreizungen bis zu Verätzungen möglich! Eine längere Anwendung der verdünnten Lösung über Wochen kann die Haut ebenfalls schädigen. Nicht verwendet werden darf Arnika bei bekannter Korbblütlerallergie.

Tiefpotenzen sollten bei chronischer nervöser Übererregung nicht angewendet werden. Mögliche Nebenwirkungen sind Magen- oder Darmreizungen, Durchfall, Schwindel oder Herzrhythmusstörungen.

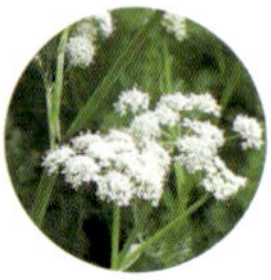

Bärwurz

Regt Verdauung und Gebärmutter an

Meum athamanticum
Familie der Doldenblütlerinnen (*Compositae*)

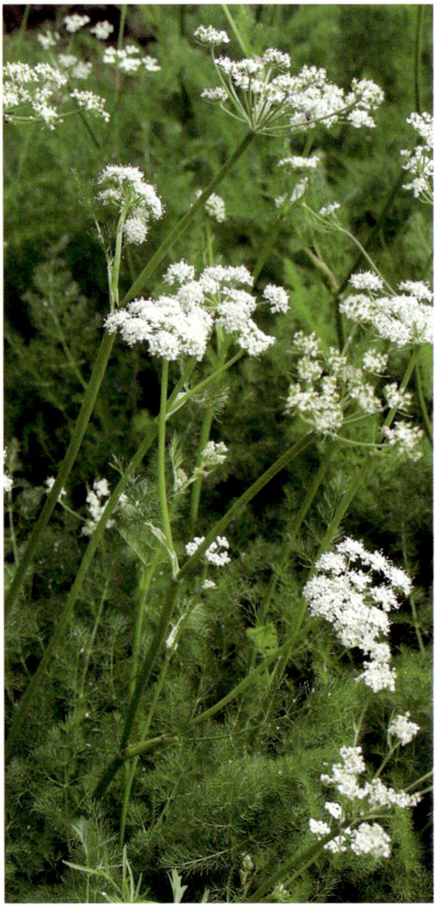

Darf ich Sie wieder einmal auf die Schwarzwaldhöhen bemühen oder zu einer Wanderung in die Alpen mitnehmen, damit Sie die *Mutterwurz* kennenlernen, wie sie auch genannt wird? Vielleicht stolpern wir dabei allerdings über ihre alpine Variante *Meum mutellina*, von den kräuterkundigen Nonnen im Kloster Maria Rickenbach *Muttern* genannt.

Als ich dort vor vielen Jahren zu Gast war und, ausgestattet mit riesigen handgewebten Schürzen und ebensolchen Säcken, mit den Schwestern zum Sammeln ging, an Hängen kauernd, die für die Kühe zu steil waren, und diese filigranen, fenchelartigen Blättchen zupfen sollte, wurde mir dieser Name genannt. Zur Mittagszeit, wenn die von der Küchenschwester mitgegebenen Köstlichkeiten ausgebreitet wurden, sprachen wir von der Heilkraft unseres

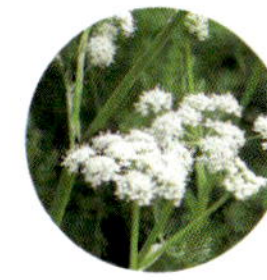

Sammelgutes. Die Schwestern kannten nur diesen Namen und wussten, dass dieses Kraut in die Mischungen des Kräuterpfarrers Künzle gehört, bei dem die ältesten unter ihnen noch gelernt hatten. Meine Neugierde, was sich hinter *Muttern* verbirgt, wurde später durch die »Flora Helvetica« gestillt und die Pflanze erhielt ihren offiziellen Namen *Alpenmutterwurz*.
Groß war die Freude, der Bärwurz im Schwarzwald wieder zu begegnen und festzustellen, wie weit verbreitet sie in Bergregionen ist, im Frühjahr halbe Wiesen bedeckt mit ihrem aromatisch duftenden Kraut und im Sommer weiße unauffällige Doldenblüten entwickelt. Die ganze Pflanze wird kaum 20 Zentimeter hoch.

Pflanzennamen

Ihre Volksnamen rücken sie in die Nähe anderer würziger Doldenblütlerinnen: *Bärendill*, *Bärenfenchel*, *Dillblattwurz*. Als *Herzwurz* findet sie sich in manchen Gegenden wieder, muss also eine herzstärkende Wirkung haben. *Mutterwurz* und *Bärmutter* kennzeichnen sie als Frauenpflanze.

Pflanzengeschichte(n)

Von frauenspezifischen Anwendungen berichten auch die Alten. Tabernaemontanus im 16. Jahrhundert etwa schlägt vor, »ein Lendenbad von Beerwurtzkraut und Wurtzel gemacht und darein gesessen, das bringet den Weibern ihren natürlichen Monatblumen«.
Eine weitere durch ihn überlieferte Rezeptur hat in einem Seminar für einiges Rätselraten und Gelächter gesorgt: »Kraut und Wurtzel in Wasser gesotten und den Dampff darvon durch den Trechter in die Mutter empfangen«, soll demselben Zwecke dienen, eine stockende Menstruation wieder in Fluss zu bringen. Wie soll man sich das vorstellen, überlegten wir. Was, um Himmels willen, ist mit Trechter gemeint?
Ein Vorschlag lautete, ein Dampfbad in einer Schüssel anzurichten, über dem Frauen sitzen sollten. Mit »Trechter« könnte die Vagina gemeint sein, hofften die meisten, und der heilsame Dampf werde ohne weiteres Instrumentarium seine Wirkung tun. Heute sind Unterleibsdampfbäder als »Yoni Steaming« bekannter denn je

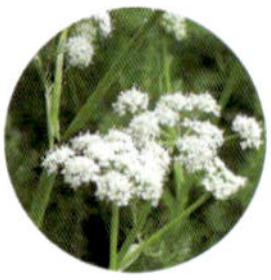

und Frauen lieben dieses Ritual der Selbstfürsorge zur Entkrampfung und Schmerzlinderung.
Eine weitere Rezeptur aus einem alten Kräuterbuch empfiehlt, »die Wurtzel zu reinem Pulver gestossen, mit drey theil Honigs vermischt und ein Latwergen daraus gemacht, einer gemeinen Castanien gross darvon nüchtern eingenommen, heylet alle Gebrechen der Mutter«.
Wie dem auch sei, Bärwurz wirkt zusammenziehend, tonisierend auf die Gebärmutter, so viel ist sicher.

Ob die **Pflanzenwirkstoffe** in diese Richtung weisen, wird künftige Forschung erst ans Tageslicht bringen. Bekannt ist eine Mischung ätherischer Öle mit der stolzen Menge von 0,7 % in der Wurzel, Bitterstoffe und Gerbstoffe.

Heilwirkung

Die Verfechterinnen ihrer Heilkraft verlassen sich bislang ausschließlich auf die Erfahrung, die folgende Wirkrichtungen zeigt:

- gebärmuttertonisierend und -stärkend
- durchblutungsfördernd auf die Beckenorgane bei Frauen wie bei Männern
- lust- und potenzfördernd
- geburtsfördernd
- entkrampfend
- hustenlösend und auswurffördernd
- herzstärkend
- magenstärkend, verdauungsfördernd, entblähend

Die möglichen Anwendungen sind außerordentlich spannend, sodass ich mir erlaubt habe, auch eine aus Sicht der modernen Phytotherapie »unsichere Kandidatin« wie die Bärwurz in diesem Buch aufzuführen.

Anwendung für Frauen

Ein Einsatz der Bärwurz wäre denkbar

- bei Verdauungsschwäche, Blähungen
- zur Durchblutungsanregung bei Zyklusstörungen
- bei ausbleibender Menstruation (Amenorrhoe)
- zur Geburtsförderung
- bei Gebärmuttersenkung mit beginnender Inkontinenz
- bei unspezifischem Ausfluss (Fluor albus)

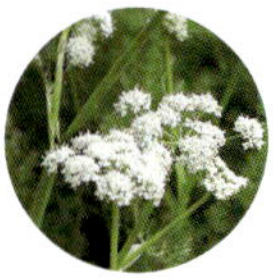

Sammeln, Zubereiten und Dosieren

Der verwendete Pflanzenteil ist die Wurzel, früher rezeptierbar als *Mei athamantici rhizoma*. Kräuterfrauen mit guten Heilpflanzenkenntnissen graben die Wurzel im Herbst aus und experimentieren mit therapeutischen Dosen von 2 bis 3 Tassen täglich, 1 TL geschnittene, getrocknete Wurzel pro Tasse.

Bitte beachten

Zu viel davon macht »Hauptwehe«, heißt es, was bei den oben genannten Mengen aber unwahrscheinlich ist. In der Schwangerschaft verbietet sich die Anwendung. Rückmeldungen, Erfahrungsberichte gern an die Autorin.

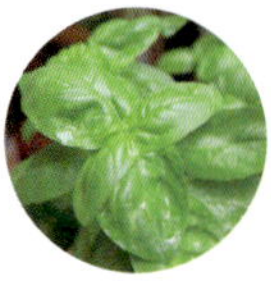

Basilikum

Lässt das Ei springen

Ocimum basilicum L.
Familie der Lippenblütlerinnen (Lamiaceae)

Denken Sie bei Basilikum daran, daraus einen Tee zu brauen? Zunächst sicher nicht. Der grünen Genueser Pastasoße gelten unsere ersten Assoziationen. Doch probieren Sie es einfach einmal aus: Übergießen Sie ein paar Blättchen frischen Basilikum, sei es der bekannte großblättrige Mittelmeer-Typ, sei es marokkanischer roter oder kleinblättriger kretischer Basilikum, mit heißem, am besten nicht kochendem Wasser; decken Sie das Ganze zu und lassen Sie nach 5 bis 7 Minuten Ziehens auch das Kondenswasser, das sich innen am Deckel abgesetzt hat, noch in die Tasse tropfen,

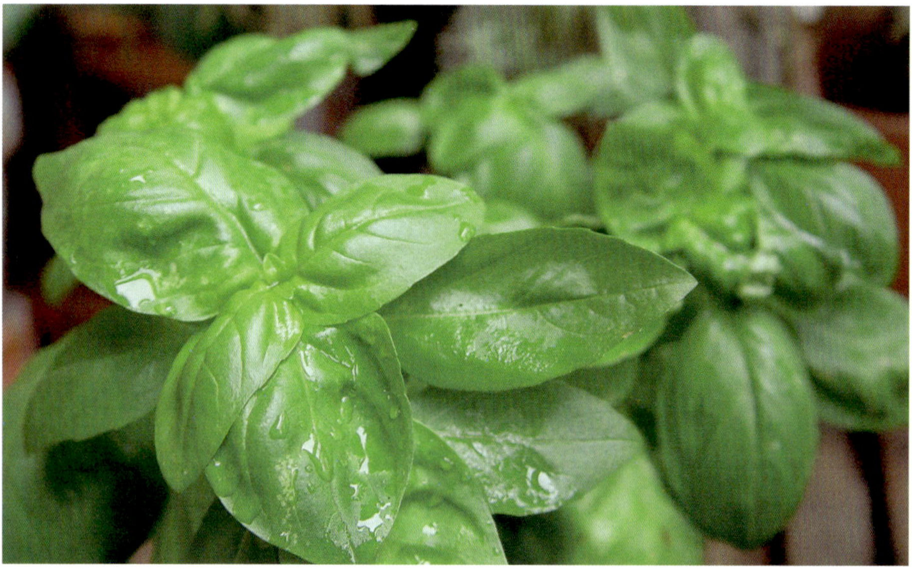

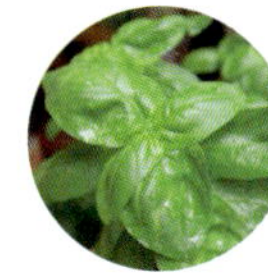

um nichts von den ätherischen Ölen zu verschwenden. Und? Denken Sie beim Trinken noch an *Pesto genovese* (→ Rezept) oder die *Insalata caprese*, die der Insel Capri zugeschriebene Art, Tomaten mit Mozzarella-Käse und Basilikumblättern anzurichten?

Ein eher feines, zartes Aroma kennzeichnet den Tee mit einem Unterton von Nelken. Bei anderen Sorten wie den Zuchtformen Zimt-, Anis- oder dem orientalischen Gewürzbasilikum finden sich weitere süße bis kräftige Geschmacksnoten.

Um immer frischen Basilikum zu haben, ziehen Sie ihn am besten auf der Fensterbank. Er liebt es sonnig und windgeschützt, bevorzugt nährstoffreichen Boden und hasst kaltes Gießwasser. Ein wenig sensibel also in unseren Breiten, diese saftig grüne, einjährige, kaum kniehohe Pflanze mit ihren weißen oder rosafarbenen kleinen Lippenblütchen.

Kein Wunder, scheint seine Heimat doch im fernen Indien zu liegen, wo er vor Tausenden von Jahren bereits so hoch geschätzt wurde, dass er den hochgeborenen Verstorbenen in die Anderswelt mitgegeben wurde.

Pflanzennamen

Königskraut ist einer seiner Volksnamen nach dem griechischen Wort *basileus,* der König, von dem sich der bei uns gebräuchliche Name Basilikum ableitet. Der Gattungsname *ocimum* ist eine Latinisierung nach dem griechischen *ozein,* riechen, übersetzbar mit »das Wohlriechende«.

Heikel ist der Trocknungsprozess nach der Ernte, will man möglichst viele seiner Inhaltsstoffe erhalten. Statt Trocknung ist das Einlegen des frischen Krautes in Öl oder Schnaps die bessere Variante. Aber auch rasch getrocknetes Kraut eignet sich für Tees.

Pflanzenwirkstoffe

Die Zusammensetzung der Inhaltsstoffe variiert wie bei allen wärmeliebenden Pflanzen je nach Standort und Erntejahr, besonders das Spektrum der reichlich vorhandenen ätherischen Öle. Zudem finden sich feine »grüne« Labiatengerbstoffe und Flavonoide. Die roten Blätter mancher Sorte enthalten zudem noch Pflanzenfarbstoffe vom Anthocyan-Typ, denen gefäßschützende, blutbildende, krebswidrige Eigenschaften nachge-

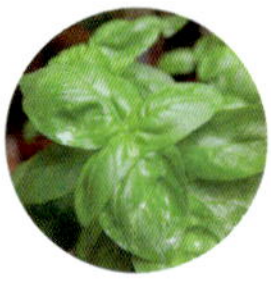

sagt werden. Eine ganze Reihe von Inhaltsstoffen scheint noch unerforscht.

Heilwirkung

Ein Königskraut muss natürlich königlich viele Eigenschaften vorzeigen können. Das tut es auch, selbst wenn es in den meisten Kräuterbüchern bestenfalls als verdauungsfördernd auftaucht:

- weckt die Lebensgeister
- konzentrationsfördernd
- stressmindernd
- blähungswidrig
- appetitanregend
- senkt Blutfette
- keimwidrig
- entzündungshemmend
- durchblutungsfördernd für Bauch und Becken
- milchbildend
- menstruations- und ovulationsfördernd
- weckt die Lust

Anwendung für Frauen

In der Frauen-Naturheilkunde verwenden wir Basilikum neben den allgemeinen Indikationen vor allem in der ersten Zyklushälfte, da es als östrogenwirksam gilt und damit in der Lage ist, die Eireifung und den Eisprung zu fördern. Sein feiner, sinnlicher Geschmack legt den Verdacht nahe, dass es sich um ein Lustkräutchen handeln könnte. Auch diese Verwendung hat eine lange Tradition, die großen Kurtisanen liebten es. Basilikumöl hat seine Berechtigung in Liebesölen und zart dosiert als Beigabe zu aphrodisischen Mahlzeiten. Die durchblutungsfördernde Wirkung kann die Menstruation harmonischer gestalten, sie jedoch auch befördern.

Bitte beachten

Basilikum bei Kinderwunsch nicht in der zweiten Zyklushälfte verwenden, wegen seiner wehenfördernden Aspekte nicht in der Schwangerschaft. Die Hebammen berichten, dass empfindliche Frauen bereits auf einen Teller Spaghetti al pesto mit Wehen reagieren. Also nicht unterschätzen, sondern am richtigen Platz, rund um den Eisprung, einsetzen.

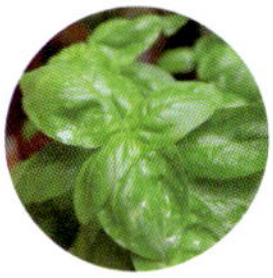

Rezepte mit Basilikum

Eisprungfördernder Tee

Basilikum	*Basilici herba*	30 g
Beifuß	*Artemisiae vulgaris herba*	20 g
Himbeerblätter	*Rubi idaei folium*	30 g
Rotklee	*Trifolii pratensis flos*	20 g

Trinken Sie von dieser Mischung vom Ende der Menstruation an 10 Tage lang 3 Tassen täglich. Eine Dreifingergabe pro Tasse, 10 Minuten zugedeckt ziehen lassen. Sie können die Wirkung verstärken, indem Sie sich an den letzten 4 Tagen Ihres »Eisprungprogrammes« pro Tag 1 Stunde Zeit für »Luna-Yoga« nehmen. Adelheid Ohlig beschreibt in ihrem gleichnamigen Buch feine Spürübungen, die die Eierstöcke zusätzlich unterstützen.

Lusttee

Basilikum	*Basilici herba*	20 g
Damiana	*Damianae folium*	30 g
Rose	*Rosae flos*	10 g

Trinken Sie von dieser Mischung, gern angereichert mit einer Prise Zimt, wann immer Sie daran denken, nicht mehr als 3 Tassen täglich. Möchten Sie sich auf eine erotische Begegnung einstimmen, trinken Sie 1 Tässchen 1 Stunde »vorher«.

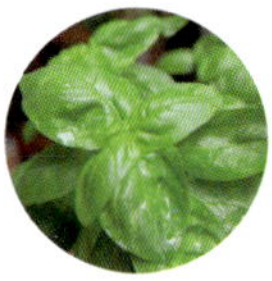

Konzentrationstee

Basilikum	*Basilici herba*	30 g
Schafgarbe	*Millefolii herba*	20 g
Augentrost	*Euphrasiae herba*	20 g
Rosmarin	*Rosmarini folium*	10 g

Wann immer Ihnen geistige Anstrengung bevorsteht, trinken Sie von dieser Mischung. 1 TL mit 200 ml heißem Wasser übergießen, zugedeckt 5 Minuten ziehen lassen. Kann abends munter machen.

Pesto genovese (für 4 Personen)

3 bis 4 Bund Basilikumkraut
50 g Pistazienkerne
50 g geriebener Parmesan
200 ml Olivenöl
Salz und Pfeffer
Saft einer Zitrone
3 bis 4 Knoblauchzehen

Alle Zutaten miteinander fein pürieren. Köstlich als Brotaufstrich oder ganz klassisch zu Spaghetti. Statt ausschließlich Basilikum zu verwenden, dürfen Sie ihn mit anderen wohlschmeckenden Kräutern wie Thymian, Sauerampfer, Petersilie etc. kombinieren.

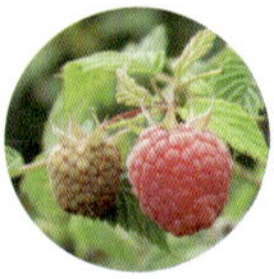

Beerenblätter

Die unbekannten Hormonpflanzen

Erdbeere – Himbeere – Schwarze Johannisbeere
Fragaria vesca – Rubus idaeus – Ribes nigrum L.
Familie der Rosengewächse (Rosaceae)

Womöglich wird es den Beerenblättern ergehen wie dem Rotklee. Seit Jahrhunderten wird er in der Volksmedizin Europas und auf anderen Kontinenten zu weiblichen Zwecken genutzt, ohne offiziell als hormonell wirksame Pflanze anerkannt zu sein. Dann werden Forscher aktiv und finden Isoflavone als hormonaktiven Wirkstoff und fortan wird seine Heilkraft propagiert, die Pharmaindustrie interessiert sich und bringt mit Werbeaufwand ein Wechseljahrespräparat an die Frau.

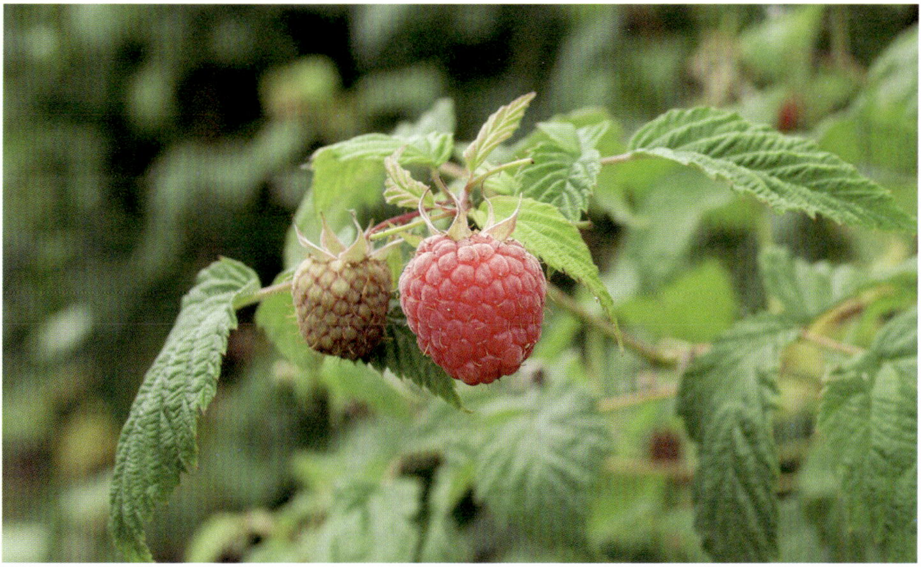

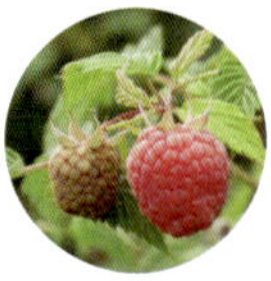

Wenn ich jedoch in meiner langjährigen Tätigkeit eines gelernt habe: es ist nicht immer möglich, die Wirkung einer Pflanze an einem einzelnen oder dem bislang entdeckten Spektrum der Inhaltsstoffe festzumachen. Es ist immer die ganze Pflanze, die heilt. Nennen wir es Wirkstoffgemisch oder ganzheitliche Sichtweise. Zu den Pflanzen zu forschen, ihre Wirkung genau zu kennen, erübrigt sich darüber keineswegs. Mögliche Nebenwirkungen sollten bekannt sein, denn harmlos sind sie ja nun auch nicht, unsere Pflänzchen. Die Dosis bleibt immer wieder eine individuelle. Auch die Angaben in diesem Buch müssen in der Praxis und an der einzelnen Person immer wieder neu überprüft werden.
Nun also die Beerenblätter. Offiziell als Gerbstoffpflanzen mild durchfallwidrig, entzündungshemmend und hautklärend.

Pflanzenwirkstoffe

Die bislang bekannten sind Flavonoide, Vitamine, Mineralien, Aromastoffe, verschiedene Pflanzensäuren und Anthocyane, rote Pflanzenfarbstoffe, mit ihrer krebswidrigen, antioxidativen Wirkung.

Pflanzengeschichte(n)

Von Dioskurides im 1. Jahrhundert unserer Zeitrechnung ist ein Rezept mit Himbeerblüten überliefert, die sonst kaum verwendet werden. Mit Honig zerrieben sollen sie gegen Augenentzündungen und Gesichtsrose eingesetzt werden können.
Matthiolus schreibt 1563: »... stillet und stopffet die gemeinen Weiberflüsse, wenn sie zuviel gehen ...« Ein Hinweis auf die Verwendung in den biologisch fruchtbaren, den »roten« Jahren einer Frau.

Heilwirkung

Himbeerblätter können ganz allgemein zur Heilung gereizter oder entzündeter Haut und Schleimhaut in Mund, Rachen und Hals verwendet werden, sowie bei Durchfällen. Die zwischen den Händen zerrebelten frischen Blätter helfen akut als Wiesenpflaster bei Verletzungen oder Insektenstichen.
Die Volksheilkunde nutzt jedoch alle genannten Beerenblätter in den ver-

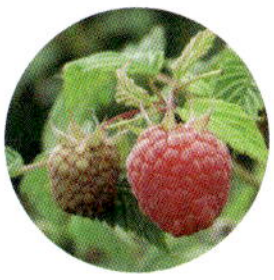

schiedenen Lebensphasen der Frauen und schreibt ihnen blutungs- und hormonell ausgleichende Wirkung zu. Die Wirkung der Himbeerblätter im Speziellen lässt sich beschreiben mit

- östrogenausgleichend
- den Schleimhautaufbau in der Gebärmutter fördernd
- Eireifung und Eisprung anregend
- blutstillend
- blutbildend
- zusammenziehend und heilend auf Haut und Schleimhäute
- beruhigend, entspannend
- Fehlgeburten verhindernd
- geburts- und nachgeburtsfördernd, ohne unmittelbar wehenanregend zu sein
- milchbildend
- das Bindegewebe stärkend

Anwendung für Frauen

Die Erdbeerblätter *Fragariae vescae folium* mit der zarten Gestalt der Walderdbeere, die als erste der Gruppe im Frühjahr ihre Blüten zeigt, wird den jungen Mädchen zur Zyklusregulation empfohlen (→ Zyklusregulierender Tee für junge Mädchen). Ein anthroposophischer Heilmittelhersteller kombiniert die Erdbeer- mit den Weinblättern in dem hervorragend wirksamen Leber-Galle-Präparat Hepatodoron®.

Die Himbeerblätter *Rubi idaei folium,* in Anlehnung an die pralle rote Süße der Himbeere, der Beere der Hindin (Hirschkuh), werden den fruchtbaren, mittleren Jahren zugeordnet. Im germanischen Sprachgebrauch galt die Himbeere als weiblich. *Mutterbeere* ist einer ihrer Volksnamen. Bei Frauen können sie zur Zyklusregulierung und Fruchtbarkeitsförderung eingesetzt werden, indem sie Eireifung und Eisprung fördern, den Schleimhautaufbau regulieren. Bei Hyperandrogenämie (zuviel männlichen Hormonen) und polyzystischen Ovarien helfen sie, die weibliche Seite einer Frau zu fördern und den seltenen oder ganz unterbliebenen Zyklus wieder einzuregulieren. Als Gemmo-Präparat gibt es Rubus idaeus von der Firma Spagyros, ein angenehm schmeckendes, hervorragendes Heilmittel zur Zyklusregulation.

Die *Schwarzen Johannisbeeren* mit ihren glänzenden Früchten werden traditionell dem Übergang zur »schwarzen« Phase im Leben einer

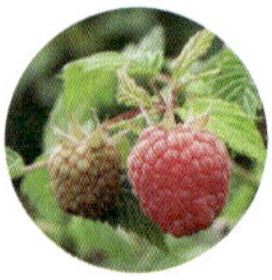

Frau zugeordnet. Diese Zeit des Übergangs, auch Wechseljahre genannt, ist für viele Frauen nicht unproblematisch.

Weisheit und Gelassenheit wurden in vorpatriarchalen Zeiten mit dem Alter verbunden. Alte Frauen waren mit den Sonderrechten der Ratgeberin versehen, hatten Macht und Einfluss in der Gemeinschaft. Ihre Erfahrung war vielfach gefragt. Sie galten als geeignet, die Dinge mit Abstand zu betrachten, da sie vielen Alltagspflichten enthoben waren: Die Zeit der »Alten Weisen« im besten Sinne des Wortes als positiv bewerteter Abschnitt im Leben einer Frau. Der Übergang zwischen den beiden Lebensphasen ist für westliche Frauen, die durch Werbung und Medien dem Ideal der Jugend verpflichtet wurden, oft schmerzlich und mit Begleiterscheinungen wie Hitzewallungen, Schlafstörungen, Kreislaufproblemen, Stimmungsschwankungen verbunden. Die Blätter der Schwarzen Johannisbeere, *Ribis nigri folium*, helfen, eine neue Identität als älter werdende Frau jenseits von Jugendlichkeitswahn zu finden. Es lockt eine neue Fruchtbarkeit, gesunder Eigennutz, die Fülle des Herbstes.

Sie werden jedoch auch traditionell von Hebammen eingesetzt zur Stabilisierung einer Schwangerschaft bei drohender Fehlgeburt. In der Geburtsvorbereitung, den letzten Wochen einer Schwangerschaft, helfen wiederum die Himbeerblätter das Gewebe für die kommende Belastung elastisch und stabil zugleich zu machen (→ Rezepte). Nach der Geburt, im Wochenbett, dienen sie dem Auffangen eines »hormonellen Absturzes« mit depressiver Verstimmung, fördern die Milchbildung und einen harmonischen Rückbildungs- und Heilungsprozess.

Zubereitung und Dosierung

Verwenden Sie die Beerenblätter als Tee oder als Tinktur in den üblichen Dosierungen. Wegen der resorptionsmindernden Wirkung der Gerbstoffe sollte die Einnahme zwischen den Mahlzeiten erfolgen. Sollte der Stuhlgang schwerer gehen (stopfende Wirkung der Gerbstoffe), reduzieren Sie die Dosis. Sie erhalten alle Beerenblätter in der Apotheke. Als Fertig-

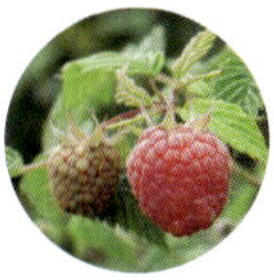

präparat kommt Ceres Ribes nigrum Urtinktur, mehrmals täglich 2 - 3 Tropfen, in Betracht.
Möchten Sie selbst sammeln gehen, so ist die richtige Jahreszeit das Frühjahr. Bevor Blüten angesetzt werden, geht die Kraft der Pflanze in die jungen frischgrünen Blätter, die an einem trockenen Tag gesammelt und ausgebreitet rasch getrocknet werden.

Rezepte mit Beerenblättern

Fruchtbarkeitstee

Trinken Sie 2 bis 3 Zyklen lang täglich 2 bis 3 Tassen Himbeerblättertee außerhalb der Mahlzeiten. Führen Sie eine Tabelle der Aufwachtemperatur und untersuchen Sie ab dem 8. Zyklustag einmal täglich die Spinnbarkeit ihres Zervixschleimes. Hierfür tauchen Sie einen Finger tief in die Vagina ein und prüfen zwischen Finger und Daumen, ob der so gewonnene Schleim die für die fruchtbare Phase charakteristischen Fäden zieht. Pflegen Sie Lust und Liebe zu allen möglichen und unmöglichen Tageszeiten, auf keinen Fall nach Kalender. Sowie der Eisprung vorüber ist (nach Temperaturkurve und/oder Körpergefühl), geben Sie bis zur nächsten Menstruation, längstens bis zum 28. Zyklustag in Ihren Tee jeweils 15 Tropfen Frauenmanteltinktur dazu.

Schwangerschaftsstabilisierender Tee

Himbeerblätter	*Rubi idaei folium*
Schafgarbe	*Millefolii herba*
Frauenmantel	*Alchemillae herba*
Melisse	*Melissae folium*
Brennnessel	*Urticae herba*

Eine Schwangerschaft ist grundsätzlich kein behandlungsbedürftiger Zustand. Blutungen, menstruationsartige Schmerzen und vorzeitige Wehen

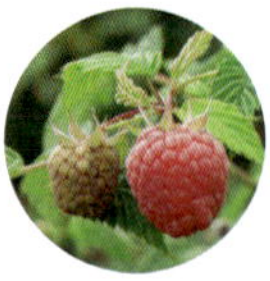

sollten jedoch auf keinen Fall ignoriert werden. Ihre Behandlung gehört in erfahrene Hände. Dieser Tee, gemischt zu gleichen Teilen, ist geeignet, wenn Sie unabhängig von o. g. Symptomen das Gefühl haben, für die Stabilität der Schwangerschaft etwas tun zu wollen. Trinken Sie 2 bis 3 Tassen täglich über 3 bis 4 Wochen. Sollte ein unsicheres Gefühl anhalten, suchen Sie Rat und Hilfe bei einer Hebamme oder Ärztin.

Geburtsvorbereitungstee

Himbeerblätter	*Rubes idaei folium*
Frauenmantel	*Alchemillae herba*

Zu gleichen Teilen mischen. 3 Wochen vor dem erwarteten Geburtstermin 2 bis 3 Tassen täglich außerhalb der Mahlzeiten.
Dieser Tee kann stopfend wirken. Leidet Ihre Verdauung, sollten sie die Dosis reduzieren und den Tee nur 3 bis 5 Minuten ziehen lassen.

Teemischung für schöne reife Frauen ab 45

Schwarze Johannisbeerblätter	*Ribis nigri folium*	30 g
Hopfen	*Lupuli strobulus*	15 g
Salbei	*Salviae folium*	15 g

Trinken Sie von dieser Mischung 4 bis 6 Wochen lang 2 bis 3 Tassen täglich außerhalb der Mahlzeiten. Eine Dreifingergabe pro Tasse, nur 3 Minuten (!) zugedeckt ziehen lassen. Vergessen Sie nicht, Tagebuch zu führen, Träume zu dokumentieren und eine Liste anzulegen, was Sie in diesem Leben noch verwirklichen wollen. Fangen Sie von dieser Liste noch heute mit einem Punkt an.
Weitere Heilpflanzenideen für schöne reife Frauen (→ Rotklee).

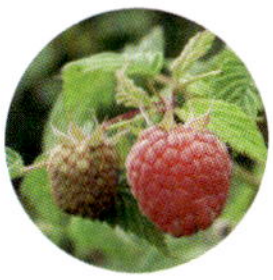

Fermentierter Haustee nach Willfort

Als wohlschmeckender, teeinfreier Schwarzteeersatz können Himbeer- (1 Teil), Erdbeer- (1 Teil) und Brombeerblätter (2 Teile) fermentiert werden. Hierzu die angewelkten Blätter mit dem Nudelholz zerdrücken, mit etwas Wasser besprengt in ein Tuch einknoten, 2 bis 3 Tage an einem warmen Ort der Fermentation überlassen. Der merkwürdige Geruch verfliegt, wenn Sie die Blätter anschließend rasch und gründlich trocknen. Erst wenn sie knistern, in einem dichten nichtmetallischen Gefäß verwahren. Es entwickelt sich ein zarter Rosenduft.

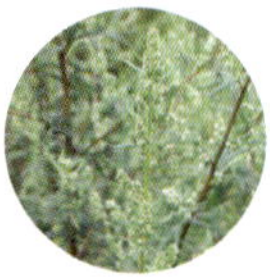

Beifuß

Die Beckenkraft befeuern

Artemisia vulgaris
Familie der Korbblütlerinnen (*Compositae*)

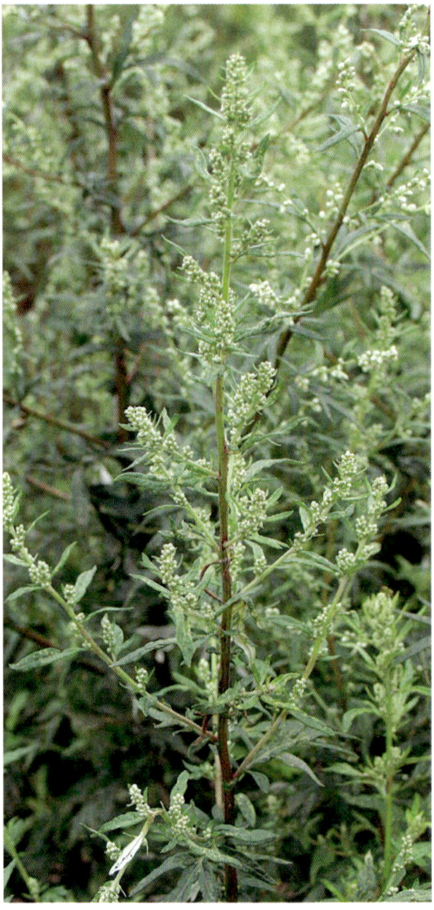

Kennen Sie den Beifuß? Nein? Nun, das stimmt gewiss nicht. Ist er doch eines der Unkräuter, das in den Städten zwischen den Pflastersteinen hervorlugt, sich auf den Baumscheiben ausbreitet. Verlassen wir den urbanen Raum, begegnen wir ihm am Wegesrand, am Saum der Felder: Ein für Uneingeweihte unscheinbares Kraut mit fiederteiligen Blättern, die spitz auslaufen und auf der Unterseite silbrig behaart schimmern. Sein Grün ist eher matt, der Stängel oft rötlich als Hinweis auf seinen Gehalt an Kieselsäure. Und wenn Sie schon einmal von der ungeheuren Kraft des Beifuß gehört haben, Leben zu nehmen und Leben zu geben, braucht es eine Weile der Betrachtung, bis sie diese auch in der Pflanze erkennen. Er kann kniehoch bleiben, aber auch bis zu zwei Meter Höhe erreichen und ist von eher lichtem Wuchs. Die Blüt-

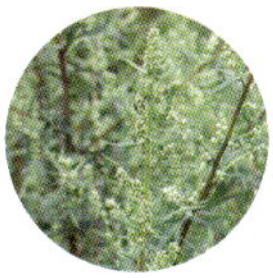

chen sind grünweiß unscheinbar. Es ist kaum zu erkennen, dass wir es mit einer Korbblütlerin ähnlich der Kamille, der Margerite zu tun haben. Die Verwandtschaft mit Wermut (*Artemisia absinthum*) und Eberraute (*Artemisia abrotanum*) ist durchaus erkennbar, wenn diese beiden auch noch silbriger daherkommen und der Wermut an seinen abgerundeten Blattspitzen unterschieden werden kann und natürlich an seinem Geschmack. Ist er doch tausendmal bitterer als unser Beifuß, der schon als verdauungsfördernd in Großmutters Küche Verwendung fand: beim Gänsebraten.

Pflanzennamen und Pflanzengeschichte(n)

Der Name Beifuß gibt zunächst keinen Hinweis darauf, dass wir es mit einer mächtigen Frauenpflanze zu tun haben. Er leitet sich aus dem Brauch der Wandersleute ab, sich einen Beifußstängel an die müde Wade zu binden oder die Blätter in die dampfenden Schuhe zu legen, um Kraft für die nächste Wegstrecke zu schöpfen. Probieren Sie es aus.

Näher kommen wir der Verwendung des Beifuß, wenn wir den botanischen Namen *Artemisia* anschauen und dabei auf die griechische Göttin Artemis stoßen, die im römischen Götterhimmel Diana heißt und oft als jugendliche Jägerin mit Pfeil und Bogen, umgeben von ihren Tieren, dargestellt wird. Sie symbolisiert den weißen Aspekt der Göttin, die Junge, Ungebundene. Jungfrau insofern, als sie sich noch nicht festzulegen braucht, sich ausprobieren darf, auch in ihrer Erotik. Im römisch-germanischen Museum zu Köln finden Sie die Göttin aber auch dreigesichtig, als Jungfrau, Mutter und alte Weise. Dies weist uns darauf hin, dass dieses Kraut nicht nur den Jungen nutzt mit seiner blutungsauslösenden, verhütenden Wirkung, sondern auch in den mittleren Jahren, der roten Phase, den Schoß befeuert, Lust und Fruchtbarkeit anregt. Im Alter, symbolisiert durch die Phase schwarz, sorgt es weiterhin für eine gute Beckendurchblutung und einen ausgeglichenen Hormonhaushalt. Doch dazu später mehr.

Vielbrüstig wird sie auch zuweilen dargestellt, als große Nährerin, Hüte-

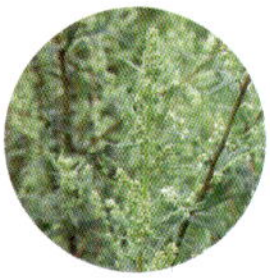

rin der Gebärenden. Mit Beifußasche wurden Neugeborene eingerieben, um sie willkommen zu heißen und sie dem Schutz der Göttin anheim zu geben.

Wilder Wermut wird der Beifuß auch genannt. Der Name *Jungfrauenkraut* verweist uns wieder auf den besonderen Bezug zur jungen Frau (oder zur jungen, wilden, ungestümen in jeder von uns). *Mugwurz* ist ein weiterer Volksname, dessen Bedeutung sich erschließt, wenn wir den Wortstamm anschauen. Mug kommt von Vermögen und bedeutet Macht. Und spätestens wenn wir wissen, dass auch *Schoßwurz* in manchen Gegenden ihr Beiname ist, lernen wir, dass nicht nur das Kraut verwendet werden kann, sondern auch die Wurzel. Der Name *Sonnwendgürtel* weist auf den alten Brauch hin, zur Sommersonnenwende sich mit Beifuß zu gürten und damit übers Feuer zu springen. Der Gürtel wird anschließend dem Feuer übergeben. Mit dieser Geste können symbolisch Dinge abgestreift werden, die eine hinter sich lassen möchte. Der Festtagsgürtel konnte aber auch gegen Blitzschlag und bösen Zauber über Stall- und Haustür gehängt werden.

Einen Beifußgürtel trugen auch die Kriegerinnen der Steppenvölker in der Annahme, sich damit zu stärken und zu schützen.

Bereits seit dem Altertum, den Aufzeichnungen des Dioskurides aus dem ersten Jahrhundert nach unserer Zeitrechnung, ist der Beifuß als Frauenpflanze bekannt.

Im alten England wurde er gar in Versen besungen.

Angelsächsischer Neunkräutersegen
(11. Jahrhundert)

»Erinnere du dich, Beifuß, was du verkündetest,
Was du anordnetest in feierlicher Kundgebung,
Una heißt du, das älteste der Kräuter,
Du hast Macht gegen drei und gegen dreißig,
Du hast Macht gegen Gift und gegen Ansteckung,
Du hast Macht gegen das Übel, das über das Land dahinfährt.«

Das Übel, das über das Land dahinfährt, könnte ein Hinweis sein auf die

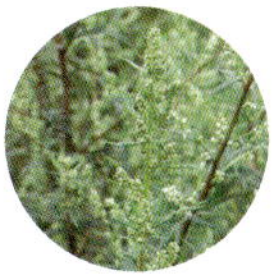

Infektionskrankheiten wie Pest und Cholera, die Europa im Mittelalter heimsuchten. Man hatte eine Idee von Ansteckung, aber Armut, städtische Überbevölkerung und mangelnde Hygienebegriffe wischten Bedenken beiseite, die Hinterlassenschaften Verstorbener zu benutzen. Dabei hätte eine Räucherung mit Beifuß bereits geholfen, die Einnahme des Beifuß als Tee oder als pulverisierte Pflanze hätte Keime im Verdauungstrakt vernichtet. Die gute Gesundheit nordamerikanischer Ureinwohner in ihrem angestammten Siedlungsgebiet beruhte auf eben diesen Maßnahmen: Hygiene, Räucherungen, vorbeugende und heilende Tees.

Heilwirkung

Wenn Dioskurides sich noch undeutlich ausdrückt, welches die eigentliche frauenspezifische Wirkung des Beifuß sei, so wissen wir heute, dass seine wichtigste Eigenschaft ist, wärmend und durchblutungsfördernd auf den Unterleib zu wirken. Was ist daran wichtig? In Zeiten von Bewegungsmangel und speziell dem Fehlen einer »Beckenkultur« in den westlichen Ländern scheint eine ganze Reihe von Frauenleiden genau damit zusammenzuhängen:

- chronische Blasen- und Vaginalinfekte
- unerfüllter Kinderwunsch
- hormonelles Ungleichgewicht
- mangelnde Durchblutung der Eierstöcke
- zu geringe Spannung (Tonus) der Gebärmutter
- geringes Selbstbewusstsein durch mangelnde Verankerung im Beckenbereich
- Beckenbodenschwäche
- Blasenschwäche

Anwendung für Frauen

Natürlich wirkt der Beifuß auch abortiv. In hoher Dosierung zusammen mit anderen Pflanzen und weiteren blutungsauslösenden Maßnahmen. Deswegen darf er in der Schwangerschaft ja auch nicht verwendet werden. Aber wenn es auf die Geburt zugeht, der Termin womöglich sogar schon überschritten ist, gibt es kein besseres Kraut, die Wehen einzuleiten. Und nach der Geburt sorgt der Beifuß für eine gute Rückbildung der Gebärmut-

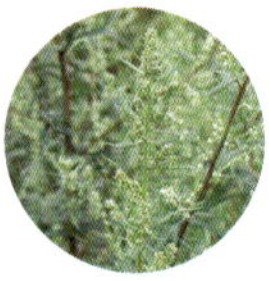

ter und verhindert mit seiner bakteriziden Wirkung Wochenbettinfektionen. Dazu stärkt er die Nerven der jungen Mutter und regt die Milchbildung an. Seine Bitterstoffe sorgen für eine gute Verdauung und beugen damit den Nabelkoliken der Neugeborenen vor. Dieselben Bitterstoffe stärken die Leber und führen damit indirekt zu einem hormonellen Ausgleich. Eine Wochenbettdepression als Ausdruck des Hormonabsturzes, wenn der Mutterkuchen als Hormonproduktionsstätte wegfällt, kann deutlich gemildert werden.

Aber auch im Zusammenhang mit der Menstruation hat der Beifuß sein Einsatzgebiet: Er befeuert eine zu schwache Blutung. Haben die Eierstöcke nach langer Einnahme der »Pille« vergessen, wie eine normal aufgebaute Schleimhaut aussieht: Der Beifuß bringt es ihnen wieder bei. Sind sie im Zusammenhang mit Essstörungen gänzlich eingeschlafen oder sorgt die Ablehnung der eigenen Weiblichkeit dafür, dass die Menstruation ausbleibt, hilft Beifuß mit, sie wieder herbeizuzaubern.

Eine junge Patientin litt seit Jahren unter starken Menstruationskrämpfen. Sie war als Mädchen sexuellen Belästigungen durch einen wesentlich älteren Bruder ausgesetzt gewesen. Alle krampflösenden Maßnahmen blieben erfolglos, bis sie selbst mithilfe von Visualisierungen zu der Einsicht gelangte, den roten Faden ihrer lange abgelehnten Weiblichkeit wieder aufnehmen zu wollen. Beifuß unterstützte sie dabei. Zum ersten Mal in ihrem Leben verlief eine Menstruation schmerzfrei.

Was bedeutet Visualisierung?

Visualisierung oder Imagination sind verschiedene Begriffe für die Fähigkeit des Menschen, den Körper in Entspannung bildhaft wahrzunehmen. Durch das Erlernen einer tiefen Entspannung wird die Körperwahrnehmung intensiviert, unter Anleitung kann das Körperinnere, z. B. ein erkranktes Organ, gesehen und erspürt werden. Der Körper teilt sich über seine Wünsche und Hoffnungen mit. Innere Bilder vermitteln Ein-

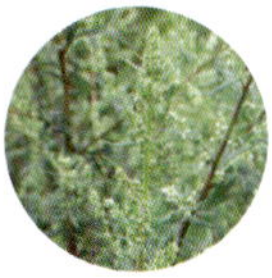

Sichten, die über das bewusste Wissen weit hinausgehen. Die Körperweisheit weist Wege der Selbst-Behandlung und Selbst-Heilung, zu der nicht selten auch heilende Pflanzen gehören. Imaginationstherapeuten wie Simonton, Achterberg, Koppe (→ Literatur) haben hier grundlegende Arbeit geleistet. Der Einsatz innerer Bilder zur Aktivierung des Selbstheilungspotenzials in jedem Menschen ist ergänzend zu Schulmedizin und Naturheilkunde ein zukunftsweisendes Konzept innerhalb der Medizin und unter anderem bei an Krebs Erkrankten bereits wissenschaftlich gut untersucht.

Auch bei Erkrankungen wie Endometriose, wo Gebärmutterschleimhautgewebe sich außerhalb der Gebärmutter ansiedelt und zu entzündungsähnlichen Zuständen mit starken Schmerzen führen kann, bringt Beifuß oft entscheidende Selbstheilungsimpulse. Wie bei Endometriose können auch Eileiterentzündungen zu Verwachsungen und Verklebungen der zarten Häute im Bauchraum führen. Beifuß in der Nachbehandlung, auch als Fußbad, macht das Gewebe wieder weich.

Die Beobachtung, dass Beifuß vielfach an Orten wächst, die starken Umweltbelastungen ausgesetzt sind, führte zu seinem erfolgreichen Einsatz zur Entgiftung und Amalgamausleitung. Amalgam, eine Quecksilberverbindung, wurde jahrzehntelang als Zahnfüllstoff verwendet, obwohl ganzheitliche Zahnärzte und Umweltmediziner warnten. Inzwischen scheint erwiesen, dass viele chronische Krankheiten durch eine schleichende Quecksilbervergiftung mit verursacht werden. Mit behutsamer Zahnsanierung und stufenweiser Ausleitung des Giftes u. a. mit Beifußtee gewannen viele Betroffene ihren Lebensmut wieder.

Die Tonisierung der Gebärmutter, eine gute Spannung der Unterleibsorgane, ist nicht nur wichtig nach der Geburt eines Kindes. Auch mit dem Älterwerden, besonders nach jahrelanger körperlich schwerer Arbeit, kann die Gebärmutter der Schwerkraft nach-

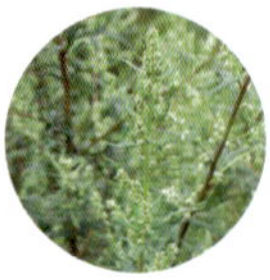

geben, es kann zu einer Gebärmuttersenkung kommen, besonders mit Druck auf die Blase, nachfolgender Inkontinenz und/oder vermehrten Blaseninfekten. Beifuß hilft, die Gebärmutter wieder aufzurichten.

In der chinesischen Medizin ist die Verwendung von Moxazigarren aus Beifußkraut zur Stimulation von Akupunkturpunkten gebräuchlich. Seit einiger Zeit hat der anthroposophische Heilmittelhersteller Ceres den Beifuß (Ceres Beifuss Artemisia vulgaris Frischpflanzenextrakt) als Urtinktur im Programm, in der bewährt niedrigen Dosierung von 2- bis 3-mal täglich 1-3 Tropfen.

Zubereitung

Verwendet wird *Artemisiae herba*, das Beifußkraut, das heißt alle oberirdischen Teile, geschnitten, frisch oder getrocknet. Für eine Tinktur setzen Sie 10 g frisches oder getrocknetes Beifußkraut mit 100 ml 40%igem Schnaps in einem Marmeladenglas an und lassen es 14 Tage stehen. Abseihen, in dunkler Tropfflasche aufbewahren. Etikett mit Inhalt und Abfülldatum nicht vergessen. Binnen 12 Monaten verbrauchen.

Dosierung

Für eine Teekur trinken Sie 3-mal täglich eine Tasse, 1 TL pro Tasse, 10 Minuten zugedeckt ziehen lassen. Für die Tinktur gilt eine Standarddosis von 3-mal 10 bis 20 Tropfen.

Bitte beachten

Nicht in der Schwangerschaft und bei ohnehin schon verstärkter Menstruation verwenden. Allergikerinnen sollten testen lassen, ob sie nicht gegen Korbblütlerinnen allergisch sind. Vereinzelt berichteten Frauen über starken Blutandrang im Becken, dann sollte die Dosis reduziert werden.

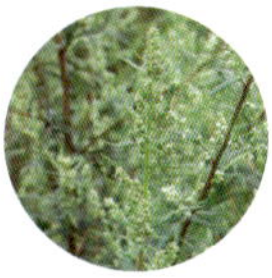

Rezepte mit Beifuß

Menstruationsfördernder Tee bei länger ausbleibender Blutung

Beifuß	*Artemisiae vulgaris herba*	30 g
Rosmarin	*Rosmarini herba*	20 g
Eisenkraut	*Verbenae officinalis herba*	30 g

Von dieser Mischung 3 Tassen täglich trinken, die letzte am Nachmittag wegen der anregenden Wirkung des Rosmarin. Wenn Sie auch mit diesem Modus abends zu munter sind und nicht schlafen können, lassen Sie den Rosmarin weg. Trinken Sie den Tee über mehrere Wochen und nur, wenn eine Schwangerschaft ausgeschlossen ist. Wenn eine Menstruation einsetzt, machen Sie eine Woche Pause. Nach 3 regelgerechten Zyklen können Sie aufhören. Und denken Sie daran: Ohne ein freundliches Verhältnis zu Ihrem weiblichen Rhythmus funktioniert auch ein Tee wahrscheinlich nicht. Die Bewegung des Beckens mit Bauchtanz, Luna-Yoga, Qi Gong fördert eine Annäherung. Körperorientierte Visualisierungen zeigen damit zusammenhängende Lebensthemen und gleichzeitig gesundheitsfördernde Schritte auf, die Sie in Ihrem Alltag tun können.

Schwermetallausleitender Tee

Beifuß	*Artemisiae vulgaris herba*
Goldrute	*Solidaginis herba*
Brennnesselblätter	*Urticae folium*
Löwenzahnkraut	*Taraxaci herba*

Zu gleichen Teilen mischen, 3 bis 4 Tassen täglich, dazu 3-mal 3 Tropfen Alcea-Allium-ursinum-(Bärlauch)-Urtinktur nach 6 Wochen, eventuell nach

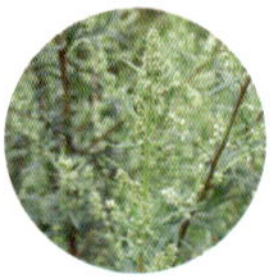

kinesiologischer Austestung Ceres Coriandrum-(Koriander-)Urtinktur 3-mal 3 Tropfen. Bitte beachten: Entgiften Sie nicht über längere Zeit ohne heilpraktische oder ärztliche Unterstützung. Ausleitung kann mit seelischen und körperlichen Krisen verbunden sein.

Eisprungauslösung

Beifuß	*Artemisiae vulgaris herba*	20 g
Himbeerblätter	*Rubi idaei folium*	20 g
Rotklee	*Trifolii arvense flos*	10 g

Zeigt die Messung der Aufwachtemperatur, dass bei Ihnen keine Eisprünge stattfinden, sollten Sie zunächst organische oder hormonelle Ursachen ausschließen lassen. Trinken Sie von dieser Mischung nach Ende der Menstruation 10 Tage lang 2 bis 3 Tassen, 1 TL pro Tasse, führen Sie Ihre Messungen weiter und besprechen Sie sie mit einer Behandlerin.

Beifußbalsam für mehr Präsenz im Becken

Sammeln Sie im Sommer die Spitzen frischer Beifußpflanzen, füllen das klein geschnittene Kraut in ein Marmeladenglas und bedecken es mit einem guten Olivenöl. Lassen Sie das Glas nur mit einer Gaze abgedeckt 2 Wochen in der Sonne stehen. Dann wird der Inhalt 15 Minuten auf niedriger Temperatur geköchelt, abgeseiht, mit 10 % gelbem Bienenwachs zu einem Balsam eingedickt. Verwenden Sie es eine Weile regelmäßig, achten Sie auf Ihre Träume, Ihre Lust, Ihr Gefühl zu sich selbst als Frau.

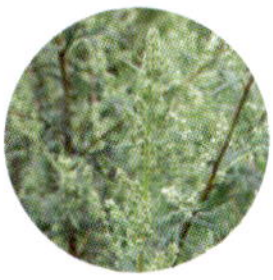

Tonisierender Tee bei Gebärmuttersenkung

Beifuß	*Artemisiae vulgaris herba*
Ackerschachtelhalm	*Equiseti herba*
Breitwegerich	*Plantaginis majus herba*
Frauenmantel	*Alchemillae herba*
Hirtentäschelkraut	*Bursae pastoris herba*

Zu gleichen Teilen mischen, regelmäßig über eine Zeit 3 Tassen täglich trinken und parallel den Beckenboden trainieren. Nur mit einem Tee ist einer Senkung gewöhnlich nicht beizukommen.

Wärmendes Fußbad

Eine Hand voll Beifuß mit 1 Liter kochendem Wasser aufgießen, zugedeckt 10 Minuten ziehen lassen und abseihen. Dieses starke Gebräu für ein Fußbad temperieren. Badezeit nach Lust und Laune. Wunderbar geeignet als abendliches Ritual zur Förderung des ruhigen Nachtschlafes. Droht eine Erkältung, immer wieder vorsichtig heißes Wasser zugießen für ein »ansteigendes« Fußbad.

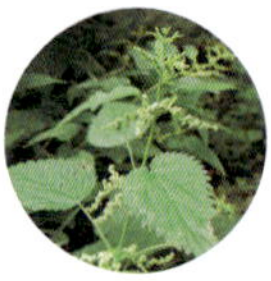

Große und Kleine Brennnessel

Die Vielseitige

Urtica dioica und Urtica urens
Familie der Nesselgewächse (*Urticaceae*)

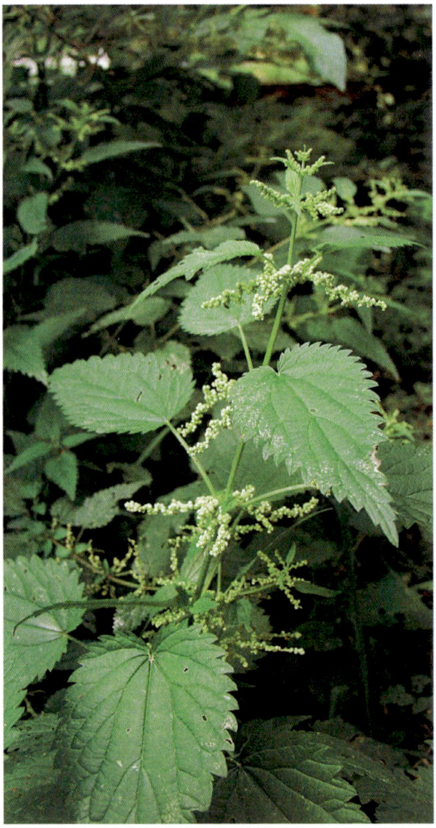

Ob bei Harnwegsinfekten, Rheuma, Erschöpfung und Lustlosigkeit oder zum Abschwellen der Harnröhre nach Geburten, die Brennnessel ist ein wahrer Tausendsassa, wenn wir uns die Wirkung der verschiedenen Teile der Pflanze klar machen. Schon in der Antike war der Gebrauch der Brennnesselsamen als Lebenswecker bekannt. Daneben ist sie eine traditionelle Faserpflanze, ja selbst Färben kann man mit ihr. Unter Zusatz von Alaun färbt sich Wolle in einem wunderschönen Sonnengelb.
Dabei ist es nicht so wichtig, die beiden Brennnesselarten unterscheiden zu können. Interessant ist es gleichwohl. Wie der Name sagt, gibt es eine große und eine kleine. Dass die kleine stärker brennen würden (lateinisch *urens,* brennend) als die große, noch

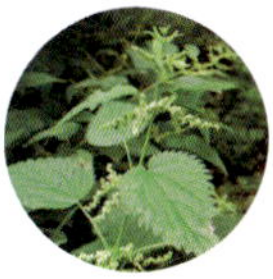

hitziger wäre, ist mir noch nicht wirklich aufgefallen. Unangenehm ist der Kontakt allemal, jede hat schon einmal mit ihr Bekanntschaft geschlossen. Lateinisch *urere* heißt nesseln, brennen, und *Urticae* sind sie beide.

Pflanzenbetrachtung

Die Kleine Brennnessel ist einjährig und einhäusig, an ihr wachsen sowohl weibliche wie männliche Blüten. Die Große Brennnessel trägt den griechischen Beinamen *dioica*, was zweihäusig bedeutet, es gibt entweder rein weibliche oder rein männliche Pflanzen. Am Wuchs sind die beiden Geschlechter nicht zu unterscheiden, von beiden werden die Blätter oder das ganze Kraut verwendet. Erst am Blütenstand, später an den Früchten zeigen sich die Unterschiede. Die weiblichen Pflanzen haben längere Blütenrispen, die sich zu üppigen Fruchtständen auswachsen. Diese Brennnesselfrüchte stellen ein weiteres kräftiges Heilmittel dar, wie wir sehen werden.

Wie sie das genau macht, bei den Menschen juckende Ausschläge hervorzurufen, wusste Plinius im 1. nachchristlichen Jahrhundert noch nicht. Er fand es einfach nur »merkwürdig, dass ohne irgendeinen Stachel die Nessel selbst Schaden bringt« ... In heutiger Zeit enthüllt sich das Rätsel unter einem Mikroskop. Ausgestattet mit reichlich Kieselsäure, schützt sie sich durch die Ausbildung von kleinen Härchen, deren Spitze sich kugelförmig aufweitet und einen histaminähnlichen Stoff enthält. Bei Berührung bohren sich die Härchen in die Haut, die Spitze platzt auf und entleert ihren hochwirksamen Inhalt. Brennnesselsammlerinnen tun gut daran, Handschuhe anzuziehen, es gibt keinen ultimativen Trick, nicht gebrannt zu werden. Nach dem Trocknen nesseln sie nicht mehr. Für die Verwendung der frischen Nesseln als Gemüse oder Salat genügt es, einmal kräftig mit dem Wellholz über das Pflückgut zu fahren. Sind die Härchen einmal abgebrochen, haben sie ihre Aggressivität verloren. Die Brennnessel wächst »ruderal«, das heißt, sie folgt dem Menschen und wächst in der Nähe seiner Behausungen, früher am liebsten in der Nähe der »stillen Örtchen«, wo sich besonders viel Nitrat im Boden

angereichert hatte. Beobachten Sie das Wachstum der Brennnesseln auf den Kuhweiden oder in der Nähe der Misthaufen.
Das Märchen »Die sieben Schwäne« aus der Sammlung der Gebrüder Grimm zeigt anschaulich, dass es in alter Zeit auch eine Verwendung der Nesselfasern aus den Stängeln gegeben haben muss. Im Märchen nähte eine junge Frau Hemden aus Nesselstoff, um ihre verwunschenen Brüder zu erlösen. Wenn Sie diesen »Nessel« heutzutage kaufen möchten, wird Ihnen zwar ein uriger, ungebleichter, etwas grober heller Stoff angeboten, seine Fasern werden jedoch aus der billigeren Baumwolle hergestellt. In Mangelzeiten wie in oder nach den Kriegen in Europa besann man sich jedoch wieder auf den Wert der Brennnessel als Nahrungs- und Textilpflanze.

Pflanzennamen und Pflanzengeschichte(n)

Hanfnessel ist einer ihrer Volksnamen. Der Name *Nessel* selbst leitet sich aus dem germanischen Wortstamm *net* oder *nez* ab, ein Gewebe, ein Netz eben.

Hat eine Pflanze einen so offenkundig abwehrenden Aspekt, lag in alten Zeiten der Gedanke nahe, sie zu allerlei zauberischen Zwecken zu verwenden. In der Walpurgisnacht wurde unter anderem mit Brennnesseln der Neunkräuterkranz gewunden, der über der Haustür oder dem Scheunentor Dämonen abwehren sollte. In manchen Gegenden wurde das Vieh damit geschlagen, damit keine üblen Mächte ihm schaden könne. Im Sächsischen wurde beim Bierbrauen ein Brennnesselstrauß an den Rand des Bottichs gelegt, damit der Inhalt nicht verderbe, falls ein Gewitter aufziehe. Gewitterstimmungen mit ihren besonderen Luftdruckverhältnissen werden bis heute für das Nichtgelingen bestimmter Nahrungsmittel verantwortlich gemacht. Ihr Volksname *Donnernessel* bezieht sich auf diese Abwehrwirkung.

Pflanzenwirkstoffe

Inhaltlich finden sich in **Blättern und Kraut** bis 20 % Mineralien (Kieselsäure, Kalium, Calcium, Eisen etc.), Flavonoide, Kaffeesäureester und Chlorophyll.

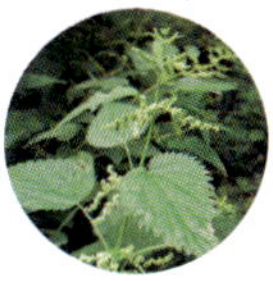

Aus dieser Komposition leiten sich wichtige Heilwirkungen ab:

- ausscheidungsfördernd (aquaretisch), entschlackend
- blutreinigend, entgiftend bei chronischen (Haut-)Erkrankungen
- »wächst auf jedem Mist – holt jeden Mist aus dem Körper«
- die ableitenden Harnwege durchspülend
- entzündungshemmend
- schmerzlindernd
- antirheumatisch
- gichtwidrig
- blutbildend

Anwendung für Frauen

Frauen profitieren von einer Verwendung der **Brennnesselblätter** oder des ganzen Krautes bei Harnwegsinfekten vor allem durch den hohen Mineraliengehalt, der allerdings nur zum Tragen kommt, wenn entsprechend viel Flüssigkeit zugeführt wird. Gutes, stilles Wasser eignet sich am besten für eine Durchspülungstherapie, neben der Keimabwehr eine der beiden Behandlungssäulen. Die Brennnessel ist unschätzbar bei Frühjahrskuren, als Tee, als Gemüse oder Salat. Ist die Menstruation phasenweise oder durch Myome verstärkt, ist die Brennnessel als Bestandteil des Floradix-Kräuterblutsaftes, als Tee, Frischpflanzensaft oder Grüngemüse eine wunderbare Unterstützung der Blutbildung. Machen Sie bei ausgesprochener Anämie (Blutarmut) nach Abklärung anderer Ursachen eine Kur mit Brennnesselsaft mit 3 EL pro Tag in Wasser oder Saft eingenommen. Wichtig für die Eisenresorption ist, parallel für genügende Zufuhr von Vitamin C und das Vorhandensein von ausreichend Bitterstoffen in der Nahrung zu sorgen. Und schmerzen die Gelenke in den Zeiten des hormonellen Übergangs oder im Alter, denken wir wieder an sie, besonders in Form von Gemüse oder Frischpflanzensaft.

Die **Früchte** prunken mit 30 % fettem Öl, darunter vielen ungesättigten Fettsäuren, verschiedenen Polysacchariden, den Vitaminen A, C und E sowie deren Vorstufen. Sie gelten als **allgemein kräftigend** und kommen zum Einsatz

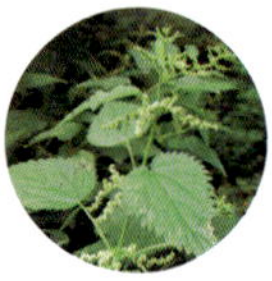

- bei Erschöpfung
- in der Rekonvaleszenz von schweren Krankheiten
- bei Leistungsknicks
- zur Förderung der sexuellen Potenz bei Frauen und Männern
- beim Älterwerden zur Förderung der Konzentration
- zur Kräftigung nach Geburten

Auch die **Wurzeln** unserer Nessel sind heilkräftig. Mit ihren Lignanen, Polysacchariden vor allem in Form von Lektinen, Sitosterolen und entzündungshemmenden Gerbstoffen fördern sie den Harnabfluss nach Geburten, wenn durch die Geburtsarbeit die Mündung der Harnröhre in Mitleidenschaft gezogen wurde und aufgeschwollen ist. Bei Männern ist sie eine wichtige Pflanzendroge zum Freimachen der Harnwege, zur Reduzierung des Restharns und Verbesserung des Fassungsvermögens der Harnblase bei Prostatavergrößerung. Eine hormonelle Wirkung durch Hemmung der Aromatase, die bei uns Frauen im Fettgewebe aus Testosteronvorstufen Östrogen produziert, scheint bei Männern in diesem Zusammenhang hilfreich zu sein und könnte Frauen nach Brustkrebs unterstützen. Hierfür fehlen jedoch noch Forschungsergebnisse.

Eine nicht mehr allzu häufige Anwendung der Brennnessel ist die **Urtikation**, bei der die Haut mit frischen Nesseln »gepeitscht« wird. An Gicht oder Rheuma Erkrankte berichten von auffälliger Linderung ihrer Schmerzen und Schwellungen.

Die Gärtnerinnen kennen die Verwendung der **Brennnesseljauche** (mit Wasser ansetzen und gären lassen) zum Spritzen der Pflanzen gegen Ungeziefer und zur Düngung.

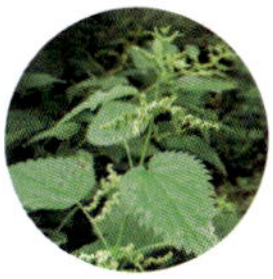

Rezepte mit Brennnessel

Teemischung bei verstärkter Menstruation (zu starke Blutung)

Brennnessel	*Urticae folium*	30 g
Schafgarbe	*Millefolii herba*	20 g
Tausendgüldenkraut	*Centaurii herba*	10 g
Pfefferminze	*Menthae folium*	20 g

1 TL pro Tasse, 3 Tassen täglich über 4 bis 6 Wochen, wirkt blutbildend, blutstillend und verbessert die Aufnahme von Eisen im Darm.

Blasentee zur Durchspülung

Brennnessel	*Urticae herba*
Birkenblätter	*Betulae folium*
Goldrute	*Solidaginis herba*

Lassen Sie sich diesen Tee zu gleichen Teilen mischen und übergießen Sie bei den ersten Anzeichen einer Blasenreizung 3 TL dieser Mischung mit 1 Liter kochendem Wasser. 10 Minuten ziehen lassen und innerhalb eines halben Tages austrinken. Warm halten, für warme Füße sorgen, eventuell mit einem Fußbad. Sollte der Reizzustand nicht nachlassen, besprechen Sie sich mit einer heilkundigen Person und beginnen, den Harn zusätzlich mit Bärentraubenblättern als Kaltauszug oder Fertigpräparat zu desinfizieren.

Aknetee

Brennnessel	*Urticae herba*	20 g
Frauenmantel	*Alchemillae herba*	20 g

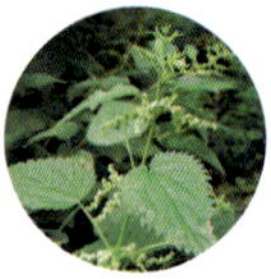

Kamille	*Matricariae flos*	10 g
Stiefmütterchen	*Violae tric. herba*	20 g
Walnussblätter	*Juglandis folium*	10 g

Brennnesselfrüchte für müde Männer (und Frauen)

Besorgen Sie sich Brennnesselfrüchte in der Apotheke, im Kräuterhaus oder Sie sammeln sie selbst. Die Einnahme erfolgt »löffelweise«. Eine revitalisierende Kur über einen Monat oder eine Zykluslänge besteht aus 2- bis 3-mal täglich 1 TL gut gekaut mit Flüssigkeit oder angemörsert über das Essen gestreut.

Brennnesselhaarwasser bei Schuppen und fettigem Haar

50 g getrocknete Brennnesselblätter 2 Wochen in einem Schraubglas mit Schnaps ansetzen. Abseihen und in eine Flasche füllen, deren Hals mit einem Tropfeinsatz reduzierbar ist. Nach der Haarwäsche auf der Kopfhaut einmassiert, desinfiziert es und trocknet leicht aus. Eventuell den Alkoholgehalt durch Hinzufügen von destilliertem Wasser herabsetzen. Fördert das Haarwachstum und kräftigt die Haare.

Brennnessel-Peeling für einen zarten Rücken

Vor allem im Winter neigt die Rückenpartie bei vielen Menschen dazu, sich uneben und rau anzufühlen. Verstopfte Poren oder gar Mitesser (Komedonen) sind der Grund dafür, die Haut ist eben ein Ausscheidungsorgan. Sie von Zeit zu Zeit zu reinigen und zu entlasten, hat nicht nur kosmetische Vorteile. Ein zarter Rücken wird zudem lieber gestreichelt. Bitten Sie eine zweite Person, Sie zu massieren, oder bieten Sie Ihrem/Ihrer Liebsten diese

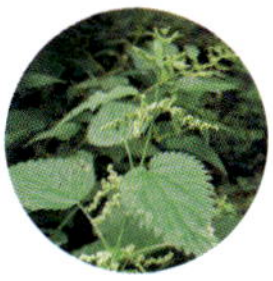

Massage an. Vermischen Sie getrocknete (!) Brennnesselblätter mit reichlich Olivenöl, sorgen Sie für eine Unterlage, die Flecken und Brösel verträgt. Nun wird der Rücken mit dieser Mischung bearbeitet. Da Menschen sehr unterschiedlich empfindlich sind, geben Sie deutliche Rückmeldung, wie zart oder wie kräftig die Behandlung sein soll. Die Haut wird sich röten, sie sollte aber nicht wund werden, also seien Sie vorsichtig. Nach der Massage werden die Überstände abgetupft, die feinen Pflanzenüberreste streifen sich in der Wäsche von selbst ab. Das Ergebnis darf bewundert werden.

Brennnessel-Pastetchen

Sammeln Sie reichlich Nesseln, die oberen 10 cm sind am zartesten. Da die Pflanze nach dem Abmähen unverdrossen wieder nachwächst, können Sie fast das ganze Jahr an unbelasteten Stellen ernten. Dünsten Sie diese wie Spinat kurz mit wenig Wasser und vermengen sie anschließend je nach Geschmack mit geschnittenem Schafs- oder Ziegenkäse, Salz, Pfeffer und ein wenig geriebener Muskatnuss.
Besorgen Sie sich fertigen Blätterteig und schneiden kleine Quadrate (10 cm) aus. 1 EL der Brennnessel-Käse-Füllung wird daraufgegeben, über Eck zugeklappt, die nun dreieckigen Teigtaschen mit etwas Wasser an den Rändern verklebt. Für 10 bis 15 Minuten in den vorgeheizten Backofen, frisch und heiß genießen.

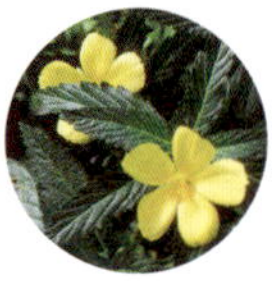

Damiana

Entspannt und befeuert die Lust

Turnera diffusa
Familie der Safranmalvengewächse (Turneraceae)

Das hätte er sich nicht träumen lassen, der heilige Damian, dass ausgerechnet ein Liebeskraut nach ihm benannt wird. Als christlicher Märtyrer, Schutzheiliger der Ärzte und Apotheker, wird die Lust des Fleisches nicht eben sein Hauptthema gewesen sein. Aber vielleicht dachten die spanischen Missionare, als sie den gelb blühenden Strauch und seine Wirkung in Mittelamerika kennenlernten, sie könnten mit einem neuen Namen die Nutzung der Pflanze durch die Ureinwohner ein wenig kanalisieren und eindämmen. Die Maya kannten und schätzten diese Pflanze. Sie wurde als Tee

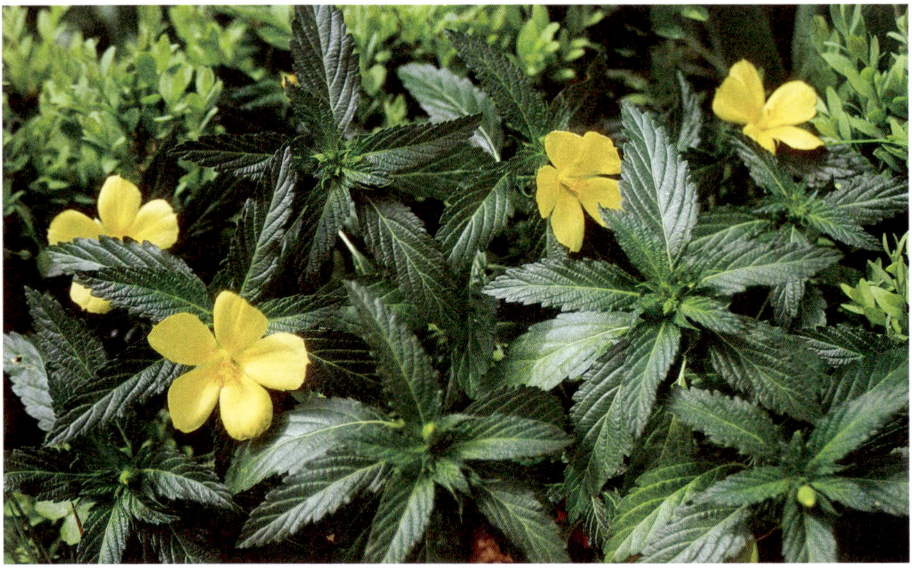

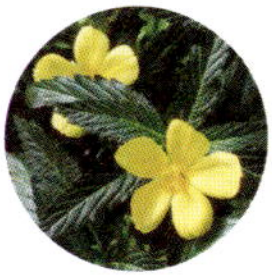

getrunken, zu kultischen Zwecken vor allem geraucht, für ausgiebiges Liebesspiel zusammen mit halluzinogenen Kräutern wie Hanf, Bilsenkraut, Engelstrompete oder Stechapfel genutzt. Sie müssen sich gut ausgekannt haben, besonders bei den Dosierungen dieser teils giftigen Pflanzen.

Die Pflanze und ihre Heimat kennenlernen

Die Heimat des aromatisch duftenden Strauches sind die trockenen, heißen Klimazonen von Südkalifornien bis nach Argentinien hinunter. Er findet sich aber auch in anderen Weltgegenden, die solche Temperaturen aufweisen. Die Kultivierung in unseren Breiten ist deshalb heikel. Lanzettliche Blätter und gelbe Blüten zeichnen ihn aus, selten erreicht er Menschenmaß. Der aus den Blättern bereitete Tee schmeckt leicht bitter und sehr aromatisch. Manche trinken ihn gern pur, andere bevorzugen eine Kombination mit Minze, Orangen- oder Rosenblüten. Wir werden verschiedene Mischungen kennenlernen, je nachdem, ob neben der beckendurchblutenden, aphrodisischen Wirkung der Damianablätter eine anregende, eine eher entspannende oder eine hormonell ausgleichende Wirkung angestrebt wird.

Volksnamen und Volksheilkunde

Mit »Rompecamisa«, *Hemdzerreißer*, übersetzten die Missionare des 16. Jahrhunderts den indigenen Pflanzennamen. Wenn wir heute einen Damianatee oder ein Damianaschnäpschen zu uns nehmen, nimmt es eher wunder, dass die Ureinwohner ihr eine Macht zusprachen, die kein Halten kennt, sondern dafür sorgt, dass die Betreffenden sich die Kleider vom Leibe reißen und nach einem fürs Liebesspiel geeigneten Gegenüber suchen.

Eher mild kommt bei uns die Wirkung daher, sodass ich es durchaus auch schon wagte, ganze Seminargruppen damit zu beglücken, ohne die Angst, (Un-)Vorhersehbares zu provozieren.

Die traditionelle Anwendung kennt noch die Anwendung bei Menstruationsbeschwerden, zur Fruchtbarkeitsförderung und allgemeinen Stärkung der weiblichen Organe. Im alten Europa wurde die Droge im 19. Jahrhundert eingeführt und als Stärkungs- und Beruhigungsmittel eingesetzt. Auf eine weitere Indikation weist der alte Name *Asthmabesen* hin: Die entspannende Wirkung auf die glatte Muskulatur umfasst offensichtlich sowohl den Beckenbereich als auch die Bronchien.

Pflanzenwirkstoffe

Die Analyse der Inhaltsstoffe ergibt einen 0,2- bis 0,9%igen Gehalt an ätherischen Ölen (u. a. Cineol, Pinen), es finden sich Bitterstoffe, Harze und Tannin als Gerbstoff. Es muss jedoch noch unentdeckte Komponenten geben, die zusammen mit den bekannten für die sexuell stimulierende Wirkung verantwortlich sind.

Heilwirkung

Die Heilwirkung deckt sich vollständig mit den Entdeckungen der alten Völker, auch wenn wir die physiologischen Mechanismen heute anders beschreiben. Damiana verbessert die Hirn- und Beckendurchblutung, unabdingbare Voraussetzung für lustvolle Sexualität. Lust entsteht ja nicht nur durch Blutandrang und sensibilisierte Nervenendigungen im kleinen Becken, sondern viel mehr noch in unserer Vorstellung und Erwartung. Und die kann sich nur entfalten, wenn wir wach, aber entspannt, aufmerksam und unverkrampft sind. Bereit, unseren Sinnen eine Zeit lang den Vorrang gegenüber der Ratio einzuräumen. Zubereitungen von Damianablättern erinnern uns vielleicht auch an Zeiten, in denen die Sexualität schon einmal befriedigend war, und macht uns einfallsreich, wie wir diesen Zustand wieder herstellen können. Allein mit uns, mit Partner oder Partnerin. All dies und noch viel mehr darf an Heilpflanzen- und anderer geistig/seelischer Unterstützung zusammenkommen, damit Menschen ihre vitale sexuelle Energie (wieder) nutzen können.

Eine 36-jährige muntere, lebensbejahende, vielseitig interessierte Frau hatte vor nicht allzu langer Zeit den Mann fürs Leben gefunden. Beide liebten ihren Beruf, verstanden sich prächtig, nur das Begehren war nach einem Jahr fast auf null gesunken. Glücklicherweise ging es

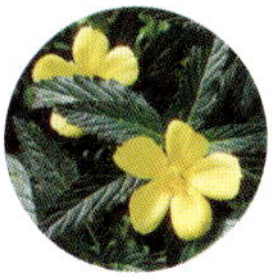

beiden ähnlich, keiner klagte oder vermisste etwas. Nach einiger Zeit geriet der Menstruationszyklus durcheinander. Lästige Zwischenblutungen stellten sich ein, nicht eigentlich schlimm, aber Grund genug, ins Nachdenken zu kommen. Eine Visualisierung zu den Beckenorganen brachte Klagen an den Tag. Die Gebärmutter murrte, die Eierstöcke schlummerten sanft, und einmal aufgeweckt, erinnerten sie sich träumerisch, dass bei ihnen schon mal mehr los war und sie diese »peppigen Zeiten« durchaus zurückwünschten. Auf die Frage, was denn für sie getan werden könnte, fiel ihnen Bewegung und sanfte Berührung (durch ihre Besitzerin selbst) als erste Maßnahme ein.

Übertragen auf den Alltag, fand sie einen Bauchtanzkurs mit netten Frauen jeden Alters und jeder Figur. Ein abendliches Ritual des sich Einölens einschließlich der »südlichen Regionen« brachte sie ihrem Körper wieder näher. Mönchspfeffertinktur in der zweiten Zyklushälfte ließen die Schmierblutungen verschwinden, Damianablätter zusammen mit Schafgarbe, Basilikum und Melisse ließen sie mehr zu sich kommen und die Pflichten auch immer mal Pflichten sein zu lassen. Das Paar fand wieder alle ein bis zwei Wochen (in den Ferien öfter) zueinander und war mit diesem Rhythmus sehr zufrieden.

Anwendung (nicht nur) für Frauen

Neben der verbesserten Hirn- und Beckendurchblutung wirken Damianablätter auf das Zentralnervensystem leicht euphorisierend und allgemein nervenstärkend. Der antiasthmatische Aspekt kann genutzt werden und durch eine verstärkte Anbindung an die Beckenkraft sind sie ein generelles Kräftigungsmittel für Frauen und Männer.

Wir denken an Damianablätter also zur Lust- und Konzentrationsförderung, bei Menstruationsbeschwerden, Asthma, allgemein bei Katarrhen der oberen Luftwege und als Tonikum. Bei Bettnässern kann die Sensibilität für den Blasendruck erhöht, die Aufmerksamkeit für ihren Füllungszustand geschärft werden.

Zubereitung und Dosierung

Es ist möglich, aus Damianablättern einen Tee zu bereiten, eine Auf-

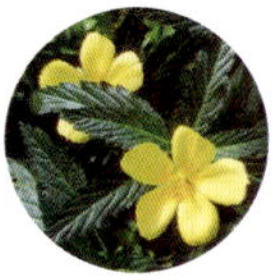

kochung oder eine Tinktur. Und es verbietet sich keineswegs eine kulinarische Verwendung als Likör oder Schnaps. Seit einiger Zeit gibt es mit *Cefagil* und *Remisens* Fertigpräparate, deren Dosierung mit 1- bis 3-mal täglich 1 Tablette angegeben wird.

Bitte beachten

Für die Anwendung in der Schwangerschaft liegen noch keine Erfahrungen vor, deshalb besser sein lassen. Soll Kindern bei Asthma oder Bettnässen geholfen werden, sollten sie das 12. Lebensjahr überschritten haben. Darüber hinaus gibt es aktuell keine Anwendungsbeschränkungen. Bedenken Sie einfach, dass Lust und Liebe sich aus verschiedenen Quellen speisen und die heilenden Pflanzen nur eine davon sind.

Rezepte mit Damianablättern

Lustfördernder Tee für angespannte Menschen

Damiana	*Damianae folium*	30 g
Melisse	*Melissae folium*	20 g
Passionsblume	*Passiflorae herba*	15 g
Lavendel	*Lavandulae flos*	10 g

Trinken Sie von dieser Mischung eine Zeit lang 3-mal täglich 1 Tasse, 1 TL pro Tasse, vor den Mahlzeiten. Finden Sie ein Ritual (Tai Chi, Qi Gong, Yoga, Meditation), mit dem Sie einmal täglich 15 Minuten entspannen.

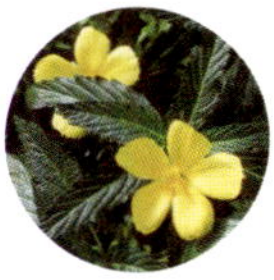

Lustfördernder Tee für Erschöpfte

Damiana	*Damianae folium*
Rosmarin	*Rosmarini herba*
Schafgarbe	*Millefolii herba*

Zu gleichen Teilen mischen, bei Bedarf eine Dreifingergabe auf eine große Tasse heißes (nicht kochendes) Wasser. Wegen der vitalisierenden Bitterstoffe nicht süßen. Rosmaringehalt nach unten anpassen, falls Sie »danach« schlafen möchten.

Hat die Erschöpfung mit vorübergehenden Belastungen zu tun, dürfen Sie über 3 bis 4 Wochen Taigawurzel (*Eleutherococcus senticosus*) als Fertigpräparat, z. B. Eleu-Curarina, morgens und mittags 30 Tropfen einnehmen. Hält die Erschöpfung über längere Zeit an, weil Sie Ihren Kräftehaushalt (durch Beruf und Haushalt usw.) dauernd überfordern, hilft nur, über Entlastung bzw. Umverteilung der Lasten nachzudenken.

Gewürziger Menstruationstee

Damianablätter	25 g
Ingwerwurzel	15 g
Zimtrinde	10 g
Schafgarbe	25 g

Wie jeder Tee, der auf die Menstruation einwirken soll, sollte auch dieser ein paar Tage vorher schon mit 2 bis 3 Tassen täglich genossen werden, eine Dreifingergabe pro Tasse, 7 Minuten zugedeckt ziehen lassen. Er wirkt wärmend und entspannend.

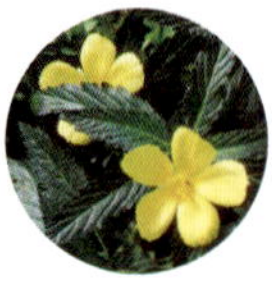

Damianageist für gewisse Stunden

2 Vanilleschoten
0,7 l weißer Rum, Obstbrand oder Cognac
20 g Damianablätter
4 Zimtstangen
2 g Macisblüte
0,5 g Galgantwurzel
3 bis 5 EL Kandiszucker

Zubereitung: Vanilleschoten der Länge nach aufschneiden und mit den anderen Zutaten mindestens 2 Wochen an einem warmen Ort stehen lassen. Abseihen und lichtgeschützt aufbewahren.
Dosierung: 1 Gläschen, 2 bis 4 cl, 1 Stunde »vorher«.

Für Männer sollten in lustfördernde Teemischungen »das Herz öffnende« Pflanzen beigegeben werden wie Rose, Herzgespann, Johanniskraut. Kräftigende Pflanzen wie Eisenkraut, Liebstöckel und Meisterwurz machen sie wieder »tauglich für das ehelich werken«.

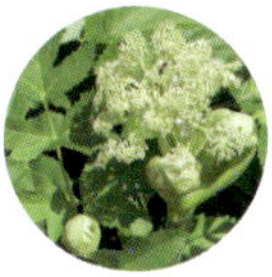

Engelwurz

Gestärkt durch gute Mächte

Angelica archangelica L.
Familie der Doldenblütlerinnen (Compositae)

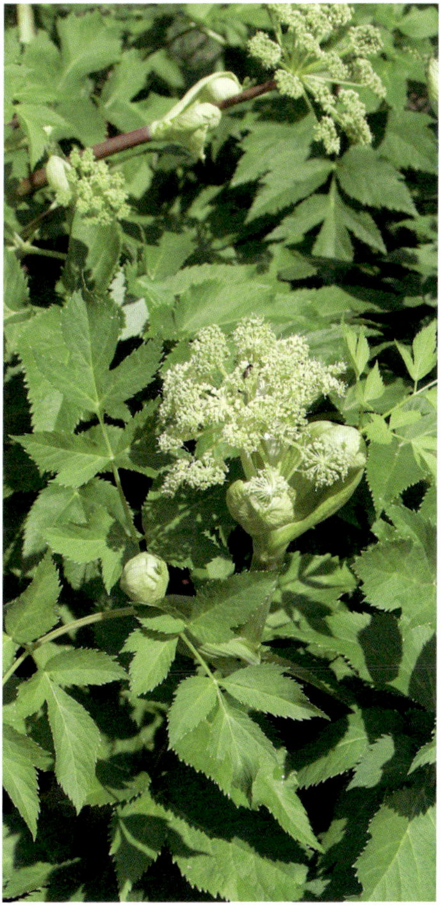

Stellen Sie sich vor oder, besser, erinnern Sie sich (nur kurz) an Zeiten, wo Sie nicht weiterwussten in Ihrem Leben. An eine Situation, in der Ihnen zum Heulen war, in der Sie sich ohnmächtig fühlten, vielleicht ausgeliefert an ein Schicksal oder an Menschen, die es nicht gut mit Ihnen meinten. Und bevor Ihnen ganz mulmig wird, stellen Sie sich nun vor, mitten in der Not erscheint niemand Geringeres als ein Engel (lateinisch *angelica*, die Engelsgleiche) und holt Sie heraus aus dem ganzen Schlamassel. Schließen Sie kurz die Augen und spüren Sie dieses Gefühl des Aufatmens, der Geborgenheit. Alles wird gut, es gibt immer eine Lösung, ich bin nicht allein auf dieser Welt, gute Mächte stehen mir bei. Und wenn Sie jetzt die Augen öffnen, verrate ich Ihnen, welche Heilpflanze dieses Wunder bewirkt, einen Engel zu Ihrer Rettung loszuschicken:

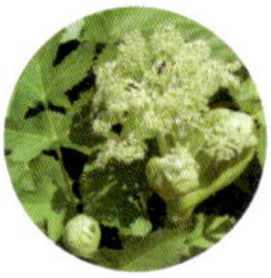

die Engelwurz. Ein Erzengel (lateinisch *archangelus*) soll die Menschen in Pestzeiten auf diese Pflanze aufmerksam gemacht haben.

Pflanzenbetrachtung

Schon wenn sie Ihnen als die häufiger vorkommende Waldengelwurz oder die echte Erzengelwurz begegnet, mit ihrer bis 2 Meter hohen Silhouette mit den weißen Doldenblüten, setzen Sie sich einen Moment daneben und atmen Sie Kraft und Stärke ein, die von dieser Pflanze ausgehen. Ein aromatischer Duft belebt Ihre Sinne, der Blick hebt sich, die Gegenwart breitet ihre Schönheit aus, die Zukunft harrt der Gestaltung.

Volksnamen und Volksheilkunde

Brustwurz heißt sie in manchen Gegenden mit Hinweis auf ihre lösende Kraft bei Husten. Als *Dreifaltigkeitswurzel* wird uns in ihrem Namen noch höherer Beistand angeboten. *Theriakwurzel* weist sie als Bestandteil eines Allheilmittels aus, eines Theriak eben, vergleichbar einem Schwedenbitter, der in manchen Haushalten alle anderen Arzneien überflüssig macht.

Pflanzengeschichte(n)

Sie gedeiht auf der gesamten nördlichen Halbkugel, weshalb sie in den antiken griechischen oder römischen Schriften nicht auftaucht. Erst in den Kräuterbüchern des 16. Jahrhunderts wird von ihr berichtet als »der edlen und berümpten kreutter eins, welches wegen seiner tugent wider gifft und inbesonderheit wider die Pestilentz nicht zu bezahlen ist …« (Matthiolus 1563). Als stark wirksame Heilpflanze wurde sie auch zu zauberischen Zwecken verwandt, die Wurzel konnte als Amulett um den Hals getragen werden gegen den bösen Blick (Abwehrzauber) oder im Gegenteil, um Zuneigung zu erringen (Liebeszauber). Wegen ihres aromatischen Geschmacks und auch wegen ihrer verdauungsfördernden Wirkung ist sie Teil des *Chartreuse* genannten Kräuterlikörs, dessen ursprüngliche Rezeptur in einem Kartäuserkloster komponiert wurde.

Pflanzenwirkstoffe

Bei der Analyse der Inhaltsstoffe finden sich, wie vom Geschmack her zu erwarten, vor allem ätherische

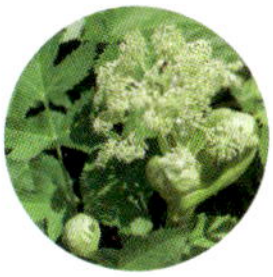

Öle und Bitterstoffe, weswegen sie zu den *Amara aromatica*, den aromatischen Bittermitteln gezählt wird. Des Weiteren wurden Gerbstoffe und Cumarine analysiert.

Heilwirkung

Über ihre Heilwirkung können wir uns merken:

- verdauungsfördernd
- durchwärmend
- desinfizierend
- entblähend
- appetitanregend
- gebärmuttertonisierend
- menstruations- und eisprungfördernd
- allgemein stärkend, vitalisierend

Anwendung (nicht nur) für Frauen

Engelwurz als Bestandteil verschiedener verdauungsfördernder Mischungen und Fertigpräparate, von Bitterelixieren und Kräuterschnäpsen ist viel beschrieben worden. In Heilweinen gibt sie besonders alten Menschen den Appetit zurück, stärkt die Lebensgeister. Sie beruhigt den nervösen Magen, hilft bei Blähungen, nach schwerem Essen, allgemein bei Verdauungsschwäche. Was jedoch noch deutlicher herausgehoben werden kann, ist ihre Bedeutung als wirkliches Lebenselixier in Zeiten von Schwächung durch innere oder äußere Einflüsse, wie die Eingangsbetrachtungen andeuten. Sie hat keine eigentliche immunstimulierende Wirkung wie etwa der Sonnenhut (*Echinacea angustifolia* oder *pallida*) oder der Wasserdost (*Eupatorium perfoliatum*), es gibt aber viele Erfahrungsberichte, nach denen Frauen eine enorme Abwehrsteigerung bei immer wiederkehrenden Infekten erreichten, eine allgemeine Steigerung ihrer Durchsetzungsfähigkeit, ihres Eigensinns erfuhren, mehr zu sich und ihren eigentlichen Interessen fanden und in die Lage versetzt wurden, diese gegebenenfalls zu verteidigen.
Eine Lesart jenseits des offiziellen Einsatzbereiches könnte sein, dass die Engelwurz Frauen besonders auf der Ebene von Herz und Becken stärkt. Sie gibt ihnen die Kraft, mit ihrer Liebesfähigkeit hauszuhalten, sie stehen durch die Wurzelkraft der Pflanze wieder mit beiden Beinen auf der Erde, sind wieder »zu Hause in ihrem

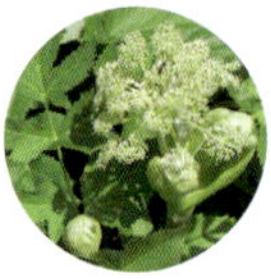

Becken«. Die Engelwurz stärkt das 4. (Herz-) und das 1. (Basis-)Chakra.

Chakren (chakra im Sanskrit, der altindischen Sprache, Rad, Energiewirbel, Energiezentrum) werden im Ayurveda, der indischen Lehre von Leben und Gesundheit, auf einer unsichtbaren Linie vor der Wirbelsäule gedacht. Sieben an der Zahl, hüten sie Lebensqualitäten und das harmonische Funktionieren des Organismus. Sie werden durch Körperübungen wie Hatha-Yoga gestärkt, ihnen sind Farben, Töne, verschiedene Organsysteme zugeordnet.
Das erste oder Basischakra befindet sich am unteren Ende der Wirbelsäule, dem tiefsten Punkt des Rumpfes, Damm genannt. Hier ist unsere Verbindung zur Erde, unser Bodenkontakt beheimatet, Teile der Sexualität. Das zweite Chakra, eine Hand breit unterhalb des Bauchnabels, hält uns im Gleichgewicht, hier befindet sich die Körpermitte, bei uns Frauen das Zentrum unserer Weiblichkeit, das Bauchwissen, der tiefe, umfassende Aspekt der Sexualität. Im dritten Chakra, in der Magengrube, dem Solarplexus, steckt viel strahlende Kraft, sonnengelbe vitale Energie, die im ganzen Körper nutzbar gemacht werden kann. Das vierte zentrale Chakra im Herzen ist der Sitz der Liebe, der Verbundenheit mit Menschen. Die Liebe, die, wie ein alter Weisheitsspruch besagt, »in Zeiten der Dürre immer während wie Gras« ist. Das fünfte Chakra ist in der Halsgegend zu Hause, dem Sitz unserer Kommunikation, unseres Selbstausdrucks, während das sechste Chakra auf der Stirnmitte gedacht wird, in Anklang an ein drittes Auge, mit dem wir die Dinge jenseits des Sichtbaren wahrzunehmen vermögen. Das siebente oder Kronenchakra schließlich verbindet uns mit der kosmischen Kraft, dem universellen Selbst, manche nennen diese Kraft Gott. Über dieses Zentrum sind wir mit »der ganzen Welt« verbunden, seine Qualität weist über uns als Individuen weit hinaus als Teil eines großen Ganzen. Es gibt meines Wissens keine Hierarchie der Zentren, es lohnt sich, jedes einzelne zu stärken.
In Zeiten wie diesen, wo die Eigenheit von Frauen in allen Bereichen des Lebens stärker berücksichtigt werden kann und die Wichtigkeit ihrer Einflussnahme auf

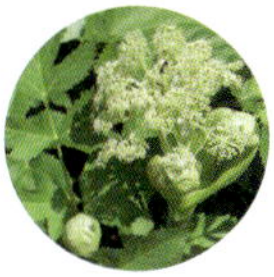

das Leben auf diesem Planeten immer wieder unterschätzt wird, gibt es viele gute Gründe, durchaus auch für uns Frauen selbst, diese Eigenheit kennenzulernen, sie zu würdigen und unseren Platz in den Machtgremien der Gemeinschaft einzunehmen.
Die Hälfte des Himmels und der Erde – nicht mehr und nicht weniger.

Zubereitung und Dosierung

Sie können aus Engelwurz einen Tee zubereiten in der üblichen Dosierung. Eine Dreifingergabe mit heißem, aber nicht kochendem Wasser übergießen, zugedeckt 10 Minuten ziehen lassen. Vor den Mahlzeiten trinken. Es gibt die pulverisierte Droge in Kapselform, den alkoholischen Auszug als Tinktur oder Ceres Archangelica-Urtinktur in der bewährt niedrigen Dosierung. Archangelica-Salbe 10% von Weleda ist geeignet zur wärmenden Massage von Unterbauch und unterem Rücken.

Bitte beachten

Bei regelmäßiger Verwendung von Engelwurz kann die Lichtempfindlichkeit der Haut erhöht werden. Vermeiden Sie es in dieser Zeit, sich allzu sehr der Sonne auszusetzen. Auch kann es bei Hautkontakt mit der frischen Pflanze zu Reizungen kommen. Wegen der gebärmutteranregenden Wirkung nicht in der Schwangerschaft verwenden.

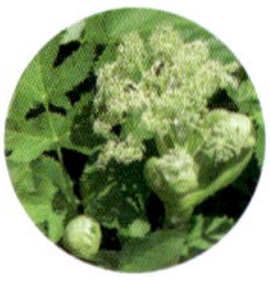

Rezepte mit Engelwurz

Stärkungstropfen

Engelwurz	*Archangelicae radix*
Löwenzahnwurzel	*Taraxaci radix*
Schafgarbe	*Millefolii herba*
Brennnessel	*Urticae herba*
Bockshornkleesamen	*Foenigraeci semen*

Zu gleichen Teilen im Verhältnis 1 : 10 (1 Teil Pflanzen, 10 Teile Schnaps) ansetzen, nach 14 Tagen abseihen, vor Licht geschützt aufbewahren. Dosierung: 1- bis 3-mal täglich 5 bis 15 Tropfen, 3 Zyklen lang.

Engelwurzlikör

Angelikawurzeln allein oder zu gleichen Teilen vermischt mit Kalmuswurzel, Wegwartenwurzel, Bärwurz oder Bitterorangenschalen, insgesamt 100 g, werden mit 1 Liter gutem Obstbrand (35 bis 40 %) und 500 g Kandiszucker angesetzt. Nach 2 Wochen abseihen und in einer dunklen Flasche aufbewahren. Nach schweren Mahlzeiten 1 Gläschen genießen.

Eisprungfördernde Tropfen für die erste Zyklushälfte

Tinktur von Engelwurz, Eisenkraut, Basilikumkraut und Rotkleeblüten zu gleichen Teilen mischen und bis zum Eisprung 2-mal täglich 20 Tropfen in etwas Wasser einnehmen.

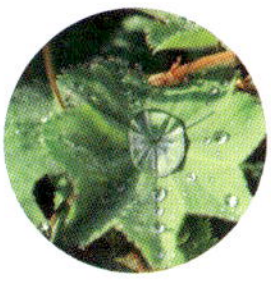

Frauenmantel

Die Schützende

Alchemilla vulgaris L.
Familie der Rosengewächse (Rosaceae)

Diese charmante Heilpflanze wird wie keine andere mit weiblicher Gesundheit in Verbindung gebracht. Warum eigentlich? Vom Spektrum der Wirkstoffe her betrachtet erwartet uns nichts Besonderes. Ein bisschen hiervon, ein bisschen davon. Dennoch weiß jede Frau bei der Betrachtung des Frauenmantels intuitiv, dass es in ihrem Leben Gelegenheit gab oder geben wird, in der sie ihr nützlich sein könnte. Schon der Name weist sie als Schutzpflanze aus und wir werden sehen, dass es kein Frauenleiden gibt, bei dem sie in der Teemischung fehlen darf.

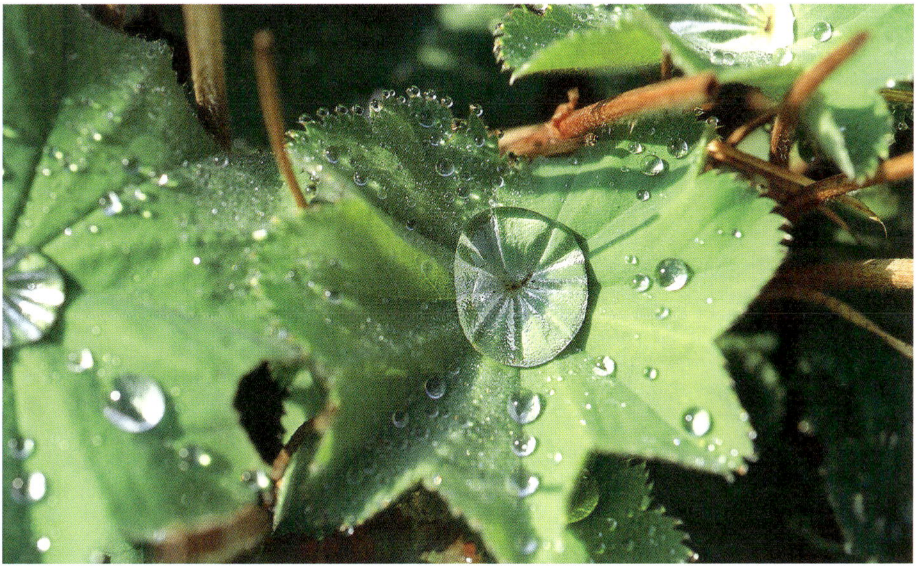

Pflanzenbetrachtung

Sie gedeiht in jedem Garten, kann also problemlos »ins Haus« geholt werden. Viele verschiedene Unterarten und Züchtungen glänzen mit besonders großen Blättern oder auffallenderen Blütenständen als unsere »einfache« knöchelhohe *Alchemilla vulgaris*. Hier bei uns im Badischen muss man sich schon ein wenig in die Höhe begeben, und sei es auch nur auf die paar Hundert Meter über dem Meeresspiegel, die der Schönberg bei Freiburg zu bieten hat, um den wilden Frauenmantel, »es Frauemäntele«, wie man hier sagt, zu finden. Auf den Matten des Schwarzwaldes dann kann man sich gar nicht mehr retten vor diesem kleinen Pflänzchen mit seinen fein gezähnten Blättchen, die sich wie ein geschwungener Mantel ausbreiten. Was die Fantasie der Betrachter allerdings schon seit alters her am meisten beflügelt hat, ist die Beobachtung, dass im Zentrum und manchmal auch an den feinen Zähnchen des Blattrandes sich unabhängig von Regen oder Morgentau kleine glitzernde Tropfen bilden.

Dieser Sindaue (Immertau), auch Himmelswasser genannt, galt in alten Zeiten als so wertvoll, ja magisch, dass die Alchemisten ihm die Eigenschaft zugesprochen haben, er helfe bei der Herstellung des »Steines der Weisen«, des Unsterblichkeitselixiers. Heute wissen wir, dass es sich bei dieser Flüssigkeit tatsächlich um eine Ausschwitzung der Pflanze selbst durch Guttation handelt. Bis heute gehen die Frauen, um sich diese Tropfen zu holen und sie sich zur Förderung von Schönheit und Fruchtbarkeit auf die Haut und auf geheime Stellen zu streichen.

Daneben hat ein weiteres Phänomen die Botaniker verblüfft: Frauenmantel kann sich eingeschlechtlich, »parthenogenetisch« fortpflanzen. Ohne Bestäubung vermag er Samen zu bilden, aus denen mit der Mutterpflanze identische Töchter erwachsen. Parthenogenese (griech. Jungfernzeugung) kommt im Pflanzen- und Tierreich immer wieder vor.

Wer dann im Sommer auffällige Blüten erwartet, wie sie einem Rosengewächs geziemen mögen, muss schon sehr genau hinschauen, besser eine

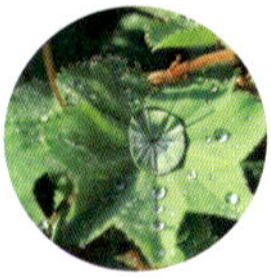

Lupe dabeihaben: Nur bei sehr naher Betrachtung zeigen die im Ganzen eher unauffälligen, grüngelben Blütchen ihre Rosenschönheit.
Von den europaweit über 300 Alchemilla-Arten ist mindestens eine weitere für uns interessant, der Alpenfrauenmantel, *Alchemilla alpina*, das Silbermänteli. In den Höhenlagen der Schweizer Berge finden wir Frauenmantel und das tiefer gekerbte, mit einem hellen Randstreifen gezeichnete Silbermänteli einträchtig nebeneinander. In den für Frauenzwecke einzusetzenden Rezepturen des Schweizer Kräuterpfarrers Künzle sind meist beide Pflanzen vertreten. Sie gleichen einander in der Wirkung, und auf die Unterschiede in der Anwendung angesprochen, muss ich immer ein wenig mit den Schultern zucken und behelfe mir mit der Annahme, dass die Variante, die vor der Haustür der Frauen wächst, auch die für sie geeignete ist.

Volksnamen, Volksheilkunde

Brauchbare Hinweise auf die Verwendung der Pflanzen geben wie immer auch die Volksnamen: Das *Marienmäntele* weist uns auf die Jungfrau Maria als Beschützerin hin. Der alte Name *Venusmantel* geht in dieselbe Richtung, Schutz für Frauen durch eine Göttin, eine weibliche Macht, die größer als wir selbst ist.

Von den römischen Göttinnen stand Venus für die erotische Seite der Frauen. Für die mütterlichen Aspekte waren andere zuständig. Im antiken Götterhimmel hatte Erotik, auch erotische Verwicklungen der recht menschlichen Götter, einen selbstverständlichen Platz. Die Tabuisierung weiblicher Sexualität im Christentum, nach Einführung eines einzigen, väterlichen Gottes, hatte dagegen verheerende Folgen für Generationen von Frauen. Die Auswirkungen sind bis heute spürbar, und sich mit dem Frauenmantel auf die Göttin Venus zu berufen, kann Frauen, die alle Aspekte ihrer Weiblichkeit, auch eine entfaltete Sexualität, leben möchten, göttlichen Beistand zur Seite stellten – aktive Sexualität ohne schlechtes Gewissen, Scham- oder Schuldgefühle zu leben und gleichzeitig die eigenen Grenzen zu wahren, niemandem zuliebe sich auf Sex einlassen

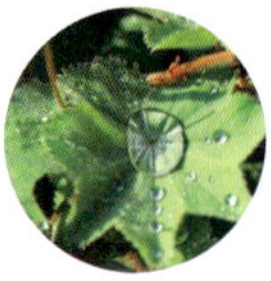

zu müssen, dafür zu sorgen, dass in Liebesdingen das passiert, was Frauen in diesem Augenblick wünschen.
Wenn wir hier Maria und Venus in einem Atemzug nennen, so in der Annahme, dass Maria niemand anderes ist als ein Relikt der alten Muttergottheiten der vorantiken Zeit, mit der das Bedürfnis der Menschen nach einer mütterlichen neben der väterlichen Kraft befriedigt wurde. Die Christinnen unter Ihnen mögen solche kühnen Schlüsse verzeihen, die Andersgläubigen möchten sich vielleicht mit der christlichen Maria anfreunden und die eine oder andere Sorge zu ihrem Altar tragen.

Der Volksname *Milchkraut* verweist auf die Verwendung des Frauenmantels im Wochenbett, *Weiberkittel* erinnert uns daran, dass »Weib« nicht immer einen negativen Beigeschmack hatte. Versuchen Sie doch einmal, sich das Wort »Vollblutweib« oder »wildes Weib« auf der Zunge zergehen zu lassen, und achten Sie darauf, ob sich dabei Ihre Körperhaltung verändert. Auch die Namen *Liebfrauenmantel*, *Frauentrost* weisen in dieselbe Richtung.

Der Volksname *Jungfernwurz* könnte insofern noch interessant sein, als die Wurzel heute nicht mehr verwendet wird, es keine Überlieferungen über ihre Verwendung gibt. Eine Schweizer Frauengruppe ist an diesem Punkt hellhörig geworden und experimentiert mit einer Wurzeltinktur. Erste Ergebnisse zeigen eine kräftige progesteronähnliche Wirkung.
Ein sehr alter Name *Ohmkraut* (altdt. Ohm = entzündete Hautstelle) bezieht sich auf die entzündungshemmende Gerbstoffwirkung des Frauenmantels.

Pflanzenwirkstoffe

Gerbstoffe finden sich in den meisten Rosengewächsen, in besonders starker Konzentration in der Blutwurz (*Potentilla tormentilla*), einer der wichtigsten blutstillenden und entzündungshemmenden Pflanzen für den Magen-Darm-Trakt. Die Aufgabe der Gerbstoffe innerhalb der Pflanze ist dieselbe wie die der Heilpflanze auf den Menschen: abgrenzen und schützen. Deshalb enthalten Rinden wie die Eichenrinde (*Querci cortex*) besonders viele, kräftig wirksame Gerbstoffe.

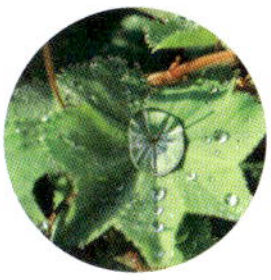

Gerbstoffdrogen wurden früher zum Gerben von Leder und Fellen verwendet. Was bewirken sie? Sie lassen Eiweiße ausfällen. Die sonst durchlässige Haut wird ledrig und wasserdicht. Im lebenden Organismus laufen ähnliche Prozesse ab, Haut und Schleimhäute ziehen sich zusammen, die Aufnahme über die Haut wird vermindert, Schwellungen verkleinern sich, die Sensibilität nimmt ab, was eine Schmerzlinderung bewirkt.

Heilwirkung

Der Gerbstoffanteil des Frauenmantels wirkt also

- entzündungshemmend
- zusammenziehend
- blutstillend
- antiseptisch
- wundheilend
- fiebersenkend

Wenden wir diese Wirkung auf die emotionale Seite an, hilft Frauenmantel

- gelassener zu reagieren
- sich besser abzugrenzen
- sich weniger zu verströmen
- mehr für sich einzustehen
- alte Verletzungen zu heilen

Gerade zu letztem Punkt gibt es kaum eine Pflanze, die so umfassend in der Lage ist, bei der Verarbeitung von Traumatisierungen, sei es sexueller, sei es gewalttätiger Art, zu helfen.

Pflanzenwirkstoffe

Auf der Inhaltsstoffebene finden wir neben den Gerbstoffen verschiedene Mineralien sowie Flavonoide, gelbe Pflanzenfarbstoffe, wie sie auch in vielen Nahrungsmitteln vorhanden sind. Flavonoide zählen zu den sogenannten antioxidativen Substanzen, sind also krebswidrig und darüber hinaus stabilisierend für das Gefäßsystem, was sich in einer abschwellenden, ausschwemmenden, in Ergänzung zu den Gerbstoffen entzündungshemmenden Wirkung ausdrückt. Dem Gerbstoff Agrimoniin konnte in vitro eine Brustkrebs hemmende Wirkung nachgewiesen werden.

Wenn viele Frauen berichten, dass ihre Menstruationskrämpfe sich mit Frauenmanteltee besserten, prämenstruelle Beschwerden verschwanden, Hebammen schwören, dass Geburten

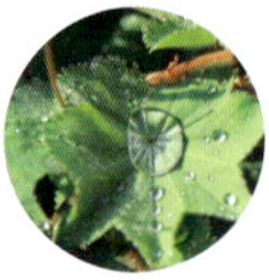

komplikationsloser verlaufen, müssen wir annehmen, dass noch weitere Heilwirkungen dazukommen, die sich nicht nur durch die bislang bekannten Inhaltsstoffe erklären lassen: Krampflösung, progesteronartige Wirkung, Wehenkoordination. Sei es, dass die hierfür verantwortlichen Substanzen noch nicht entdeckt wurden, sei es, dass die Gesamtwirkung einer Pflanze eben doch über die Einzelwirkung der Inhaltsstoffe hinausgeht. Dazu kommt noch, was die Alten wussten, dass Frauenmantel seine Nutzerin auf sanfte Weise mit ihrer Weiblichkeit anfreundet, ihr hilft, zu sich zu stehen, sich abzugrenzen, sich, wenn nötig, zu schützen: Frauenmantel je nach Bedarf als göttlich schönes Kleid, Königinnenmantel, Schutzhülle. Wir müssen unsere Liste der heilenden Wirkung des Frauenmantels auf den weiblichen Körper also noch ergänzen:

- krampflösend
- krebswidrig
- gefäßstabilisierend
- abschwellend
- ausschwemmend
- progesteronausgleichend
- bindegewebsstärkend
- wehenkoordinierend

Die **Seelenwirkung** besteht neben Schutz, Abgrenzung und Traumaverarbeitung noch in einer

- Förderung der Intuition
- Bestärkung, einen eigenen (weiblichen) Weg durchs Leben zu gehen

Anwendung für Frauen

Wenden wir diese Heilwirkungen auf Beschwerden oder Krankheitsbilder an, hilft der Frauenmantel bei Frauenleiden von A wie Amenorrhoe (ausbleibende Menstruation) bis Z wie Zysten. Besonders eingesetzt wird er bei:

- Zyklusunregelmäßigkeiten
- Gelbkörperschwäche
- schmerzhafter Menstruation (Dysmenorrhoe)
- Gebärmuttersenkung
- Bindegewebsschwäche
- Wassereinlagerungen
- Brust-, Eierstockzysten
- Gebärmutter-, Eileiterentzündungen
- begleitend bei Brustkrebserkrankungen

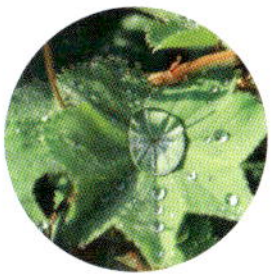

- Ausfluss, Scheideninfektionen
- mangelnder Rückbildung nach Geburten

Bedenken Sie, dass alle schwerwiegenderen Erscheinungen der Unterstützung durch eine Heilpraktikerin oder Ärztin bedürfen, z. B. dass eine Eileiterentzündung (Adnexitis) mit der Gefahr der Eileiterverklebung oder gar der Abszedierung noch weitere, ergänzende Maßnahmen verlangt, was selbst oft gar nicht beurteilt werden kann.

Eine junge Frau Anfang zwanzig mit ausgesprochen mädchenhaften Zügen suchte Rat wegen ihres Zyklus, der sich nie ganz eingespielt hatte. Alle paar Monate nur bekam sie ihre Menstruation. Auch bedrückte sie, dass sie sich im Gegensatz zu ihren Altersgenossinnen noch nie an Liebesdinge gewagt hatte. Große Schüchternheit und starke Hautunreinheiten hinderten sie, Kontakt aufzunehmen oder Interesse zu erwidern. Die von frauenärztlicher Seite vorgeschlagene Einnahme der »Pille« behagte ihr nicht. Es war ihr deutlich, dass ein künstlich dem Körper aufgepfropfter Zyklus nur eine vordergründige Lösung darstellen würde. Nach ihrer Lebensgeschichte befragt, stellte sich heraus, dass sie 13-jährig ihre Mutter verloren hatte. Ihr wurde klar, dass ihre wichtigsten Reifungsjahre im Männerhaushalt ihres verwitweten Vaters stattgefunden hatten, ohne Anleitung oder Vorbild, wie sie ins Frausein hineinwachsen könnte.
Es brauchte keine starken Mittel wie synthetische Hormone, den Zyklus einzuregulieren. Der Frauenmantel »nahm sie sanft an der Hand« und setzte fort, was die Mutter nicht mehr hatte bewirken können.

Wo Sie ihn finden

Wenn Sie sich selbst daranmachen möchten, den Frauenmantel zu sammeln, suchen Sie ihn auf den Bergwiesen in angemessener Distanz zu Viehweiden oder anderen Nutzflächen. Das wild wachsende hat mehr Kraft als das angebaute Kraut und die ideale Sammelzeit ist der »Frauendreißiger«, die Wochen nach dem 15. August, Mariä Himmelfahrt. Wir verwenden das ganze Kraut.

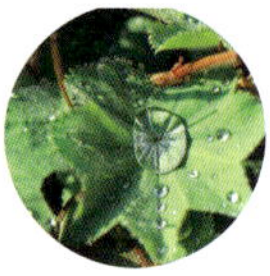

Zubereitung und Dosierung

Aus dem Frauenmantel wird ein gewöhnlicher Infus (Teeaufguss) bereitet. 1 gestrichener TL auf eine große Tasse (200 ml) mit heißem Wasser übergossen, 5 bis 10 Minuten zugedeckt ziehen lassen, warm, schluckweise, mit Bedacht und im Sitzen (!) zu trinken.

Es gelten die üblichen 3 Tassen des Tees täglich, 3-mal 10 bis 12 Tropfen einer Tinktur mit Ausnahme der Ceres Alchemilla Urtinktur: davon nur 3-mal 1 bis 3 Tropfen.

Bitte beachten

Da der Frauenmantel recht viele Gerbstoffe enthält, je mehr, je länger Sie ihn ziehen lassen, kann er bei manchen Frauen zu Verstopfung führen. Bereiten Sie ihn in einem solchen Fall dünner zu oder lassen ihn kürzer ziehen. Wirkliche Gegenanzeigen sind keine bekannt.

Rezepte mit Frauenmantel

Mein herzallerliebster Menstee

Frauenmantel *Alchemillae vulgaris herba*
Schafgarbe *Achillea millefolii herba*
Gänsefingerkraut *Anserinae herba*
zu gleichen Teilen mischen.

Ein paar Tage vor der zu erwartenden Menstruation 3 Tassen täglich trinken. 1 TL der Mischung pro Tasse, 10 Minuten zugedeckt ziehen lassen. Die Menstruation verläuft solcherart vorbereitet nicht nur harmonischer, sondern

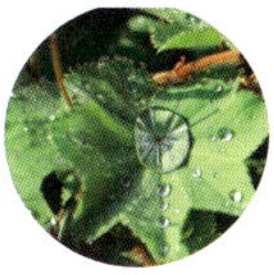

auch schmerzfrei. Dieser Tee ist ein wahres Wundermittel und hat schon vielen Frauen geholfen, die eine lange »Karriere« mit schmerzhafter Menstruation, selbst Schmerzen infolge von Myomen hatten.

Mensbalsam

Aus der Mischung Frauenmantel, Gänsefingerkraut, Schafgarbe kann leicht ein Balsam hergestellt werden, mit dem im Vorfeld oder während der Blutung Bauch oder Kreuzbein sanft massiert wird. 1 Teil der getrockneten Mischung wird mit 10 Teilen eines guten, kalt gepressten Olivenöls angesetzt. Nach 2 Wochen wird dieser Ansatz 15 Minuten bei niedriger Temperatur geköchelt, abgeseiht, mit 10 % gelbem Bienenwachs ausgehärtet und in Salbentöpfchen gefüllt. Dieser Balsam eignet sich hervorragend als Geschenk für Freundinnen, Cousinen, Tanten und Nichten. Seminarteilnehmerinnen verwendeten es auch schon erfolgreich bei dem schmerzenden Rücken ihrer Eheliebsten.

Fruchtbarkeitstee

Frauenmantel	*Alchemillae vulgaris herba*	30 g
Rotklee	*Trifolii arvense flos*	20 g
Himbeerblätter	*Rubi idaei folium*	30 g
Melisse	*Melissae folium*	30 g

Diese allgemein fruchtbarkeitsfördernde Mischung ist sicher für viele Frauen, deren Thema der unerfüllte Kinderwunsch ist, zu unspezifisch. Gilt es im Einzelfall doch gezielt anzugehen, was ein Hinderungsgrund sein könnte. Eine solche Behandlung gehört in erfahrene Hände. Einige Aspekte habe ich in meinem Frauenheilbuch beschrieben.
Diese Teemischung ist für Frauen gedacht, die nach Aussetzen der Verhütungsmaßnahmen in Gelassenheit einfach etwas für sich und das

problemlose Eintreten einer Schwangerschaft tun wollen, und wird in der üblichen Dosierung mit 3 Tassen täglich getrunken. Sollte sich nach einem Jahr noch nichts tun, sollten beide Partner (!) untersucht werden. Dies ist für erfahrene Mediziner die Frist, die Paare sich geben sollten, um ohne weitere Maßnahmen für Nachwuchs zu sorgen.

Teemischung bei Gebärmuttersenkung

Frauenmantel	*Alchemillae herba*	20 g
Hirtentäschel	*Bursae pastoris herba*	20 g
Ackerschachtelhalm	*Equiseti herba*	30 g

Neben einer regelmäßig (täglich 10 bis 15 Minuten) durchgeführten Stimulation des Beckenbodens durch Gymnastik, Luna-Yoga oder Tanz kann die aufgeführte Teemischung mit 2 bis 3 Tassen täglich das Bindegewebe kräftigen, unterstützt durch Senecio-comp.-Zäpfchen von Weleda, die Gebärmutter und Beckenboden einen zusätzlichen aufrichtenden Impuls geben.

Sitzbäder bei chronischen Unterleibsbeschwerden und unerfülltem Kinderwunsch

In alten Kräuterbüchern finden wir immer wieder die Anweisungen für Bäder, ja sogar Dampfbäder, die bei Frauenbeschwerden eingesetzt werden. Kurorte umwarben mit ihren heilenden Wässern gezielt ein weibliches Publikum. Ehefrauen, die im von der Familie gesetzten zeitlichen Rahmen keinen Nachwuchs erwarteten, wurden, sofern die ökonomische Situation dies zuließ, oft durchaus mit Erfolg zur Badekur geschickt. In schnelllebigen Zeiten wie den unseren vertrauen Frauen mit Kinderwunsch oft mehr den Verheißungen der Reproduktionsmedizin, werden chronische Entzündungen mit regelmäßigen Antibiotikabehandlungen zwar eingedämmt, aber selten behoben, da das

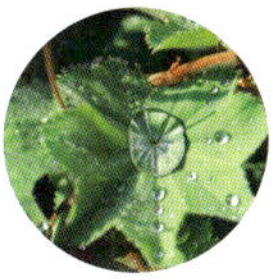

Augenmerk zu wenig auf die Stärkung des Organismus gerichtet ist. Dabei haben Wasseranwendungen oft eine tiefgreifende, auch tief entspannende, durchblutungsfördernde Wirkung.

Frauenmantelkraut	*Alchemillae herba*
Ackerschachtelhalm	*Equiseti herba*
Ringelblumenkraut	*Calendulae herba*
Schafgarbenkraut	*Millefolii herba*

Zu gleichen Teilen mischen lassen, bzw., falls von der Ringelblume nicht das Kraut, sondern nur die Blüten zur Verfügung stehen sollten, wird ihr Anteil halbiert.
Eine kleine Hand voll der getrockneten Mischung mit 1 Liter kochendem Wasser übergießen, zugedeckt 10 Minuten ziehen lassen, durch einen Teefilter abgießen und eine Sitzbadewanne oder große Schüssel mit warmem Wasser auf Körpertemperatur auffüllen. Achtung, das Gesäß verdrängt ordentlich Flüssigkeit. Am besten baden Sie in einem Raum, wo es auch mal überschwappen darf, und sorgen Sie gleichzeitig für gut warme Füße. Nach 15 Minuten Baden sollten Sie, nachdem Sie sich abgetrocknet haben, mindestens ebenso lange nachruhen. Der Körper braucht Zeit, um reagieren zu können. Wenn Sie nach dem Bad gleich weiterflitzen, war alles für die Katz.

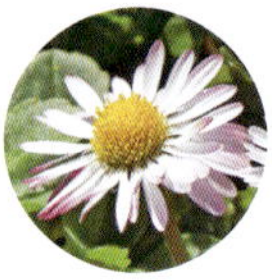

Gänseblümchen

Richtet die Gebärmutter auf

Bellis perennis L.
Familie der Korbblütlerinnen (Compositae)

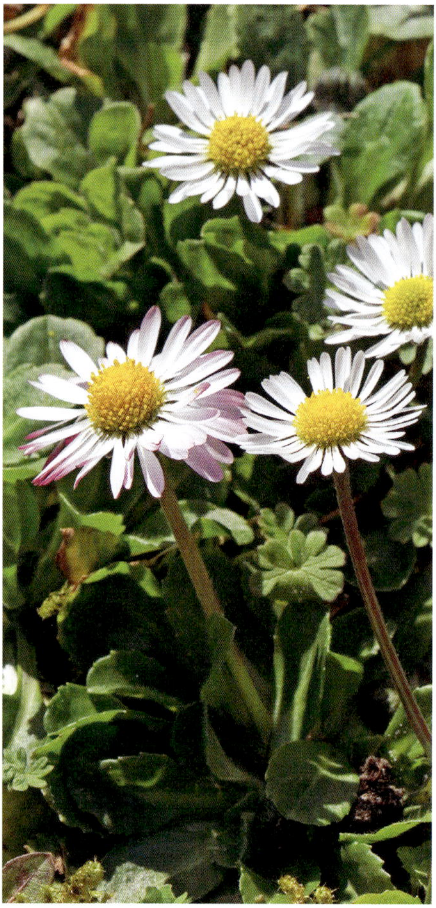

Jede kennt es, die Kinder lieben es, und jedes Mal, wenn seine sonnigen Blüten von achtlosen Füßen niedergetreten wurden, richtet es sich unverdrossen wieder auf. Ganze Blütenteppiche breitet es auf den kurz gehaltenen Wiesen und Wegrändern aus, ist widerstandsfähig und frostfest. Die Gänse schnappen sich die wohlschmeckenden Blüten. Die Blattrosette mit dem ausdauernden Wurzelstock bildet vom zeitigen Frühjahr bis in den späten Herbst immer neue nach. Aus *bellis,* lateinisch die Schöne, und *perennis,* das ganze Jahr über blühend, erklärt sich sein botanischer Name. *Maßliebchen* ist einer seiner bekanntesten Volksnamen, der sich aus dem mittelhochdeutschen Wort *mas* für Wiese und *lief* (englisch leave) für Blatt ableitet.

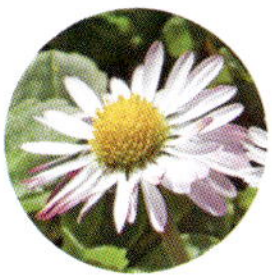

Volksnamen und Volksheilkunde

Ein Blümchen, das über die Maßen geliebt wird, ist es dennoch, wie der Name *Tausendschönchen* bezeugt. Die Namen *Regenblume* oder *Wetterblume* teilt es mit der Ringelblume ebenso wie die Eigenschaft, sich bei aufziehendem Regen ganz schnell zu schließen. Öffnen sich die Blüten am Morgen gar nicht erst, können Sie sicher sein, dass es Regen geben wird. *Mutterblümchen* gibt uns den ersten Hinweis auf seine Verwendung als Gebärmutterpflanze. *Monatsblume* bezieht sich vielleicht auf seine monatelange Blütezeit, vielleicht aber auch auf seine menstruationsfördernde Eigenschaft. »Monatblumen« oder »Natürliche Zeit« gelten als verschlüsselte Begriffe für die Menstruationsblutung in den alten medizinischen Schriften. »... bringet den Weibern ihren natürlichen Monatblumen ...«, heißt es im *New Kreuterbuch* des Tabernaemontanus aus dem 16. Jahrhundert über ein blutungsanregendes Sitzbad mit Bärwurzkraut.

Das Gänseblümchen, in ganz Mitteleuropa zuhause, ist als Heilpflanze seit alters her bekannt. Da es, kaum dass der Winter vorbei ist, seine Blüten zeigt, ist es der Frühlingsgöttin Ostara gewidmet, nach der unser Osterfest benannt ist und deren Farben es trägt. Für die Krankheiten des ausgehenden Winters schien es unseren Vorfahren deshalb besonders geeignet. Die christliche Überformung des heidnischen Glaubens machte aus den zarten Blümchen verwandelte Tränen der Maria, die sie auf der Flucht nach Ägypten vergossen habe.

Als rechte Frühlingspflanze ist es dennoch über die Jahrhunderte verwendet worden, da es mit seiner stoffwechselanregenden Wirkung die Frühjahrsmüdigkeit vertreibt, ebenso wie es ein Kinderheilmittel bei Husten, Bauchweh und Blasenleiden geblieben ist. Bis in die volksmedizinische Verwendung von Gänseblümchenkränzen hinein, die den Kindern, die zu Krämpfen neigten, unters Kopfkissen gelegt wurden, hielt sich das Vertrauen in dieses kleine Kraut. Der Schweizer Kräuterpfarrer Künzle setzte diese Tradition im 20. Jahrhundert fort und gab es Kindern bei

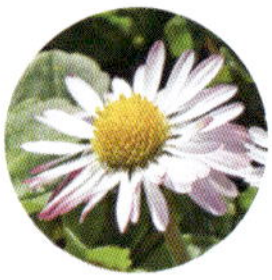

Erkältungskrankheiten, besonders bei festsitzendem Husten oder wenn sie nicht recht gedeihen wollten.
In der Literatur der modernen Phytotherapie ist es wenig zu finden. Bleibt sein fester Platz in der Erfahrungsheilkunde, der sich durch das Spektrum der **Pflanzenwirkstoffe** durchaus rechtfertigen lässt. Es enthält in erster Linie Saponine, seifenähnliche Stoffe. Erschrecken Sie nicht, Sie werden nicht zum Schäumen gebracht, sondern alles Festsitzende, alles »Verhockte« wird wieder in Fluss gebracht. Sei es harter Husten, Stoffwechselschlacken nach dem Winter oder Verklebungen im Beckenbereich als Folge von Entzündungen. Es finden sich Gerb- und Bitterstoffe, ein wenig ätherische Öle, Flavonoide, verschiedene Zucker und Polysaccharide, Apfel-, Wein-, Essig- und andere organische Säuren sowie Vitamin C.
Seine körperliche **Heilwirkung** lässt sich entsprechend beschreiben als

- stoffwechselanregend
- schleimlösend, verflüssigend
- entzündungshemmend
- abschwellend
- wundheilend
- sanft verdauungsfördernd
- gebärmuttertonisierend
- menstruationsfördernd
- entkrampfend

Übertragen wir die körperliche Wirkung auf den Gefühlshaushalt, so kommen als **emotionale Aspekte** noch hinzu

- aufrichtend
- stärkend
- heilt Verletzungen
- reinigend
- hilft beim Loslassen von Überholtem
- bringt in Fluss
- stärkt das Vertrauen ins Leben

Äußerliche Anwendung (nicht nur) für Frauen

Ein Tee, eine verdünnte Tinktur oder eine Salbe aus Blüten und Blättern des Gänseblümchens wirkt bei

- Verstauchungen
- Zerrungen
- Ekzemen
- dem Milchschorf der Kinder

Der Saft der frischen Pflanze lindert den Juckreiz bei Insektenstichen und ist als Wiesenpflaster eine erste Hilfe bei Verletzungen oder Blutergüssen.

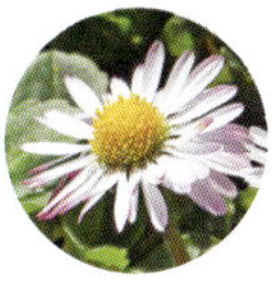

Innerlich hat Bellis nach wie vor seine Berechtigung in Hustenmischungen oder Erkältungstees für Kinder und Erwachsene, zu gleichen Teilen gemischt mit Primelblüten, Holunderblüten, Thymian- und Spitzwegerichkraut. Einen Stoffwechseltee bei chronischen Hauterkrankungen und Hautunreinheiten finden Sie weiter unten in diesem Kapitel.

Frauen nutzen die Heilkraft des Gänseblümchens besonders in Zeiten der Kraftlosigkeit, Verzagtheit oder nach großen Anstrengungen. Die Geburt eines Kindes gehört zu Letzteren, weswegen die Pflanze auch als »Arnika der Gebärmutter« bezeichnet wird.

Ingeborg Stadelmann, Autorin des Buches *Hebammensprechstunde,* empfiehlt Bellis D6, die tiefpotente homöopathische Verreibung, bei allen Verzögerungen nach einer Geburt, sei es, dass die Nachgeburt nicht kommen will, der Wochenfluss stockt, die Rückbildung zu langsam vonstatten geht. Mehrmals täglich 5 Globuli.

Das Gänseblümchen als Teedroge gibt sanften Anstoß bei Stockungen des Menstruationsflusses, die mit Krämpfen einhergehen können, und hat, wie das Rezeptbeispiel zeigt, seinen Platz in einer Wochenbettmischung.

Dosierung und Anwendung

Denken Sie an Gänseblümchentee, wenn Sie sich in der Beschreibung der körperlich/emotionalen Wirkrichtung wiederfinden:

2- bis 3-mal täglich eine Dreifingergabe Gänseblümchenblüten und -blätter mit kochendem Wasser übergießen, 7 Minuten zugedeckt ziehen lassen. Der Tee darf etwas gesüßt werden.

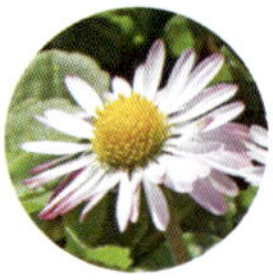

Rezepte mit Gänseblümchen

Aufrichtender Tee nach (schweren) Geburten

Gänseblümchen	*Bellidis perennis herba*
Schafgarbe	*Millefolii herba*
Johanniskraut	*Hyperici herba*
Melisse	*Melissae folium*

Lassen Sie sich diesen Tee zu gleichen Teilen mischen und trinken Sie davon 2 bis 3 Tassen täglich, 1 TL pro Tasse, 7 Minuten zugedeckt ziehen lassen. Diese Mischung ist auch geeignet, wenn es eine schwere Geburt im übertragenen Sinne war, eine Trennung, Kündigung oder ein Wohnungswechsel, um nach überstandener Anstrengung wieder Mut zu fassen für einen Neubeginn.

Sanfte Anregung der Beckenkraft nach Entzündungen oder bei Endometriose

Gänseblümchen	*Bellidis perennis herba*
Frauenmantel	*Alchemillae herba*
Majoran	*Majoranae herba*
Melisse	*Melissae folium*

Mischen zu gleichen Teilen, 3 Tassen täglich, 1 TL pro Tasse, über 2 bis 3 Zyklen zur Auflösung von Verklebungen, Entzündungshemmung, Bindegewebestärkung, Immunstimulation, zum Abschwellen, zum Ausgleich der Blutungsstärke und einfach zum Wärmen. Eine gute Unterstützung stellen neben diesem Tee auch Moor(sitz)bäder oder Moorpackungen dar.

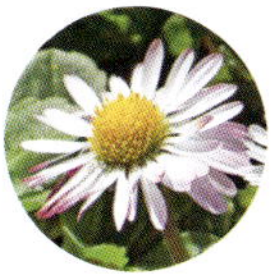

Hautklärender Tee bei Akne

Gänseblümchen	*Bellidis perennis herba*	15 g
Stiefmütterchen	*Violae herba c. flos*	20 g
Walnussblätter	*Juglandis folium*	20 g
Ringelblume	*Calendulae flos*	15 g
Frauenmantel	*Alchemillae herba*	20 g
Gundelrebe	*Glechomae hed. herba*	20 g

Machen Sie mit dieser Mischung eine 6-Wochen-Kur und achten Sie in dieser Zeit einmal besonders darauf, ob Ihre Haut auf bestimmte Nahrungsmittel reagiert oder sich in der zweiten Zyklushälfte verschlimmert. Bei Ersterem hilft nur Weglassen, bei Letzterem vom 12. bis 26. Zyklustag die zusätzliche Einnahme von täglich 40 mg Mönchspfeffer oder die Verwendung einer Yams-Wurzel-Creme.

Gänseblümchen als Blütenessenz in Zeiten von Verzagtheit

Irgendetwas, was Ihnen am Herzen lag, ging schief. Ihr Selbstvertrauen lässt zu wünschen übrig. Das Tagwerk geht schwer von der Hand. Das Leben »harzt« an allen Ecken und Enden. Die Menstruation fließt womöglich auch nicht mehr so, wie Sie es gewohnt sind. Sammeln Sie einige Blüten des Gänseblümchens und stellen sie an einem sonnigen Tag in einer Schale guten Wassers einige Stunden in die pralle Sonne. Füllen Sie eine dunkle 50-ml-Pipettenflasche zu ¾ mit dem abgeseihten Blütenwasser und geben zur Konservierung ¼ eines guten Schnapses hinzu. Trinken Sie den Rest aus und verfahren Sie in den kommenden Tagen wie folgt: Träufeln Sie von dieser Blütenessenz 4-mal täglich 4 Tropfen auf die Zunge. Morgens als erste Tat, 2-mal über den Tag verteilt und abends als letzte Tat. Achten Sie auf Ihre Träume, schreiben Sie sie auf und seien Sie aufmerksam, was Ihnen im

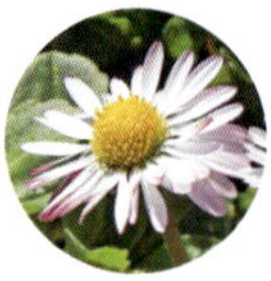

Außen begegnet. Sie werden die Einnahme vergessen, wenn die Arznei ihre Wirkung getan hat.

Die Verwendung des Gänseblümchens in der Kräuterküche

Bei einer optisch so reizvollen Pflanze will ich Ihnen die kulinarische Verwendung der Blüten nicht vorenthalten:
Sie können jeden Salat, jede Suppe, jeden Kräuterquark mit Gänseblümchenblüten dekorieren und nutzen auf diese Weise und nebenbei seine stoffwechselanregende, blutreinigende Wirkung. Sie sind gänzlich nebenwirkungsfrei für die ganze Familie.

Ein wichtiges Frühlingsrezept ist die **Gründonnerstagssuppe**

Sammeln Sie am Ende der traditionellen Fastenzeit eine magische Anzahl (7, 9, 13) frischer Kräuter wie Gänseblümchen, Holunderspitzen, Sauerampfer, Löwenzahn, Brennnessel, Vogelmiere, Bärlauch, Knoblauchsrauke, Schafgarbe. Vielleicht haben Sie die 40 Tage zwischen Fastnacht (!) und Ostern tatsächlich genutzt zum Entschlacken und Entgiften, zur inneren Einkehr ohne die Ablenkung durch Genussmittel. Dünsten Sie die klein geschnittenen Kräuter kurz in einem guten Öl an, löschen mit Gemüsebrühe ab und fügen nach ein paar Minuten Köchelns einen Schuss Sahne bei. Abschmecken mit Pfeffer, Salz, Muskatnuss nach Belieben.
Die Überlieferung sagt, wer am Gründonnerstag seine Kräutersuppe isst, wird das ganze Jahr nicht krank.
Interessieren Sie sich mehr für die kulinarischen Aspekte der Heilpflanzen, die Wildkräuterküche, finden Sie wunderbare Rezepturen in den Büchern meiner Freiburger Heilpflanzenkollegin Ursel Bühring (→ Literatur).

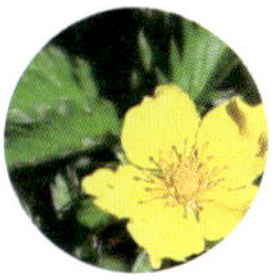

Gänsefingerkraut

Löst alle Krämpfe

Potentilla anserina L.
Familie der Rosengewächse (Rosaceae)

Unscheinbar kommt es daher, das Gänsefingerkraut. Bedeckt den Wegrand dicht an dicht wie ein Rasen mit seinen gefiederten Blättchen. Streicht der Wind darüber, zeigt sich die silbrig behaarte Blattunterseite, dass es wie zweifarbig aussieht, so deutlich ist der Kontrast. Es hat fein gezähnte Blattränder und gegen Sommer hin unvermittelt auf eigenen Stängeln balancierende, charakteristisch fünfblättrige, kräftig gelbe Rosenblüten.

Und dieses feine Pflänzchen soll eine Potentilla sein, ebenso reich an Macht, an »Potentia«, wie ihre Schwester, die aufruhrbesänftigende *Potentilla tormentilla*, die Blutwurz?

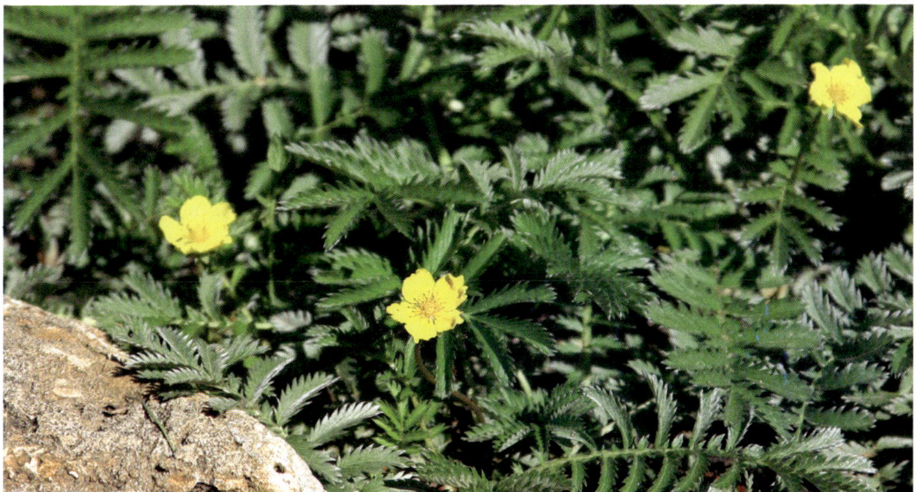

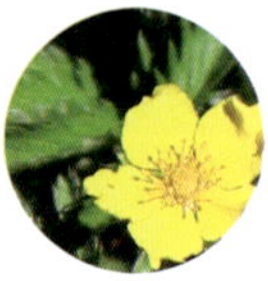

Pflanzenwirkstoffe

Wie diese hat das Gänsefingerkraut im Spektrum der Inhaltsstoffe einen deutlichen Gerbstoffschwerpunkt, der entzündungshemmend, durchfall- und keimwidrig daherkommt, womit sie vor den kritischen Augen der Kommission E des Bundesgesundheitsamtes als begleitendes Mittel bei leichten Durchfällen Gnade fand. Aber womit lässt sich der althergebrachte Volksname »Krampfkraut« rechtfertigen? Wissen wir nicht, gibt die Wissenschaft zu, ein eigentlich krampflösender Inhaltsstoff wurde noch nicht isoliert. Die gefundenen Anthocyane dienen dem Zellschutz wie auch andere Flavonoide. Der dezente Anteil an Cumarinen verbessert die Durchblutungsverhältnisse. Die Wirkung ist nichtsdestotrotz anerkannt, das Krampfkraut darf ganz offiziell bei *leichten* Menstruationsbeschwerden eingesetzt werden. Es wird ihm wohl nicht viel zugetraut. Die Gänse sind klüger, wissen sie sich doch instinktiv mit diesem Kraut zu helfen, wenn sie sich den Magen verdorben haben oder unter Durchfall leiden. Dieser Umstand gab der Pflanze ihren Beinamen *anserina* von lateinisch *anser*, die Gans.

Pflanzengeschichte(n)

Schriftliche Erwähnung fand das Gänsefingerkraut erstmals in einem *Gart der Gesuntheit*, der 1485 bei Peter Schöffer in Mainz erschienen war. Der Verfasser dieser Sammlung vor allem einheimischer Kräuter ist nicht bekannt, wie Heinrich Marzell (→ Literatur) berichtet. Dieser hat sich am Anfang des 20. Jahrhunderts vor allem um die Verwendung der Pflanzen im volksmedizinischen Brauchtum verdient gemacht und manchen Liebeszauber ausgegraben. So soll die Wurzel des Gänsefingerkrautes, am Johannistag ausgegraben und als Amulett vor der Brust getragen, die Liebe der Menschen gewinnen.

Pflanzennamen

Die handfeste Verwendung zu Heilzwecken verrät der Volksname *Krampfkraut*. Auch *Anserine* wird es in manchen Gegenden genannt in Anlehnung ans Lateinische. *Dreckkraut* verweist auf seinen Standort,

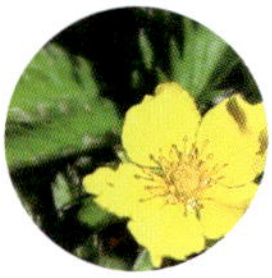

die stark verdichteten zertrampelten Wegränder, *Handblatt* benennt es als den Fingerkräutern zugehörig. Auch *Silberkraut* wird es in manchen Gegenden genannt, seine zart silbrig behaarte Unterseite würdigend.

Heilwirkung und Anwendung für Frauen

Wie können besonders Frauen sie nützen, wenn sie die Heilwirkung der Anserine als krampflösend, blutstillend, stopfend, entspannend und beruhigend erkannt haben?
Zunächst natürlich bei Menstruationskrämpfen, und nicht nur bei leichten. Die Grundregel lautet, schon ein paar Tage vor der zu erwartenden Menstruation mit der Vorbereitung der Gebärmutter zu beginnen. Das Kraftvolle am Gänsefingerkraut drückt sich darin aus, dass es bei Menstruationskrämpfen ohne erkennbare Ursache wirkt und auch die von Myomen oder Endometrioseherden behinderte Gebärmutter in ihrer Arbeit unterstützt. Die Kontraktionen werden koordiniert und effektiviert. Die Botschaft an die Gebärmutter lautet, dass eine krampfhafte Aktivität gar nicht nötig ist, um die 50 bis 60 ml Blut und abgestoßene Schleimhaut freizusetzen.

Vor einigen Jahren fiel mir in einem offenen Seminar »Heilpflanzen und Frauengesundheit« eine Teilnehmerin durch ihr großes Interesse an den Pflanzen auf, aber auch durch große Zurückhaltung, was ihre persönlichen Anliegen betraf: in den austauschfreudigen Frauenkursen eher eine Seltenheit. Monate später offenbarte eine Nachricht auf dem Anrufbeantworter, dass sie mindestens einen Heilpflanzentipp umgesetzt und einen für sie überraschenden Heilerfolg erzielt hatte: Gänsefingerkrauttinktur hatte sie wider jede Erwartung von jahrelangen schmerzhaften Menstruationsbeschwerden erlöst, und das ohne die unangenehmen Nebenwirkungen der zuvor verwendeten Schmerzmittel.

Da manche Frauen ihre Menstruation nicht im Unterbauch, sondern eher im Rücken als ziehende Schmerzen spüren, und dies womöglich schon einige Tage vor den eigentlichen Tagen, sei auch ihnen geraten, es mit dem Gänsefingerkraut zu versuchen.

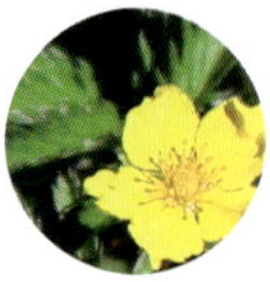

Zeigt innere Anspannung und Unruhe das Nahen der Menstruation an, hilft eine Kombination mit Gelassenheitspflanzen wie Melisse, Passionsblume und Johanniskraut plus einem Progesteronausgleich durch Mönchspfeffer, Yamswurzel & Co.

Eine übertriebene Gebärmuttertätigkeit liegt starken Nachwehen zugrunde. Manche Frauen berichten, dass sie die eigentliche Geburt ihres Kindes, vielleicht des zweiten oder dritten, als nicht halb so schmerzhaft erlebt haben wie die Krämpfe in den Tagen danach. Gänsefingerkraut zusammen mit Frauenmantel und Gänseblümchen, der großen Trösterin der Gebärmutter, begegnen auch diesem Übel.

Rückenschmerzen sind kein eigentliches Frauenleiden. Sie sind »nur« eine der häufigsten Beschwerden, mit denen Frauen und Männer ärztliche Hilfe beanspruchen. Denken Sie hierbei immer über das Thema Belastung und Entlastung nach. Frauen haben eine Tendenz, sich hintanzustellen, anderen zu helfen nach dem Motto »Ich mach das schon«. Sie sagen »Ich schaff das schon«, wenn ihr Kräftehaushalt bereits am Ende ist, nicht selten mit dem unausgesprochenen Wunsch verknüpft, die Familie möge die Überlastung auch ohne Worte erkennen und mithelfen, was jedoch meist nicht passiert. Nehmen Sie jede länger andauernde Beschwerde als Signal und forschen Sie nach den Ursachen. Selbst Gänsefingerkraut kann nur die verkrampfte Muskulatur lösen. Dies aber umso potenter, wie der Name sagt. Denken Sie entsprechend auch bei Wadenkrämpfen, wie sie gehäuft in der Schwangerschaft auftreten, an dieses starke Kraut.

Gallenbeschwerden betreffen statistisch gesehen deutlich mehr Frauen als Männer. Leber und Galle weisen mit ungenügender Produktion an Verdauungssäften bzw. deren Transport oft auf das Thema unterdrückte Wut hin. Weibliche Sozialisation beinhaltet in den seltensten Fällen die Anregung, Wut und Ärger direkt zu äußern. Die meisten gallengeplagten Frauen äußern die Vermutung dieses Zusammenhangs. Keine Angst, ich werde kein Schubladendenken fördern. Nehmen Sie Ideen zu einer Erkrankung immer

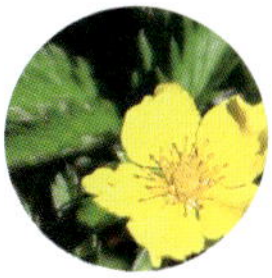

als Anregung, überprüfen und verwerfen Sie sie, wann immer Sie das Gefühl haben, es trifft auf Sie nicht zu. Und trinken Sie Gänsefingerkrauttee gern in Kombination mit bitteren, verdauungs- und gallenflussfördernden Kräutern (→ unten).

Migräne, diese scheußlichen, meist halbseitigen Kopfschmerzen, gehen oft einher mit Sehstörungen, extremer Lichtempfindlichkeit und Erbrechen. Viele Betroffene wissen schon, wann es sie erwischt: bei Stress, vor oder während der Menstruation, bei bestimmten Wetterlagen. Wie bei den Menstruationsschmerzen wirkt das Gänsefingerkraut auch bei Migräne am besten, je eher sie es einsetzen. Bei den geringsten Anzeichen 20 bis 50 Tropfen, dann im stündlichen oder gar halbstündlichen Abstand weitere 5 bis 15 Tropfen der Tinktur, bis der Schmerz nachlässt. Ich erwähne die Tinktur an dieser Stelle, weil Sie mit einem Fläschchen in der Tasche immer die Möglichkeit haben, Abhilfe für Migräneanfälle bei sich zu tragen. Die Volksheilkunde kennt viele Rezepturen, bei denen das Gänsefingerkraut in Wein oder Milch zu köcheln ist. Sie legen nahe, dass die krampflösende Wirkung in einem unbekannten lipophilen (fettliebenden) Inhaltsstoff zu suchen ist.

Probieren Sie es einfach aus. Eine Milchabkochung, womöglich mit wärmenden Gewürzen wie Zimt, Ingwer oder Vanille angereichert und mit Honig gesüßt, klingt doch nach einer wirklich akzeptablen Medizin.

Zubereitung und Dosierung

Bei krampfartigen Beschwerden trinken Sie 3 Tassen Gänsefingerkrauttee über den Tag verteilt. Er wirkt noch besser, wenn ihm ein wenig Sahne zugesetzt wird.

Die Tinktur, der alkoholische Auszug, vermag sowohl Wasser- als auch Fettlösliches zu extrahieren. Sie wird im Verhältnis 1 Teil Kräuter zu 10 Teilen 40%iger Schnaps in einem Marmeladenglas 14 Tage angesetzt, abgeseiht und in dunklen Tropfflaschen aufbewahrt. Vergessen Sie nicht, Herstellungsdatum und Inhalt zu etikettieren.

Bitte beachten

In seltenen Fällen kann der Gerbstoffgehalt zu Verstopfung führen.

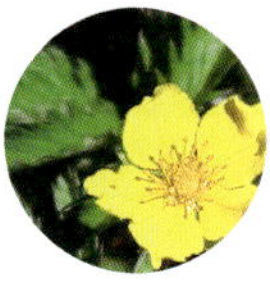

Rezepte mit Gänsefingerkraut

Mein herzallerliebster Menstee, Mensbalsam

(→ Frauenmantel)

Wärmender Frauenbalsam

Ein Ansatz von je 10 g getrocknetem Gänsefingerkraut, Beifuß und Majoran mit 300 ml Olivenöl wird 3 Wochen in einem Schraubglas stehen gelassen, danach 10 Minuten geköchelt, abgeseiht, mit 30 g Bienenwachs zu einem Balsam verarbeitet.

Prämenstee bei Gestautheit und innerer Anspannung

Gänsefingerkraut	*Anserinae herba*
Melisse	*Melissae folium*
Passionsblume	*Passiflorae herba*
Johanniskraut	*Hyperici herba*

Zu gleichen Teilen mischen und 3 Tage vor dem erwarteten Beginn der Beschwerden 2 bis 3 Tassen täglich trinken. Mit dem Einsetzen der Blutung löst sich der Zustand meist auf. Weitere Informationen zu prämenstruellen Besonderheiten → Mönchspfeffer.

Tee bei schmerzhaften Nachwehen im Wochenbett

Gänsefingerkraut	*Anserinae herba*	3 Teile
Frauenmantel	*Alchemillae herba*	2 Teile
Gänseblümchen	*Bellis perennis flos*	1 Teil

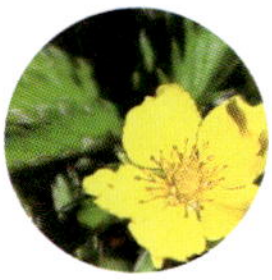

3 bis 4 Tassen täglich, bei Nachlassen der Beschwerden weniger, Einnahme nach Gefühl beenden.

Gänsefingersäckchen

Nähen Sie 100 bis 150 g getrocknete Kräuter in ein Baumwollsäckchen ein. Erwärmen Sie dieses über Wasserdampf und legen Sie es so warm wie möglich auf den schmerzenden Bauch oder Rücken. Ein Wolltuch wird darum herumgewickelt und Sie ruhen warm verpackt, solange es Ihnen angenehm ist. Das Kräutersäckchen kann mehrere Male verwendet werden.

Leber-Galle-Tee

Gänsefingerkraut	*Anserinae herba*	20 g
Tausendgüldenkraut	*Centaurii herba*	10 g
Artischockenblätter	*Cynarae folium*	20 g
Löwenzahnwurzel	*Taraxaci radix*	25 g
Mariendistelsamen	*Cardui mariani semen cont.*	25 g

Trinken Sie von dieser Mischung 1 Tasse jeweils nach den Mahlzeiten.

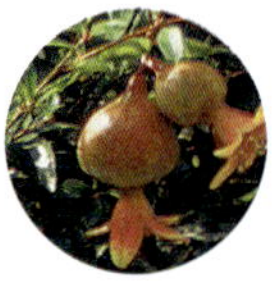

Granatapfel

Die biblische Frucht der Liebe

Punica granatum L.

Familie der Granatapfelgewächse (Punicaceae)

Selbst am Luganer See haben wir ihn entdeckt. Direkt am Wasser steht ein kräftiger Baum, der im Sommer voll hängt mit noch kleinen, aber schon rotwangigen Äpfelchen. Es muss Herbst werden, bis die Granatäpfel reif sind und unter ihrer harten Schale dicht an dicht dralle, rote, süße beerenartige Früchtchen ausgebildet haben, von denen jedes einen harten, Samen enthält. Weit bis hier in den Norden Italiens hat er sich vorgewagt, begünstigt durch das ganzjährig milde Seeklima. Sonst ist seine Heimat rund ums Mittelmeer, in Vorderasien. Wie sonst hätte der Granatapfel Eingang gefunden ins Hohe Lied Salomos, wenn er diesem Dichterkönig nicht als Sinnbild der Erotik, Ausdruck voller Weiblichkeit, schwellender Sinnlich-

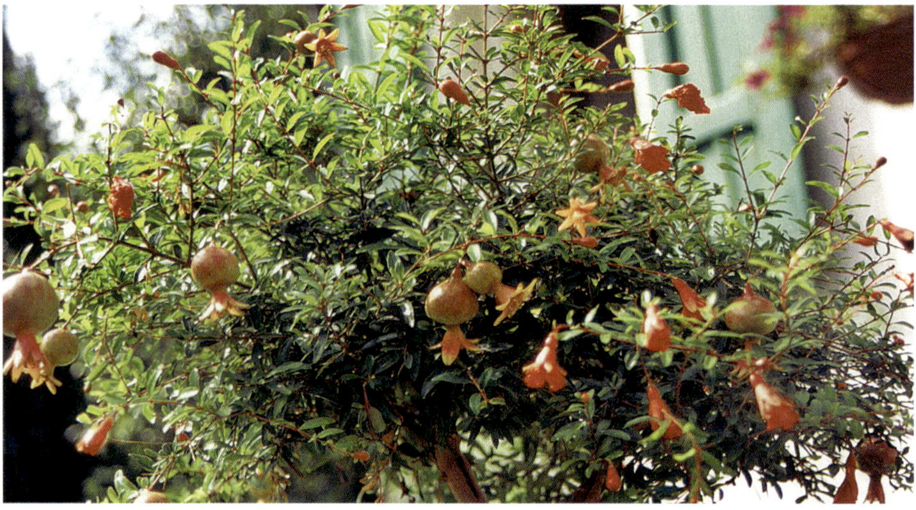

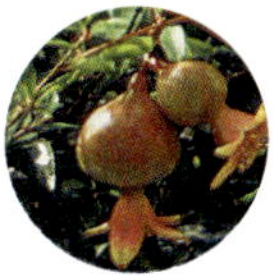

keit vor Augen gewesen wäre: »Deine Reize sind ein Lustgarten von Granatbäumen mit erlesenen Früchten ...« Offen bleibt, ob der Baum der Erkenntnis, von dem Adam und Eva der biblischen Schöpfungsgeschichte zufolge verbotene Früchte aßen, womöglich ein Granatapfelbaum gewesen ist. Von einem Apfel ist jedenfalls in der Bibel nicht die Rede.

Namen und Geschichte(n)

Pralle Vitalität versprach man sich schon im Altertum vom Genuss der Früchte, ihr Vitaminreichtum unterstützte ein langes und gesundes Leben. *Punicum malum* hieß er im antiken Rom, der punische Apfel, in Anspielung auf seine vermutliche Herkunft aus Nordafrika, wo die Römer lange Kriege gegen die Karthager führten. Auch *Malum granatum* wurde er genannt, der gekörnte Apfel, nach den vielen von rotem Fruchtfleisch umgebenen Samenkörnern. Ihre verschwenderische Menge galt als Symbol der Fruchtbarkeit und Fülle. Besonders die Frauen wussten um das verborgene Geheimnis des Granatapfels. Sie ahnten, dass die Ähnlichkeit der prallen Süße mit einer gut durchbluteten Vaginalschleimhaut kein Zufall, sondern ein Hinweis sein könnte. Ebenso wie ihre Versteckheit Parallelen aufweist zu den weiblichen körperlichen Geheimnissen. In Zeiten sexueller Müdigkeit und trockener Schleimhäute wussten sich schon die Frauen der Antike mit dem Genuss der frischen Frucht, der Beigabe der getrockneten Kerne zu bestimmten Speisen oder den alkoholischen Zubereitungen der Kerne zu helfen. Eine Zuordnung des *Liebesapfels* zum weiblichen Geschlecht wird weiter erhärtet durch verschiedene Darstellungen weiblicher Gottheiten mit Granatäpfeln aus dem griechisch/vorderasiatischen Raum.

Kulinarische Aspekte

Je nach Jahreszeit können Sie auch bei uns die frischen Früchte kaufen und ihre Süße genießen. In der nordindischen Küche hat sich die Verwendung der getrockneten Kerne erhalten, sie geben den meist vegetarischen Speisen durch Fruchtzucker und Fruchtsäuren eine süß-saure und durch die Gerbstoffe gleichzeitig eine herbe Note. Durch Einkochen der Früchte wird ein sirupartiger Saft, *Grenadine* genannt, gewonnen.

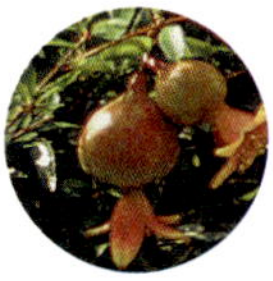

Pflanzenwirkstoffe

Der leuchtend rote Granatapfelsaft enthält große Mengen zellschützender Flavonoide (Anthocyane, Quercitin, Polyphenole wie Ellagsäure) und ist reich an Vitamin C, Kalium, Calcium, Eisen. Das farblose fette Öl der harten Kerne ist reich an ungesättigten Fettsäuren und einer östrogenausgleichenden Hormonvorstufe.

Heilwirkung

Die Wirkung von Öl und Saft wird beschrieben mit

- östrogenausgleichend
- aphrodisisch
- kräftigend
- immunstärkend
- krebswidrig
- entzündungshemmend

Anwendungsbereiche für Frauen

Es bietet sich entsprechend der Heilwirkung an, bei folgenden Beschwerden an die Granatapfelsamen zu denken. In den Wechseljahren bei allen Anzeichen hormoneller Schwankungen wie Hitzewallungen, sexueller Unlust, Schlafstörungen und Stimmungsschwankungen. Bei Scheidentrockenheit, die mit Juckreiz und Wundheit, aber auch mit immer wiederkehrenden Infektionen einhergehen können. Neben Vagina und Vulvabereich können alle Schleimhäute von zeitweiliger Trockenheit betroffen sein: Blase und Harnröhre, Augen, Nase, Mund. Dann denken wir an hormonaktive Pflanzen wie die Granatapfelsamen, gut zu kombinieren mit der innerlichen und äußerlichen Anwendung von Schleimdrogen wie Lein, Malve, Spitzwegerich.

Sexuelle Unlust kennen Frauen außer in Zeiten hormoneller Schwankungen auch nach Geburten, in der Stillzeit, solange sie kleine Kinder zu versorgen haben, bei Überlastung, Unstimmigkeiten in der Beziehung, als Folge sexueller Traumatisierung. Dies kann eine normale Reaktion des Körpers sein, der Frauen und ihre Partner zunächst immer mit Akzeptanz begegnen sollten. In dieser Hinsicht etwas erzwingen zu wollen, funktioniert sowieso nicht. Liebevolle Unterstützung, auch therapeutische Hilfe oder (Paar-)Gespräche gehören zu den Möglichkeiten, bei länger andauernder Unlust und bei Unzufriedenheit mit

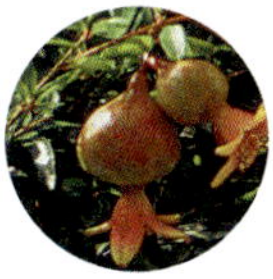

diesem Zustand weiterzukommen. Ich begegne immer wieder Frauen mit und ohne Partner oder Partnerin, die versichern, in ihrem Leben auch ohne aktive Sexualität nichts zu vermissen. Sexualität ist eine vitale Kraft, die den Körper, die Zellen energetisiert, Glückshormone ausschütten hilft und Nähe herstellt. In Zeiten der Sexualisierung der Sprache, der Werbung, der Medien sollten Frauen jedoch auch die Möglichkeit haben zu sagen, ich will und brauche das nicht.

Erst wenn Sie das Gefühl haben, »mir ist da etwas abhanden gekommen, was ich gern wieder hätte«, oder »ich ahne, da gibt es etwas, das möchte ich auch erleben«, kann nach Abhilfe gesonnen werden. Die aphrodisischen Pflanzen können solche Entdeckungsreisen unterstützen. Daneben sind regelmäßig praktizierte beckenbetonte Bewegung wie Bauchtanz, Luna-Yoga, lateinamerikanische und afrikanische Tänze und Übungen zur zärtlichen Selbstannahme hilfreich.

Zubereitung und Dosierung

Wollen Sie es also den Frauen des Orients gleichtun und in Zeiten hormoneller Schwankungen oder sexueller Unlust aphrodisische, hormonell ausgleichende Phytoöstrogene zu sich nehmen, können Sie regelmäßig, am besten täglich, die frischen Früchte genießen und die Samenkerne nicht etwa ausspucken, sondern mitessen. Möchten Sie im Zusammenhang mit einer Krebserkrankung oder bei Zellveränderungen Ihre Zellen wirksam schützen, ergänzen Sie Ihre Therapie mit dem regelmäßigen Verzehr von Granatapfelsaft. Wollen Sie Wechseljahresbeschwerden begegnen, lautet die Empfehlung 2 x tgl. 500 mg Granatapfelsamenöl, am Besten in Kapselform, zu sich zu nehmen. Auch gibt es über die Apotheken eine spagyrische Essenz (*Punica granatum Ø*), Vaginalzäpfchen sowie Präparate zur Nahrungsergänzung. Machen Sie Ihre eigenen Erfahrungen. Denken Sie daran, dass Hormontäler im Wechsel nie ewig dauern, sondern sich der Östrogenspiegel wellenartig auf ein neues, niedrigeres Niveau einpendelt, und erwarten Sie bei der aphrodisischen Wirkung kein umwerfendes Wunder, sondern die sanfte Förderung einer inneren Bereitschaft. Machen Sie nach drei Monaten eine Pause und überprüfen Sie die Dosierung.

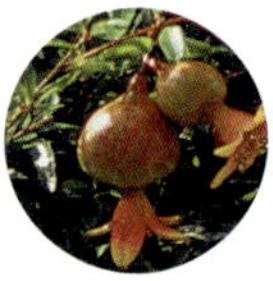

Bitte beachten

Bei längerer Anwendung des Saftes kann die vitalisierende Wirkung in Übererregbarkeit und Schlafstörungen umschlagen. Eine Wechselwirkung mit Schilddrüsenhormonen ist denkbar. Die Forschung zum Granatapfelsamenöl steckt noch in ihren Anfängen, obwohl ich zusammen mit der Ambulanz für Naturheilkunde der Universitätsklinik Freiburg unlängst eine ermutigende Anwendungsbeobachtung zum Granatapfelsamenöl durchgeführt habe. Wir sollten unseren Platz in Forschungsgruppen und Entscheidungsgremien einnehmen, um dafür zu sorgen, dass der heilsame Schatz der Pflanzenwelt nicht immer weiter reduziert, sondern erforscht und nutzbar gemacht wird.

Rezepte mit Granatapfel

Granatapfeltinktur

Befreien Sie den Inhalt eines Granatapfels, möglichst aus biologischem Anbau, von Schale und weißen Trennhäutchen. Lassen Sie die Kerne samt Fruchtfleisch ausgebreitet rasch in der Sonne oder bei 50° C im Backofen eintrocknen. Eilige besorgen sich die bereits getrockneten Kerne im indischen Lebensmittelladen. Mörsern Sie die Kerne leicht an, das Wellholz tut es auch, geben Sie sie in ein durchsichtiges Schraubglas und gießen sie mit gutem 40%igen Alkohol (Wein- oder Obstbrand) auf, sodass die Kerne gut bedeckt sind. Wenn Sie es genau nehmen wollen, wiegen Sie die Kerne auf einer Briefwaage und nehmen das 5fache an Alkohol. Lassen Sie diesen Ansatz 2 bis 3 Wochen unter gelegentlichem Schütteln stehen, filtrieren ihn durch ein feines

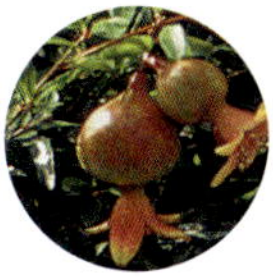

Tuch oder einen Teefilter und füllen die Flüssigkeit in eine dunkle Tropfflasche. Vergessen Sie das Etikett nicht, versehen mit Inhalt und Datum, da alle Heilpflanzen und ihre Zubereitungen mit der Zeit an Wirkung verlieren. Beachten Sie, dass Dosierungsangaben immer nur allgemeiner Natur sind und individuell variiert werden müssen. Die geringste Dosis, die hilft, ist die richtige.

Alkoholfreier Grenadinecocktail für den Abend zu zweit

Birnennektar	1 dl
Zitronensaft	2 cl
Grenadinesirup	2 cl

2 Longdrinkgläser mit Eiswürfeln bestücken. Alle Zutaten im Shaker gut schütteln, auf die beiden Gläser verteilen und mit Ginger Ale auffüllen.

Granatapfeldessert

Die roten »Perlen« eines Granatapfels herausschälen und mit 1 klein geschnittenen Banane, 300 ml Joghurt, 1 Messerspitze Bourbonvanille (oder Vanillezucker) und 1 Gläschen Amaretto vermischen. Süßen nach Geschmack. 150 g süße Sahne steif schlagen und darunterheben, fertig.

Granatapfelsalat

Einen Granatapfel schälen und enthäuten. Vermischen mit je 1 Hand voll gehackter grüner Oliven und Walnüsse. 2 Frühlingszwiebeln und ½ Bund Koriandergrün klein schneiden und das Ganze unter ½ Tasse gekochten und abgekühlten Duftreis heben, mit Zitronensaft, gutem Öl, Salz und Pfeffer abschmecken.

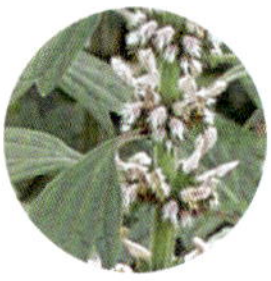

Herzgespann

Beruhigt und stärkt das Herz

Leonurus cardiaca
Familie der Lippenblütlerinnen (Lamiaceae)

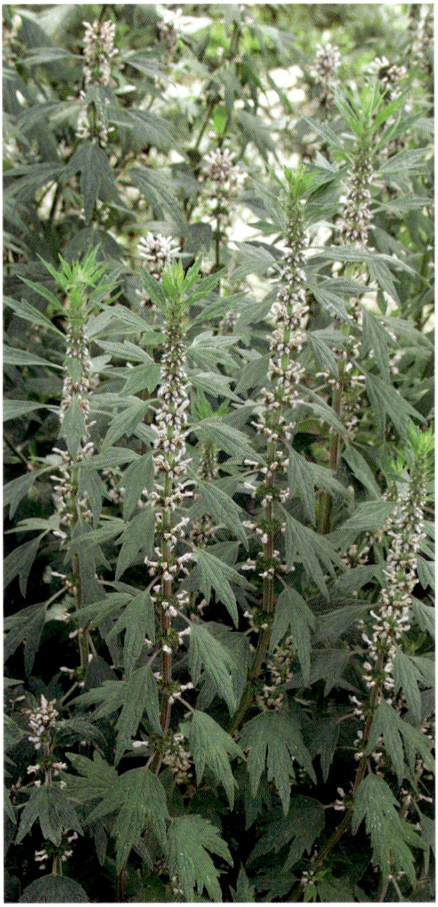

Schon im antiken Griechenland war man auf den interessanten Zusammenhang gestoßen, dass manche Menschen Herzschmerzen entwickeln, die eigentlich von einer Verdauungsschwäche, einem aufgeblähten Magen herrühren, und setzte hierfür das Herzgespann ein.

Im ersten in deutscher Sprache gedruckten Kräuterbuch, dem 1485 in Mainz erschienenen *Gart der Gesundheit* von Peter Schöffer, wird von einer »Cordiata« berichtet: »Diss krut gestoissen vnd den saft genutzet benympt das wee dess hertzen ...« Ein altes englisches Kräuterbuch weiß: »Es gibt kein besseres Kraut, um die melancholischen Gedanken des Herzens zu zerstreuen und das Herz zu stärken.«

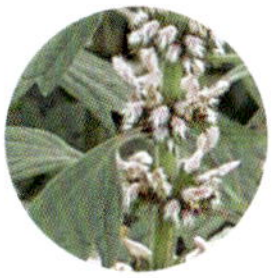

Frauenherzen schlagen anders, aber wie?

Es war mir ein großes Anliegen, eine Pflanze in den Frauenzusammenhang zu stellen, die ein Leiden aufgreift, das Frauen immer wieder zu schaffen macht: Herzbeschwerden ohne organische Ursache. Wie oft sehen Frauen sich damit konfrontiert, nicht ernst genommen zu werden, wenn nicht wenigstens ein klitzekleiner Laborbefund ihrem Unwohlsein Gewicht verleiht. Missverstehen Sie mich nicht. Herzschmerz, Herzstolpern, Herzrasen, unbestimmte Schmerzen in der Magengrube womöglich verbunden mit Angst und Schweißausbrüchen müssen unbedingt abgeklärt werden. Lassen Sie sich niemals abwimmeln. Viele Frauen bezahlen bis heute mit ihrem Leben, dass die frauenspezifische Symptomatik eines Herzinfarktes nicht als solche erkannt wird. Wenn die ärztlichen Untersuchungen jedoch unauffällig bleiben, können Sie erst einmal aufatmen und dann naturheilkundliche Unterstützung für Ihre Beschwerden suchen. Alle beunruhigenden Symptome am Herzen können auch vegetativen Ursprungs sein.

Was wir aus dem Namen lernen

Die Gefährtin des Herzens könnte man den Namen aus dem alten in neues Deutsch übersetzen. Der Gattungsname *leonurus* dagegen ist eine lateinisch/griechische Mixtur und beschreibt das Aussehen der Blätter wie ein *Löwenschwanz*, was auch einer seiner Volksnamen ist. Der Zusatz *cardiaca* heißt übersetzt *das Herz betreffend*.

Als *Herzheil*, *Herzkraut* oder *Herzgold* findet es sich in manchen Kräuterbüchern.

Ursprünglich im gemäßigten Asien beheimatet, wird es heute weitgehend zu Heilzwecken angebaut. Vereinzelt kann man es wild auf trockenen Weiden und am Wegrand finden, wo es bis Meterhöhe erreichen kann mit seinen handförmig gezipfelten Blättern und kleinen rosafarbenen Lippenblüten, die quirlig rund um die Blattachseln angeordnet sind.

Eine Verwandte, *Leonurus sibiricus*, das »Sibirische Mutterkraut«, wird in der altchinesischen Medizin gegen Frauenleiden eingesetzt, bei starken Blutungen und zur Fruchtbarkeitsförderung.

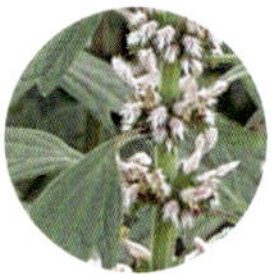

Pflanzenwirkstoffe

An Inhaltsstoffen finden sich gefäßschützende, herzstärkende Iridoidglykoside wie Ajugol, Agugosid, Gallridosid, wenig ätherische Öle, reichlich Bitterstoffe, Flavonoide (Rutosid, Quercitin), Phenolcarbonsäuren, Gerbstoffe.

Heilwirkung

Diese Mischung prädestiniert das Herzgespann für folgende Wirkrichtungen:

- blutdruckausgleichend
- beruhigend
- entspannend
- krampflösend
- gebärmuttertonisierend
- stärkend
- entblähend

Anwendungsbereiche für Mädchen und Frauen

Seine wichtigsten Anwendungsbereiche sind die nervösen Herzbeschwerden, Herzklopfen, Herzrasen, Herzstechen, Engegefühle in der Brust. Oft sind diese verbunden mit Ängsten und treten bevorzugt in Zeiten von Umbrüchen und/oder hormonellen Schwankungen auf. Junge Mädchen beschreiben solche Zustände in der Pubertät, zusammen mit feuchten Händen und Füßen, unerklärlichen Stimmungsschwankungen, zuweilen zusammen mit Kreislaufschwäche oder Druck im Magen. In den Wechseljahren kommen Schweißausbrüche vor allem im Kopfbereich, an Hals, Rücken und Dekolleté hinzu, Nervenschmerzen (Neuralgien), Unruhe, Gereiztheit, Angstgefühle und Beklemmung. Magendrücken, Magenkrämpfe, Blähungen dagegen eher in den Jahren zwischen 40 und 50, wenn die Östrogenspiegel relativ zu hoch sind gegenüber dem Progesteron. Schlaflosigkeit und allgemeine Nervosität kennzeichnen in den westlichen Gesellschaften all diese Übergangszeiten in Ermangelung von generationsübergreifenden Vorbildern und Ritualen, die helfen, eine Lebensphase hinter sich zu lassen und das Neue zu begrüßen.

Denken Sie deshalb auch an das Herzgespann bei rein seelischen Symptomen: Ängste vor und nach Trennungen, Jobwechsel, Ortsveränderungen. Wie soll ich mein Leben ohne Partner meistern? Wie soll ich je wieder einen

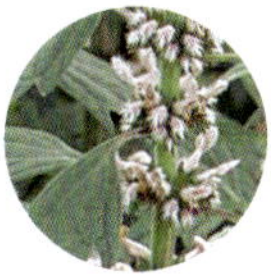

Job finden? Angst, die Kinder in die Welt gehen zu lassen. Ob sie nun ihre ersten Schritte tun (und sich damit das erste Mal aktiv von der Mutter wegbewegen), spät aus der Disco nach Hause kommen, die Schule vernachlässigen oder irgendwann ganz eigener Wege gehen: Für Kinder zu sorgen ist eine permanente Übung in Vertrauen. Denken Sie an die Heilkraft der Pflanzen, um sich zu stärken und bei sich zu bleiben.

Bitte beachten

Herzrasen, Schwitzen und Unruhe sind auch charakteristisch für eine Überfunktion der Schilddrüse (Hyperthyreose). Lassen Sie diese abklären und nutzen Sie im Falle Herzgespann zusammen mit Wolfstrapp (beruhigt die Schilddrüse) und Baldrian (stärkt die Nerven).

Rezepte mit Herzgespann

Herzberuhigender Tee nicht nur in den Wechseljahren

Weißdorn	*Crataegi folia cum flos*	20 g
Baldrian	*Valerianae radix*	20 g
Melisse	*Melissae folium*	10 g
Hopfen	*Lupuli strobulus*	10 g

Entspannungsbad bei innerer Unruhe

Herzgespann, Melisse und Lavendel zu gleichen Teilen mischen. Bereiten Sie aus 1 Hand voll dieser Mischung 1 Liter Tee und gießen diesen durch ein Tüchlein in Ihr Badewasser. Verknoten Sie das Tuch und lassen es im Bade mitschwimmen. 1 Becher Sahne, ins Wasser gegeben, kann das Gefühl von Luxus und Entspannung noch verstärken. Was darf es noch sein? Kerzenlicht,

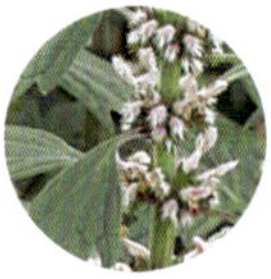

ein Gläschen roter Wein oder leise Musik? Erwischen Sie sich beim Grübeln, beschäftigen Sie Ihren Geist mit einem guten Buch. Wann haben Sie zuletzt Gedichte gelesen?

Zyklustee für junge Mädchen

Herzgespann	*Leonuri cardiacae herba*	30 g
Himbeerblätter	*Rubi idaei folium*	30 g
Melisse	*Melissae folium*	25 g
Taubnessel	*Lamii albi flos*	15 g

In der Pubertät mit ihren Gefühlsschwankungen und mannigfachen vegetativen Symptomen wie Schwitzen, Herzklopfen, Kreislaufschwäche darf sich der Menstruationszyklus ein wenig Zeit nehmen, seinen Rhythmus zu finden. Diese Teemischung, 2- bis 3-mal täglich getrunken, gibt dem Körper sanfte Impulse in Richtung Frauwerdung.

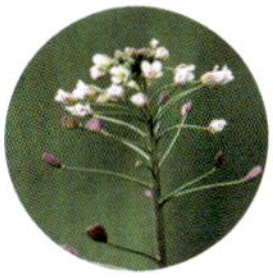

Hirtentäschel

Stillt Blutungen jeder Art

Capsella bursa pastoris (*L.*)
Familie der Kreuzblütlerinnen (*Brassicaceae*)

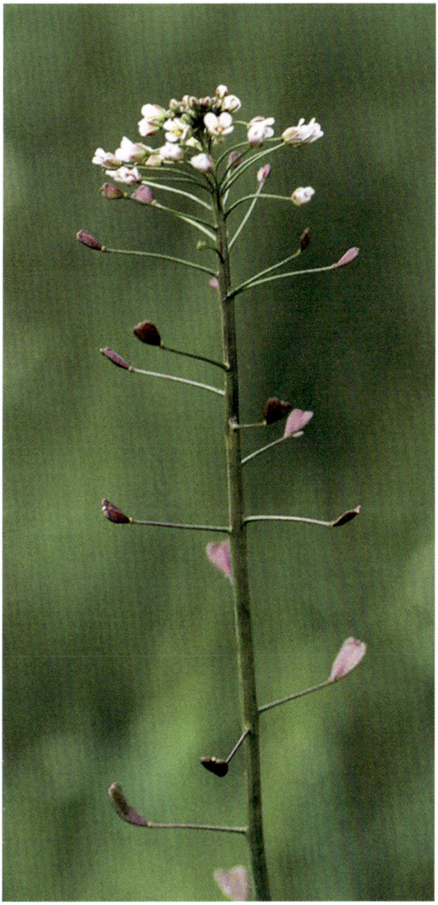

Unscheinbar kommt es daher, wie so manches andere stark wirksame Pflänzchen, auf Schutt, am Wegrand – »Bahndamm Nordseite«, wie mein Lehrer Klaus Krämer, seines Zeichens Schmied und Heilpraktiker, zu sagen pflegte. Es ist seit Urzeiten in der ganzen Welt zu Hause und verbreitet sich leicht dank der Unmengen von Früchten, die jede Pflanze Jahr für Jahr hervorbringt. Im Frühjahr bildet es eine dem Löwenzahn ähnliche gezähnte bodenständige Rosette, wächst dann im Jahreslauf in die Höhe, blüht schon früh mit kleinen weißen Trauben von Blüten, jede mit den für eine Kreuzblütlerin charakteristischen vier Blütenblättern. Senf, Raps, die Kohlsorten, die Kressen gehören in dieselbe Familie. Achten Sie einmal darauf.

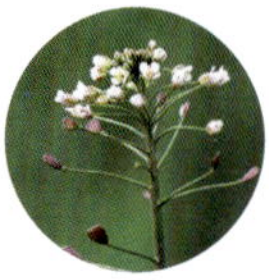

Pflanzennamen und ihre Bedeutung

Was ihm vermutlich den Namen verliehen hat, ist die Annahme, dass in alten Zeiten jeder Hirte dieses Kraut in seiner Tasche trug, um blutende Verletzungen der ihm anvertrauten Tiere sofort behandeln zu können. In der wörtlichen Übersetzung des botanischen Namens finden wir sowohl *capsella* als auch *bursa* als Synonyme für Tasche, *pastor*, der Hirte, das Hirtentäschel eben, ohne dass der Name uns weiteren Aufschluss über die Verwendung der Pflanze gäbe.

Der Volksname *Bauernsenf* verweist immerhin auf den leicht scharfen Geschmack der Pflanze. *Gänsekresse* erinnert an die verwandtschaftliche Nähe zu den Kressen, sowohl was den Geschmack als auch was die gemeinsame Eigenschaft als pflanzliches Antibiotikum betrifft. *Himmelsmutterbrot* bezieht sich sowohl auf die Essbarkeit der Früchte als auch darauf, dass, wo immer die Himmelsmutter auftaucht, wir eine Frauenpflanze vermuten dürfen. Auch als *Blutkraut* ist unser Hirtentäschel in manchen Gegenden bekannt, ein Name, den es jedoch mit einer Reihe anderer ebenfalls blutstillender Heilpflanzen teilt, wie dem Blutweiderich oder dem Vogelknöterich.

Pflanzenwirkstoffe

Bei der Analyse der Inhaltsstoffe ist das letzte Wort sicher noch nicht gesprochen worden. Studien belegen das Vorkommen von Botenstoffen wie Cholin, Acetylcholin und Tyramin. Vor allem ein oxytocinähnliches Peptid scheint für die blutstillende und gebärmutterkontrahierende Wirkung verantwortlich zu sein. Senfölglykoside dienen der Keimabwehr. Blutbildende, gefäßprotektive Flavonoide wie Rutin wurden gefunden sowie Kalium- und Calciumverbindungen.

Mythen, Märchen, Geschichte

Seine gebärmuttertonisierende und blutstillende Wirkung muss schon in der Antike bekannt gewesen sein. Hippokrates, der als Vater des modernen Ärztestandes angesehen wird, lobte das Hirtentäschelkraut um 400 vor der Zeitrechnung als wichtiges Gebärmuttermittel.

Dioskurides, der rund 500 Jahre später lebte, berichtet gar von einer abtrei-

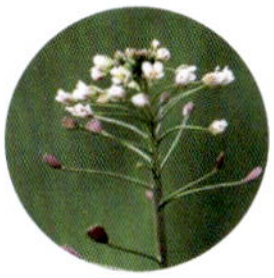

benden Wirkung, es »tötet die Frucht im Leibe«. Hieronymus Bock, heilkundiger Pfarrer im 16. Jahrhundert, schrieb in einem der ersten gedruckten Kräuterbücher: »... stillet den roten und weissen bauchfluss, das blut harnen, blut speien, den übrigen Fluss den weibern ...«

In den beiden Weltkriegen wurde es in Ermangelung anderer Mittel wieder entdeckt zur Blutstillung kriegsbedingter Verletzungen.

Ein alter Brauch aus ländlichen Gegenden, der wahrscheinlich auf der Ähnlichkeit der Hirtentäschelfrüchte mit den Milchzähnen der Kinder beruht, empfiehlt, den zahnenden Kindern ein Tüchlein um den Hals zu hängen, in das einige Früchte eingebunden sind. Auf diese Weise soll den Zähnchen das Durchbrechen erleichtert und den Eltern die Nachtruhe gesichert werden.

Heilwirkung

Hirtentäschelkraut wirkt nach dem heutigen Stand der Erkenntnis:

- uterustonisierend
- blutstillend durch Verengen und Abdichten der Blutgefäße
- bakterizid
- wehenanregend
- rückbildungsfördernd nach Geburten
- erhöht die Darmperistaltik und wirkt leicht abführend

Anwendungsbereiche für Frauen

Wir lernen aus den Überlieferungen, dass es eine äußerliche und eine innerliche Anwendung geben muss und dass die Zuordnung des Hirtentäschelkrautes zu den Frauenpflanzen weit zurückreicht.

Sein Hauptanwendungsgebiet ist die zu starke Menstruation beziehungsweise die Gebärmutterblutung außer der Reihe (Metrorrhagie). Sind Grundkrankheiten gynäkologisch ausgeschlossen worden, handelt es sich dabei meist um die Folge einer hormonellen Dysbalance infolge eines Östrogenüberschusses. Besonders gefährdet sind die Jahre vor den Wechseljahren ab 35 oder 40, in denen durch das Nachlassen der Progesteronproduktion der Eierstöcke die Gebärmutterschleimhaut hoch aufgebaut wird und der Tonus des Gebärmuttermuskels nicht aus-

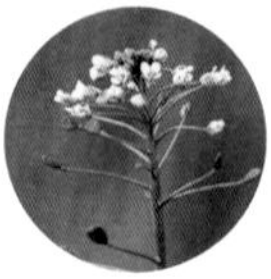

reicht, die oberste Schicht abzustoßen und die kleinen Gefäße, die diese ernährt haben, zu verschließen. Auf dieser doppelten Schiene setzt das Hirtentäschelkraut an und leistet gute Dienste, selbst wenn ein Myom das Zusammenziehen der Gebärmutter behindert. Neben der akuten Blutstillung muss jedoch mit hormonell wirksamen Pflanzen behandelt werden, um eine Wiederholung des Geschehens zu verhindern. Ebenso wichtig in diesem Zusammenhang ist es, mit blutbildenden Pflanzen wie der Brennnessel eine Blutarmut zu verhindern.

Eine 47-jährige Seminarteilnehmerin rief verzweifelt an. Ihre Monatsblutung habe einmal ausgesetzt, was sie nicht weiter tragisch und durchaus altersgemäß gefunden habe. Nun sei sie aber mit solcher Macht zurückgekehrt, sie blute bereits seit 14 Tagen in Regelstärke. Die gynäkologische Untersuchung habe ein Myom oder Schlimmeres ausgeschlossen, die Gebärmutterschleimhaut sei jedoch immer noch hoch aufgebaut, ein Ende der Blutung nicht abzusehen. Der Vorschlag der Gynäkologin lautete, entweder einen Monat lang die »Pille« einzunehmen oder 10 Tage höher dosierte Hormone, eine sogenannte hormonelle Abrasio (Ausschabung). Keines von beidem sei ihr recht, sie sei nur schon ganz matt und ob es denn keine Heilpflanzenlösung gäbe. Das Zaubermittel war Hirtentäschelkraut in Form einer Tinktur, die sie sich sofort besorgte. Mehrmals täglich 20 bis 30 Tropfen bewirkten, dass »ein Hähnchen zugedreht« wurde. Ja, sie habe direkt gespürt, wie die Gebärmutter anfing, sich zusammenzuziehen. Nicht schmerzhaft, sondern das erlösende Gefühl, dass sie ihre Arbeit wieder aufnimmt. Die Blutung wurde sofort schwächer und stand nach drei Tagen komplett. Parallel nahm sie Kräuterblutsaft und aß frische Brennnesseln, wann immer sie Gelegenheit dazu hatte, und war binnen Kurzem wieder bei Kräften.

Eine ähnliche blutstillende Wirkung entfaltet es bei Magen- und Darmblutungen infolge Ulzera, Infektionen oder Autoimmunerkrankungen, was eine Eigenbehandlung jedoch ausschließt. Solche schweren Erkrankungen gehören in heilkundige Hände.

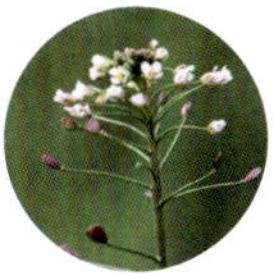

Äußerlich hilft eine mit Hirtentäscheltee getränkte Kompresse bei Nasenbluten, blutenden Hämorrhoiden und oberflächlichen blutenden Verletzungen. Ist die Tiefe einer Wunde nicht beurteilbar, sollten Sie einen Arzt hinzuziehen.

Die Hebammen machen gute Erfahrungen bei der Geburts-, besonders bei der Nachgeburtsförderung, bei nachgeburtlichen Blutungen oder Stauungen des Wochenflusses (Lochialstau).

Dosierung

Hirtentäschelkraut zur akuten Blutstillung muss kräftig dosiert werden. Ein Tee reicht hierzu oft nicht aus, weswegen eine Tinktur zu bevorzugen ist. Sie können diese selbst herstellen. Ihre Apotheke sollte sie über den Großhandel besorgen können. Als Trockenextrakt ist ein Fertigpräparat erhältlich, Styptysat von Bürger. Weitere Bezugsquellen im Anhang.

Eine vorbeugende Behandlung mit 3-mal täglich 10 Tropfen ein paar Tage vor der Menstruation beginnend, signalisiert der Gebärmutter »Achtung, da kommt was«. Die Dosierung kann dann im Weiteren gesteigert werden. Alternativ beginnen Sie mit der Einnahme, wenn Sie das Gefühl haben, die Blutung ist zu stark im Vergleich zu Ihrer normalen Regel. Beginnen Sie mit 3-mal 20 Tropfen und steigern Sie nach Bedarf auf mehrmals täglich 30 bis 40 Tropfen. Ceres Bursa pastoris Urtinktur wird mit mehrmals täglich 1-5 Tropfen dosiert. Es sind keine Nebenwirkungen bekannt. Sollte diese Selbstbehandlung nicht deutlich anschlagen, suchen Sie heilkundige Hilfe. Es gibt mit Fuchs'schem Greiskraut, Kanadischer Gelbwurz und homöopathisch aufbereitetem Mutterkorn noch weitere pflanzliche Mittel zur Blutstillung.

Bitte beachten

Wegen seiner wehenanregenden bis hin zu abortiven (abtreibenden) Wirkung darf Hirtentäschelkraut nicht in der Schwangerschaft angewendet werden.

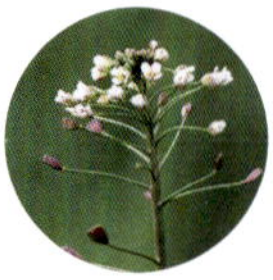

Rezepte mit Hirtentäschelkraut

Teemischung bei Myomen verbunden mit verstärkter Blutung

Hirtentäschel	*Bursae pastoris herba*	25 g
Löwenzahnwurzel	*Taraxaci radix*	35 g
Artischocke	*Cynarae folium*	20 g
Melisse	*Melissae folium*	20 g
Majoran	*Majoranae herba*	20 g
Frauenmantel	*Alchemillae herba*	20 g
Schafgarbe	*Millefolii herba*	20 g

Leiten Sie die Behandlung am besten mit einer einwöchigen Entschlackungskur (Heilfasten, Getreidekur, Hirsekur, Rohkostwoche) ein und beginnen Sie gleichzeitig täglich 3 Tassen dieser Teemischung zu trinken. Sorgen Sie mit Luna-Yoga, Hula-Hoop oder Bauchtanz für eine gute Beckendurchblutung.

Blutungsregulierender Tee bei zu starker Menstruation

Hirtentäschel	*Bursae pastoris herba*	25 g
Frauenmantel	*Alchemillae herba*	20 g
Schafgarbe	*Millefolii herba*	20 g
Engelwurz	*Archangelicae radix*	35 g
Vogelknöterich	*Polygoni avicularis herba*	20 g
Brennnessel	*Urticae herba*	20 g

Trinken Sie von dieser Mischung 2 bis 3 Tassen täglich, eine Dreifingergabe pro Tasse, 10 Minuten zugedeckt ziehen lassen. Eine Kur über 3 Zyklen, bei der rund um den Eisprung eine Woche Pause gemacht wird, sollte sowohl die Gebärmutter als auch die ganze Frau kräftigen und die Eisenspeicher füllen.

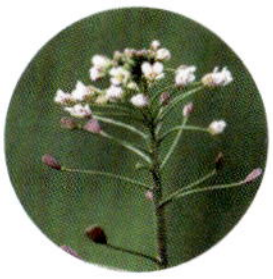

Parallel dazu in der zweiten Zyklushälfte täglich 40 Tropfen eines Mönchspfefferpräparates. Während der Menstruation zur akuten Blutungsminderung bei Bedarf mehrmals täglich 20 bis 40 Tropfen einer Hirtentäscheltinktur.

Rückbildungstee nach Geburten

Hirtentäschel	*Bursae pastoris herba*
Frauenmantel	*Alchemillae herba*
Ackerschachtelhalm	*Equiseti herba*
Gänseblümchen	*Bellis perennis herba*
Melisse	*Melissae folium*

Zu gleichen Teilen gemischt, stärkt dieser Tee das Bindegewebe, wirkt wundheilend, blutbildend, blutstillend und zusammenziehend. Der Wochenfluss kann nach dem Teegenuss unmittelbar etwas reichlicher fließen. Beunruhigen Sie sich nicht, das ist erwünscht und beschleunigt die Heilung der Gebärmutter. Möchten Sie parallel etwas für Verdauung und Milchbildung tun, mischen Sie noch 1 Teil Fenchel hinzu.

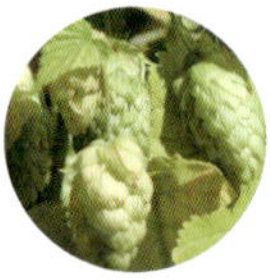

Hopfen

Fördert Schlaf und Östrogene

Humulus lupulus L.
Familie der Hanfgewächse (*Cannabaceae*)

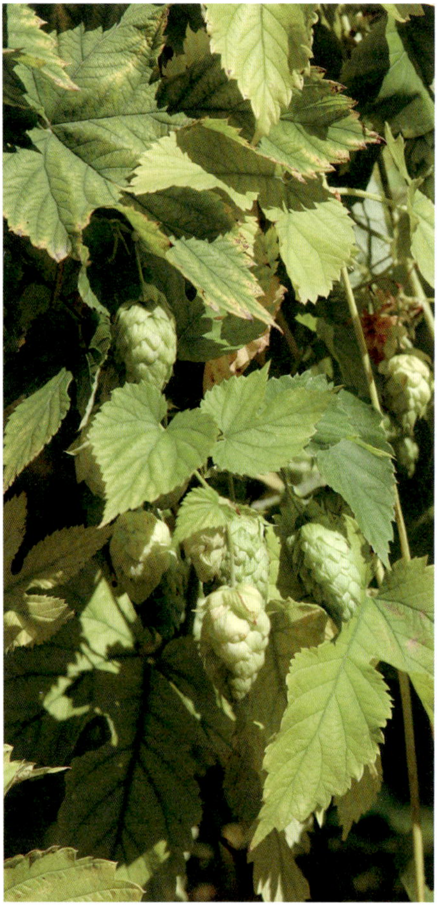

Wer dächte bei Hopfen nicht an Bier und Bettschwere? Dabei ist die beruhigende Wirkung des Hopfens gar nicht der Hauptgrund, weswegen er beim Bierbrauen verwendet wird. Er soll beim Klären des Bieres helfen, fäulnisanfällige Eiweiße auszufällen. Daneben gab es in der Tradition der Klosterbrauereien noch einen weiteren Grund, Hopfen zu verwenden: seine auf Männer (!) lusthemmende Wirkung. Als östrogenwirksame Heilpflanze wirkt er antagonistisch zu den männlichen Hormonen. Exzessive Biertrinker müssen sogar mit einem Wachstum ihrer Brustdrüsen rechnen. Auf Frauen scheint er eher den gegenteiligen Effekt zu haben. Als die Ernte der Hopfenzapfen in den großen Anbaugebieten noch Handarbeit war, wurde von den Hopfenbrockerinnen, jungen Saisonarbeiterinnen, unter dem Einfluss der starken Hopfendünste

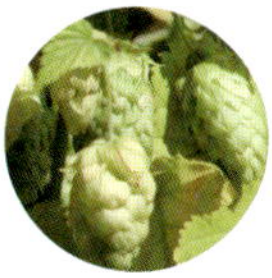

eher von Freizügigkeit berichtet, mit dem Vorteil, dass nach der Ernte eine Hormonentzugsblutung einsetzte. Manche berichteten jedoch auch von Zyklusunregelmäßigkeiten und zur Unzeit einsetzenden Blutungen.
Allzu impulsive Kriegsleute bekamen in alten Zeiten wiederum Hopfen, um sie ruhig und besonnen zu machen. »Wild durch Mild gezähmt.«
Dabei ist der Hopfen in der Antike nicht einmal als Heilpflanze beschrieben, sondern als Delikatesse. Die jungen Hopfentriebe wurden wie Spargel geerntet und zubereitet.

Pflanzennamen und ihre Bedeutung

Der Ursprung des deutschen Namens deutet noch am ehesten auf seine Eigenschaft, über die Hecken zu »hüpfen« hin, ist der Hopfen doch eine gewiefte Rankpflanze. Beim botanischen Namen *humulus* macht der Versuch, ihn vom lateinischen *humus,* Erde, abzuleiten, dagegen wenig Sinn. Sein slawischer Name *chmeli*, der immerhin aus der Wiege des Bierbrauens stammt, mag eher als Stamm des Wortes dienen. *Lupulus,* lateinisch das Wölfchen, wird damit erklärt, dass der Hopfen andere Pflanzen »wie ein Wolf überfällt und umschlingt« (→ Literatur, Vonarburg).

Pflanzenbetrachtung

Botanisch ist er eine sehr interessante Pflanze. Aus dem Wurzelstock klettern seine Triebe an allem hoch, was sich ihnen an Halt bietet. Er windet sich im Gegensatz zu den meisten anderen Kletterpflanzen rechts herum zum Licht hin und entwickelt dabei Längen von bis zu 6 m. Zweihäusig von Natur (jede Pflanze ist entweder weiblich oder männlich), bilden sich die männlichen Blüten dünn und rispenartig aus. Nur die weiblichen Blüten entwickeln aus ihren kleinen Scheinähren im Hochsommer die harzigen, aromatisch duftenden Fruchtzapfen *Lupuli strobulus*, die medizinisch verwendet werden. Der Hopfen wächst auch in unseren Breiten wild an Zäunen und wirft sich über Hecken, wird zu Heil- und Brauzwecken aber angebaut. Die schon sprichwörtlichen Hopfenstangen prägen das Landschaftsbild in den Anbaugebieten der bayrischen Hallertau und rund um Tettnang im Boden-

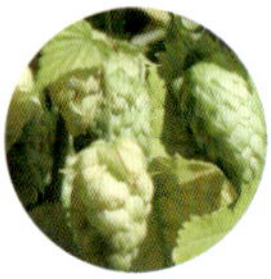

seehinterland. Im Herbst werden die Hopfenzapfen geerntet, »gebrockt«, wie die Leute sagen.

Pflanzenwirkstoffe

Die arzneilich wirksamen Inhaltsstoffe der Hopfenzapfen sind in ihrer Mehrheit ätherische Öle sowie das charakteristische Hopfenharz, bestehend hauptsächlich aus Humulon und Lupulon, zwei sich leicht zersetzenden Bitterstoffen. Daneben Gerbstoffe und Flavonoide, darunter eine östrogenähnlich wirksame Substanz.

Heilwirkung

Insgesamt lässt sich die Wirkung des Hopfens nicht an einzelnen Komponenten festmachen, sie umfasst folgende Aspekte:

- beruhigend
- schlaffördernd
- entspannend
- östrogenähnlich
- lustfördernd für Frauen
- anaphrodisisch für Männer
- fruchtbarkeitsfördernd
- appetitanregend
- verdauungsfördernd
- unterstützt Raucherentwöhnung

Anwendung (nicht nur) für Frauen

In der Frauen-Naturheilkunde nutzen wir vor allem seine östrogenartige Wirkung in Kombination mit der Beruhigung und Schlafförderung in den Wechseljahren. Bei Kinderwunsch fördert er Eireifung und Eisprung und bringt Gelassenheit in dieses heikle Thema. Er wird vorübergehend bei Schlafstörungen, Unruhezuständen und nervösen Herzbeschwerden eingesetzt. Vorübergehend, weil diese Symptome immer Hinweise auf innere seelische Prozesse sind, die sich mit der Verwendung von Heilpflanzen nicht erledigen, sondern deren störende Auswirkungen nur gelindert werden können. Seine verdauungsfördernde und entspannende Wirkung kommt bei Magenbeschwerden zum Tragen, die eine starke seelische Komponente haben. Männer nutzen sorgsam dosiert die Heilkraft des Hopfens bei vorzeitigem Samenerguss und um das Liebesspiel länger genießen zu können.

Zubereitung und Dosierung

Da die Wirkung des Hopfens stark mit der Frische der Droge zusammenhängt, achten Sie darauf oder greifen Sie auf

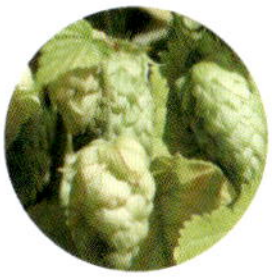

eines der vielen guten Fertigpräparate zurück, z.B. Ceres Lupulus Urtinktur. Pflücken Sie Ihren Hopfen selbst, kann durch die intensiven Gerüche Kopfschmerz auftreten. Manche Menschen reagieren mit Hautreizungen auf den direkten Kontakt.

Bitte beachten

Überdosierungen von Hopfenzubereitungen können alle Symptome des Östrogenüberschusses zeigen, von Brustspannen, verstärkten Blutungen bis hin zu Gelenkbeschwerden.

Bei längerer Einnahme kann es zu Magenbeschwerden und Beeinträchtigung der Aufmerksamkeit kommen. Deshalb auch in den Wechseljahren regelmäßige Behandlungspausen einlegen.

Rezepte mit Hopfen

Teemischung für einen gelassenen Wechsel

Hopfen	*Lupuli strobulus*	15 g
Herzgespann	*Leonuri cardiacae herba*	25 g
Johanniskraut	*Hyperici herba*	25 g
Salbei	*Salviae folia*	20 g

Mischen lassen, 2- bis 3-mal täglich 1 Tasse trinken, eine Dreifingergabe pro Tasse, 3 bis 5 Minuten zugedeckt ziehen lassen. Machen Sie regelmäßige Teepausen, um zu testen, ob die Beschwerden nicht längst verschwunden sind und um die Regulationsfähigkeit des Körpers nicht zu ermüden.

Antidepressiver Herbsttee

Hopfen	*Lupuli strobulus*
Johanniskraut	*Hyperici herba*

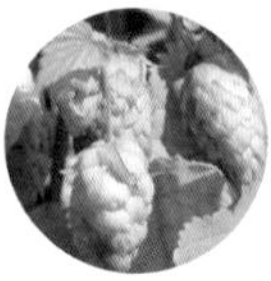

Melisse	*Melissae folium*
Rosmarin	*Rosmarini folium*
Weißdorn	*Crataegi folia cum flos*

Zu gleichen Teilen mischen. In der dunklen Jahreszeit 2 bis 3 Tassen täglich verbessern die Laune und geben Antrieb für Ihre Unternehmungen.

Gute-Nacht-Tee

Lavendel	*Lavandulae flos*	10 g
Hopfen	*Lupuli strobulus*	15 g
Melisse	*Melissae folium*	20 g
Baldrian	*Valerianae radix*	25 g
Passionsblume	*Passiflorae herba*	20 g

Abends vor dem Zubettgehen eine Dreifingergabe mit 1 Tasse heißem, nicht kochendem Wasser aufgießen, zugedeckt 7 Minuten ziehen lassen. Dieser Tee darf mild gesüßt werden.

Kräuterkissen für ruhige Nächte
(und für gute Freundinnen zum Verschenken)

Frische, nach der Ernte rasch getrocknete Hopfenzapfen (gern zusammen mit Lavendel, Melisse, Lindenblüten) mit Rohwolle verkneten und in einen schönen Kissenbezug füllen. Öfter erneuern, da die Hopfenzapfen schnell ihr Aroma und ihre Wirkung verlieren.

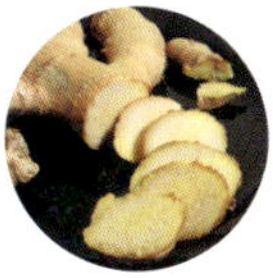

Ingwer

Die wärmende Kraft

Zingiber officinale R.
Familie der Ingwergewächse (Zingiberaceae)

Hand aufs Herz! Würden Sie den Ingwer als Grünpflanze erkennen?
Das blasse Wurzelwerk mit seinem aromatischen Geruch, seinem süßscharfen Geschmack findet sich inzwischen in den meisten Küchen und wir haben mit den internationalen Gerichten doch auch die Würze der Ingwerknolle kennengelernt. Aber das Grünzeug? Vielleicht haben Sie ja Lust, ein Stückchen dieser Knolle in ein wenig Erde zu geben, es feucht zu halten und schon nach wenigen Wochen schieben sich grüne Triebe heraus und entwickeln lange lanzettliche Blätter. Manche Frauen bringen ihn selbst

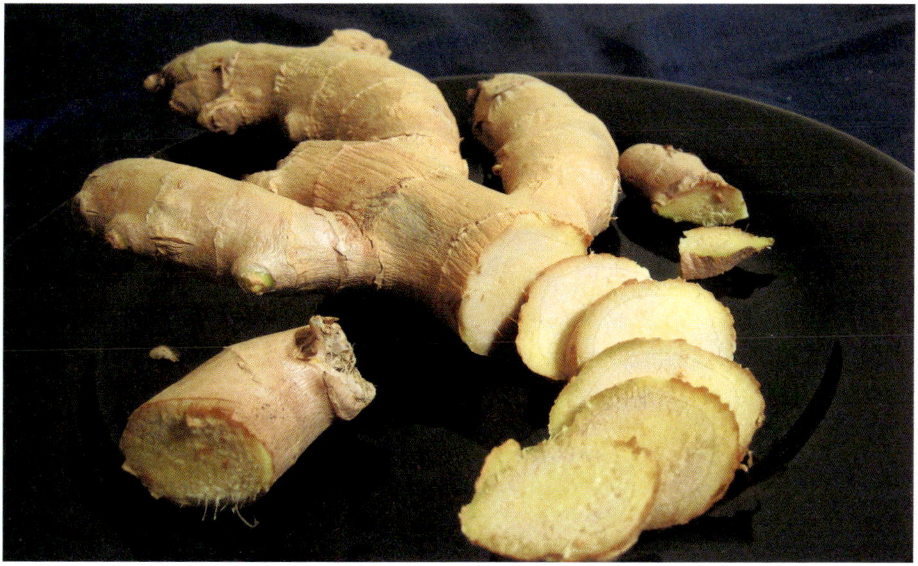

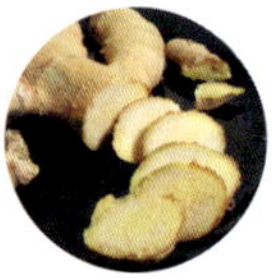

fern seiner Heimat im tropischen Südostasien zum Blühen. Auch in dieser entfernten Weltgegend gibt es keine Wildformen mehr, Ingwer wird angebaut, wo immer das Klima es zulässt.

Geschichte seiner Verwendung

In der indischen Heiltradition des Ayurveda wird der Ingwer seit Jahrtausenden verwendet. Rund 2000 Jahre vor unsere Zeitrechnung reichen die ersten Überlieferungen zurück, die unter anderem von der Heilkraft der Ingwerknolle berichten. Das Verdauungsfeuer, aber auch das sexuelle Feuer anzuregen, wurde er Menschen verschrieben, deren Gesundheitsprobleme auf innere Kälte zurückgeführt wurden. Aber auch eine ungünstige Wärmeverteilung wird harmonisiert, sodass Ingwer in Indien bei Migräne verwendet wird.

Sein Gebrauch in der Traditionellen Chinesischen Medizin (TCM) hat eine ebenfalls jahrtausendealte Tradition. Auch hier wird er dem Element Feuer zugeordnet. Eine Scheibe frischer Ingwerwurzel auf den Akupunkturpunkt »Perikard 6«, zwei Fingerbreit vom Handgelenk mittig in den Sehnen, hat sich bis heute in der Betreuung Schwangerer bei Übelkeit in den ersten 3 Monaten bewährt.

Auf den Seehandelswegen kam er nach Europa, die Seefahrer selbst wussten um seine magenberuhigende Wirkung bei Seekrankheit. Wie alle asiatischen Gewürze wurde er teuer gehandelt, nicht umsonst hießen die reichen Kaufleute der Hansestädte »Pfeffersäcke«.

Pflanzenwirkstoffe

Die moderne Phytotherapie kann seine wärmende, verdauungsfördernde, magenberuhigende Wirkung aus der Analyse der Inhaltsstoffe ableiten. Bis 3 % ätherisches Öl wird in unterschiedlichen Zusammensetzungen je nach Herkunft gefunden. Zingiberol, Geradiol, Cineol, Campher, Linalool und wie sie alle heißen. Dazu kommen die Scharfstoffe Gingerol und Shogaol, nach dem japanischen Namen für Ingwer, und viel Stärke, wie es sich für eine Wurzel gehört.

Heilwirkung

Seine segensreiche Wirkung für alle Menschen und die spezielle für

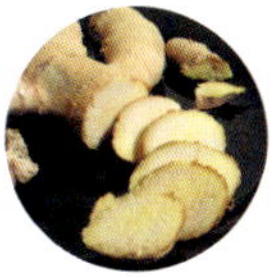

Frauen ist, wie wir gesehen haben, aus den Inhaltsstoffen durchaus erklärbar und wird nach umfangreichen Studien benannt mit

- durchwärmend
- antiemetisch (brechreizlindernd)
- speichelfluss- und appetitanregend
- verdauungsfördernd sowohl bei Durchfall als auch bei Verstopfung
- magenberuhigend
- entblähend
- regt die Darmperistaltik an
- herzstärkend (positiv inotrop)
- tumorwidrig
- entzündungshemmend
- keimwidrig
- antiparasitär
- schmerzlindernd
- entkrampfend
- wehenanregend im letzten Trimenon

Anwendung für Frauen

Bei Reiseübelkeit können Sie je nach Verfügbarkeit einfach ein kleines Stück der Wurzel kauen, selbst der kandierte Ingwer, in England ein beliebtes Konfekt, hilft. Ingwertee ist ein Heilmittel und gleichzeitig ein erfrischendes Getränk und kann aus der frischen oder getrockneten Wurzel zubereitet werden. Auch Fertigpräparate stehen zur Verfügung (Zintona-Kapseln).

In der Erholungsphase von schweren Erkrankungen bringt Ingwer den Appetit wieder zurück, hilft verdauen. Diese Verdauungshilfe leistet er immer und zu jeder Zeit nach schwerem Essen oder wenn Sie sich den Magen einmal »verdorben« haben. Bei Verdacht auf einen gravierenderen Magen-Darm-Infekt sollten Sie selbstverständlich ärztlichen Rat einholen. Auf Reisen in ferne Länder hilft die regelmäßige Verwendung, das ungewohnte Essen besser zu verdauen, und hält mit seiner keimtötenden Wirkung »Montezumas Rache« in Form von Magengrimmen, Darmkoliken, Durchfällen fern.

Ingwer wird in der Volksheilkunde schon lange bei Schwangerschaftsübelkeit eingesetzt. Da er sich auch in einigen wehenanregenden Tees wiederfindet, blieb lange ein Zweifel, ob er in der Frühschwangerschaft, in der die Frauen hauptsächlich mit Übelkeit kämpfen, seine Berechtigung hat. Es

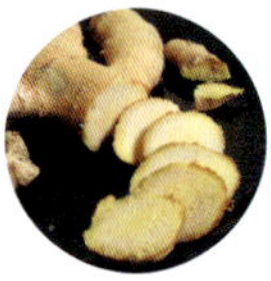

scheint aber so zu sein, dass seine wehenfördernden Inhaltsstoffe erst in den letzten drei Monaten einer Schwangerschaft auf das passende Rezeptorenmuster treffen, seiner Verwendung in den ersten Monaten und unmittelbar zur Geburtsförderung nichts im Wege steht (→ Rezept). Die Anwendung bei Schwangerschaftsübelkeit ist mittlerweile durch Studien erhärtet und freigegeben.

Er wird zur Durchblutungsförderung der Bauch- und Beckenorgane eingesetzt, wann immer Frauen über Kältegefühle berichten, bei Menstruationsbeschwerden. Aus ganzheitlicher Sicht bei Erkrankungen, die mit einem Energiemangel oder Energiestau im kleinen Becken in Verbindung gebracht werden, wie bei Myomen, Endometriose, in den Jahren vor den Wechseljahren zur Anregung des Gelbkörpers. Die Menstruation wird angeregt, jedoch nicht verstärkt, Krämpfe gemildert.

Und denken Sie nicht zuletzt an seine sowohl frische als auch getrocknete, pulverisierte Verwendung als Gewürz in der exotischen Küche.

Zubereitung und Dosierung

Zur medizinischen Behandlung kann aus Ingwerpulver (½ TL) wie aus der klein geschnittenen frischen Wurzel ein Tee bereitet werden, Mischungen sind jedoch üblicher. Das Pulver kann messerspitzenweise mit reichlich (lauwarmem) Wasser eingenommen werden.

In der Aromatherapie wird das reine ätherische Öl des Ingwers eingesetzt, sollte für die äußerliche Anwendung jedoch immer mit einem Trägeröl gemischt werden (→ Rezepte).

Bitte beachten

Ingwer sollte wegen des Gehalts an ätherischen Ölen nicht in Kunststoffflaschen aufbewahrt werden. Bei allzu reichlichem Genuss kann Sodbrennen auftreten, empfindliche Mägen können gereizt reagieren. Vertrauen Sie auf Ihr Körpergefühl.

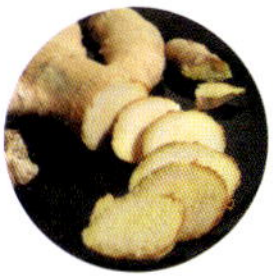

Rezepte mit Ingwer

Wärmender Wintertee

Ingwer, Zimt, Pfeffer, Kardamom, Koriander, Nelken, Orangenschalen, Damianablätter, Süßholz, Fenchel …

Finden Sie aus dieser Auswahl Ihre eigene Mischung heraus. Nehmen Sie, was Sie von den oben genannten Gewürzpflanzen anspricht, vom Pfeffer vielleicht etwas weniger. Manches lässt sich wie die Zimtrinde in der Hand zerbröseln oder Sie verwenden Zimtpulver, manches sollte wie die Fenchelfrüchte kurz angemörsert werden. 2 TL einer Mischung mit 1 Liter Wasser ein paar Minuten zugedeckt köcheln lassen, abseihen und nach Geschmack mit Honig süßen. In Indien werden diese Gewürztees zur Hälfte (oder einem Drittel oder nur einem Schuss) mit Milch, als vegane Variante mit Getreidemilch aus Hafer, Mandeln etc., gekocht.

Erfrischendes Ingwerwasser

4 bis 5 frische Ingwerscheibchen in eine Flasche stilles Mineralwasser geben, 1 oder 2 Löffel brauner Zucker dazu und schon haben Sie eine selbst gemachte Limonade – oder besser Ingwerade.

Wärmender Menstee

Ingwer	*Zingiberis rhizoma*
Gänsefingerkraut	*Anserinae herba*
Fenchelfrüchte	*Foeniculi fructus*

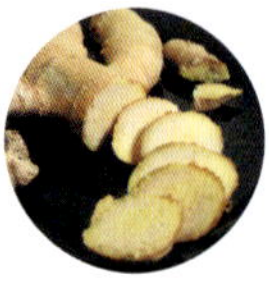

Zu gleichen Teilen mischen lassen, bei Bedarf mehrere Tassen täglich, eine Dreifingergabe pro Tasse, zugedeckt 10 Minuten ziehen lassen.

Geburtsfördernder Tee

1 EL Eisenkraut
1 Zimtstange, zerbröselt
1 EL klein geschnittene frische Ingwerwurzel

Alle Zutaten mit 1 Liter heißem Wasser aufgießen, 10 Minuten ziehen lassen, in einer Thermoskanne warm halten und über den Tag verteilt heiß trinken. Erst wenn der errechnete Entbindungstermin da ist, können Sie mit dieser Maßnahme beginnen. Erfahrungsgemäß stellen sich die Wehen ein, wenn das Kind auch bereit ist. Also haben Sie mit Unterstützung Ihrer Hebamme und regelmäßigen Kontrolluntersuchungen einfach etwas Geduld. Vielleicht gibt es noch etwas zu klären oder zu erledigen. Aktive Sexualität mit oder ohne Partner kann der Gebärmutter noch einen zusätzlichen Kick geben.

Ingwerwickel bei schmerzhafter Menstruation, Rückenschmerzen, zur Stärkung der Nierenenergie bei Kinderwunsch, bei hartnäckiger Bronchitis

Streuen Sie geraspelten Ingwer auf ein feuchtes Tuch, schlagen Sie es ein und legen Sie es so auf den Bauch oder Rücken, dass nur eine Stoffschicht zwischen Haut und Ingwer zu liegen kommt. Die Nierengegend sollten Sie oberhalb der Taille finden, bei Bronchitis wird der Wickel zwischen den Schulterblättern aufgelegt. Ein Wolltuch (Schal) um den Leib wickeln und das Ganze mit einer Wärmflasche warm halten. Eine halbe Stunde damit ruhen.
Selbst wenn es sich zunächst kühl anfühlt, genießen Sie die sich binnen Minuten entwickelnde Wärme, die dennoch nie zu Hautreizungen führt.

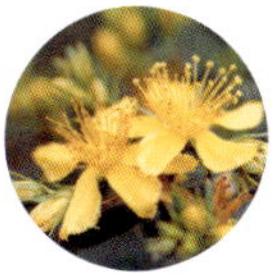

Johanniskraut

Vertreibt dunkle Gedanken

Hypericum perforatum L.
Familie der Hartheugewächse (Hypericaceae)

Schon Dioskurides, der seine »Arzneimittellehre«, eines der bedeutendsten medizinischen Werke der Antike, im ersten Jahrhundert nach unserer Zeitrechnung an der damals griechisch besiedelten kleinasiatischen Küste schrieb, kennt ein *hypericon*. Er nennt es auch *Männerblut*, da es, zwischen den Fingern zerrieben, blutroten Saft zeigt. Als *Kunigskron (Corona regia)* beschreibt es der als Naturforscher berühmt gewordene Dominikanermönch Albertus Magnus im 13. Jahrhundert und empfiehlt es zur Herzstärkung, zur Reinigung von Leber und Nieren und zum Ausheilen

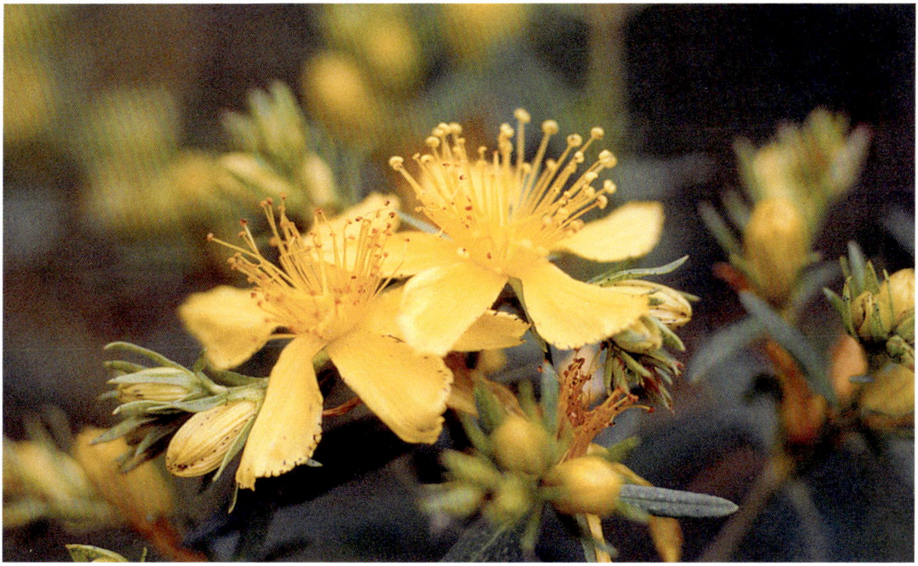

von *gesweren*. In den Kräuterbüchern des 16. Jahrhunderts taucht es als *Fuga demonum*, Teufelsflucht auf, dem neben vielen Heilwirkungen auch die Kraft zugeschrieben wird, Dämonen zu vertreiben. »... darumb bereuchert man in ettlichen landen die kindtbetterin damit / lasßen es aber vor segnen uff unser Frawen uffart tag (15. August, Mariä Himmelfahrt) ...«, berichtet Brunfels in seinem 1534 erschienenen *Kreuterbuch*. Besonders kräftig ist das am Johannistag (24. Juni) gesammelte Kraut, dem auch Macht gegen Blitzschlag zugeschrieben wurde. »Ist denn keine einzige Frau, die da weiß von Hartenau!«, habe in Sachsen-Anhalt eine Stimme aus den Wolken gerufen, worauf man eilig das Kraut geholt und das Gewitter zum Abziehen gebracht hat.

Pflanzenbetrachtung

Hartenau, *Hartheu*, wer das Johanniskraut je gepflückt hat, weiß den Namen einzuordnen. Ein harter zweikantiger (!) Stängel zeichnet das echte Johanniskraut vor seinen zahlreichen Verwandten aus. Gegenständig sitzen die mit Öldrüsen wie punktiert (oder perforiert, *perforatum*) wirkenden Blätter. Fünf sonnengelbe Blütenblätter mit auffallend langen Staubgefäßen erinnern an die sonnige, aufheiternde Wirkung des Johanniskrautes.

Pflanzennamen

Sonnenwurz, *Hartheu*, *Frauenbettstroh*, *Blutgras*, *Sonnwendkraut* sind nur einige der zahlreichen Volksnamen, mit denen die beliebte Pflanze bezeichnet wurde. Sie erkennen teils beschreibende Namen, aber auch solche, die bereits auf seine Verwendung schließen lassen.

Pflanzenwirkstoffe

Bekanntester Inhaltsstoff ist der rote Farbstoff Hypericin (stimmungsaufhellend, antidepressiv). Ebenso wichtig scheint jedoch das Hyperforin (entzündungshemmend, hautheilend) zu sein, neben Flavonoiden wie Quercitin und ätherischen Ölen, die einen antiviralen, schmerzlindernden und keimwidrigen Effekt haben.
Der Hypericingehalt unterliegt starken Schwankungen, je nachdem, wie viel Sonneneinstrahlung die Pflanze ausgesetzt war. Dies führte dazu,

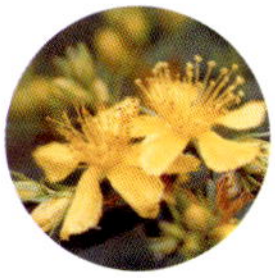

Fertigpräparate mit einem hohen standardisierten Gehalt an Hypericin zu entwerfen, die wiederum in Verdacht geraten sind, in Wechselwirkung mit anderen Medikamenten zu stehen, ja deren Wirkung zu reduzieren. Auch steigt die erhöhte Sonnenempfindlichkeit der Nutzerinnen mit der Hypericindosis.

Ganzheitliche Pflanzenkennerinnen bestreiten, dass große Mengen Hypericin für eine Heilwirkung nötig sind, sondern bestehen auf der Seelenwirkung des ganzen Krautes (*Hyperici herba*), das an sonnigen Tagen um die Mittagszeit gesammelt werden sollte, um möglichst viel dieser sonnigen Kraft für dunkle Tage einzusammeln.

Johanniskraut äußerlich und innerlich

Es wäre allerdings zu kurz gegriffen, das Johanniskraut auf seine antidepressive Wirkung reduzieren zu wollen. Es ist auch eine altbekannte Wundpflanze, aus der das leuchtend rote Johanniskrautöl für die **äußerliche Anwendung** hergestellt wird (→ Rezepte). Es wirkt

- blutstillend
- wundheilend
- durchblutungsfördernd
- schmerzstillend
- wärmend
- krampflösend
- entspannend
- antiviral

Johanniskrautöl ist ein wichtiges Mittel bei Verbrennungen, auch bei Sonnenbrand. Äußerlich verwendet, hat es keine lichtsensibilisierende Wirkung, sollte aber auch nicht prophylaktisch vor einem Sonnenbad angewendet werden. Es wirkt entspannend, schmerzstillend und nachhaltig durchwärmend bei Rückenschmerzen bis hin zu Hexenschuss, bei Nervenschmerzen und schmerzenden Gelenken infolge Arthrose. Auch bei Verrenkungen und Verstauchungen lässt nach Anwendung von Johanniskrautöl der Schmerz nach, die Schwellung wird sichtbar geringer. Im Krankenhaus ist es ein wichtiges Mittel bei bettlägerigen Patienten, um Aufliegen (Dekubitus) zu vermeiden und zu behandeln, sowie zur Narbenpflege. Durch seine antivirale, nervenschützende Wirkung kann es bei Gürtelrose eingesetzt werden.

»Rotöl (wie es auch genannt wird) bei jeder Art von Röte.« Neuere Forschungen belegen den hautberuhigenden Effekt vor allem des Hyperforins bei Neurodermitis. Entsprechende Cremes und Lotionen bekommen Sie in der Apotheke.

Innerlich verwendet als Tee, Tinktur oder Fertigpräparat, wirkt es

- beruhigend
- entspannend
- nervenstärkend
- krampflösend
- antidepressiv
- stoffwechselaktivierend
- magenberuhigend
- verdauungsfördernd
- herzstärkend (kardioprotektiv)
- vitalisierend
- blutbildend

Diese antidepressive Wirkung ist umso wichtiger, als synthetische (trizyklische) Antidepressiva mit starken Nebenwirkungen behaftet sind, unter anderem mit Störungen am Reizleitungssystem des Herzens. Johanniskraut dagegen stärkt sogar das Herz, wie eine Studie der Universitätsklinik Essen zeigen konnte.

Anwendung für Frauen

Aus dieser vermutlich noch längst nicht vollständigen Aufzählung der segensreichen Wirkungen des Johanniskrautes ergeben sich als wichtigste Anwendungen im seelischen Bereich

- depressive Verstimmungen
- Wochenbettdepression
- Unruhezustände
- Ängstlichkeit
- Schlafstörungen
- Bettnässen

*Wichtig zu wissen ist, dass **depressive Verstimmung** sich nicht nur seelisch als Niedergeschlagenheit oder Antriebslosigkeit äußern kann, sondern mit Schlafstörungen, vegetativen Herz-/Kreislaufbeschwerden, unklaren Schmerzzuständen einhergehen kann.*
Frauen sollten bedenken, dass bei Niedergeschlagenheit die erste und wichtigste Maßnahme ist, sich mitzuteilen, Freundinnen, Freunden, Beraterinnen, Psychotherapeutinnen. Teil eines Selbsthilfeprogrammes kann sein, sich zu erinnern, was schon einmal Freude gemacht hat, wenn eine alles grau in grau sieht, und sich selbst an die Hand zu nehmen, um diese Dinge dann auch

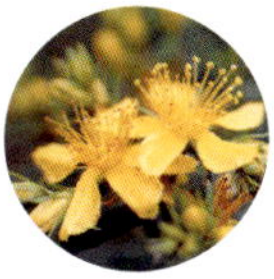

zu tun. Antidepressiv wirkt der Kontakt zur Natur in Form von Spaziergängen oder Wanderungen. Umgeben Sie sich mit Farben und Düften und scheuen Sie sich niemals, um Hilfe zu bitten, wenn Sie nicht mehr weiterwissen.

Wichtig für alle Anwenderinnen ist, dass eine manifeste, andauernde Depression, die auch im Wochenbett durch die hormonelle Veränderung auftreten kann, nicht ausschließlich pflanzlich behandelt werden sollte. Sie erfordert professionelle Hilfe bis dahin, Menschen durch einen Krankenhausaufenthalt und eine zeitweilige medikamentöse Behandlung durch die Krise zu geleiten.

Die nervenstärkende Wirkung kann Migräne und Neuralgien (Nervenschmerzen) lindern. Erfahrene Phytotherapeuten setzen Johanniskraut nach Schlaganfällen (Apoplexie) ein, bei Gleichgewichtsstörungen nach Gehirnerschütterung, bei allen Nervenverletzungen. Bei leichten Magen-Darm-Verstimmungen, besonders mit seelischem Hintergrund, ist eine Selbstbehandlung mit Johanniskraut wieder gut möglich.

Rezepte mit Johanniskraut

Johanniskrautöl

Gezupfte Blüten in einem durchsichtigen Schraubglas mit Olivenöl bedekken und mehrere Wochen der Sonne aussetzen, bis das Öl eine leuchtend rote Farbe angenommen hat. Dies hängt stark von der Witterung ab. In sonnenreichen Sommern kann das Öl schon nach 2 Wochen abgeseiht und lichtgeschützt aufbewahrt werden. Sollte sich Kondenswasser bilden, decken Sie Ihren Ansatz einen Tag lang nur mit Gaze ab, bis das Wasser verdunstet ist.

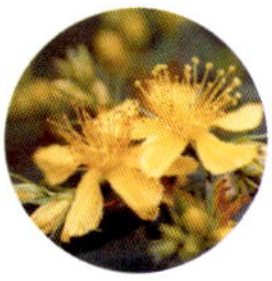

Das Öl kann auch im Dunkeln ausgezogen werden, will man das lichtempfindliche Hyperforin und die ätherischen Öle zur Entzündungshemmung und Schmerzstillung stärker in den Vordergrund heben.

Johanniskraut-Blütenessenz, eine seelenstärkende Alternative

Setzen Sie 1 kleine Hand voll Johanniskrautblüten in einer Schale mit Quellwasser an einem sonnigen Tag mehrere Stunden der Sonne aus. Filtrieren Sie den Ansatz ab und konservieren ihn im Verhältnis 1 : 1 mit einem guten Schnaps. Dies ist Ihre Vorratsflasche (stock bottle) wie bei den Original-Bachblüten. Zum Verbrauch können Sie in einer mit einer Pipette versehenen 30-ml-Verbrauchsflasche (zu ¾ mit gutem Wasser, zu ¼ mit Weinbrand gefüllt) 4 Tropfen Ihrer Essenz verschütteln. Wann immer Sie die aufheiternde, Mut machende Wirkung des Johanniskrauts brauchen, geben Sie 4 Tropfen auf die Zunge. Die Dosierung bei längerer Anwendung lautet 4-mal täglich 4 Tropfen.

Antidepressiver Tee

(→ Hopfen)

Wochenbettbluestee

Johanniskraut	*Hyperici herba*	10 g
Melisse	*Melissae folium*	10 g
Rose	*Rosae flos*	5 g
Frauenmantel	*Alchemillae herba*	10 g
Herzgespann	*Leonuri cardiacae herba*	10 g

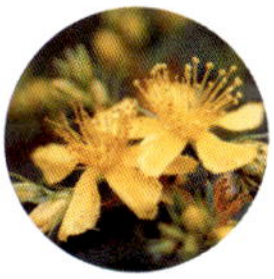

Trinken Sie von dieser Mischung mehrmals täglich 1 Tasse, 1 TL pro Tasse, 7 Minuten zugedeckt ziehen lassen. Bedenken Sie, dass die hormonelle Umstellung zwar vorübergeht, sie kann jedoch Auslöser für eine Depression sein, die über das Maß dessen, was selbst behandelt werden kann, hinausgeht. Sollten Sie als Betroffene oder als Begleiterin dies bemerken, suchen Sie unverzüglich ärztliche Hilfe.

Neuralgietee

Johanniskraut	*Hyperici herba*
Mädesüß	*Spireae herba*
Melisse	*Melissae folium*
Weidenrinde	*Salicis cortex*
Kamille	*Matricariae flos*

Zu gleichen Teilen mischen, 3-mal täglich 1 Tasse, 1 TL pro Tasse, zugedeckt 10 Minuten ziehen lassen.

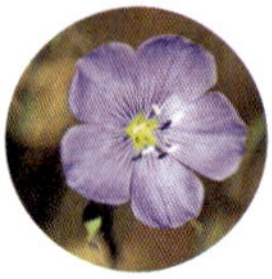

Lein

Höchst nützlich in vielerlei Hinsicht

Linum usitatissimum
Familie der Leingewächse (Linaceae)

Faule Gärtnerinnen wie ich müssen ihn einfach gern haben. Ein paar Leinsamen aus dem Bioladen im Frühjahr einfach in den Blumenkasten oder ins Beet, zu Beginn für reichliche Bewässerung sorgen, abwarten und dann im Sommer seine helle Freude haben an diesen anspruchslosen zarten Pflänzchen mit ihren feinen himmelblauen Blütchen. Im Jahreslauf bilden sich kugelige Samenkapseln heraus, die 8 bis 10 blanke, braune längliche Samen hervorbringen.

Was wir aus dem Namen lernen

Linum usitatissimum, höchst nützlicher Lein, übersetzen die Lateinerinnen unter Ihnen. Nicht etwa nur

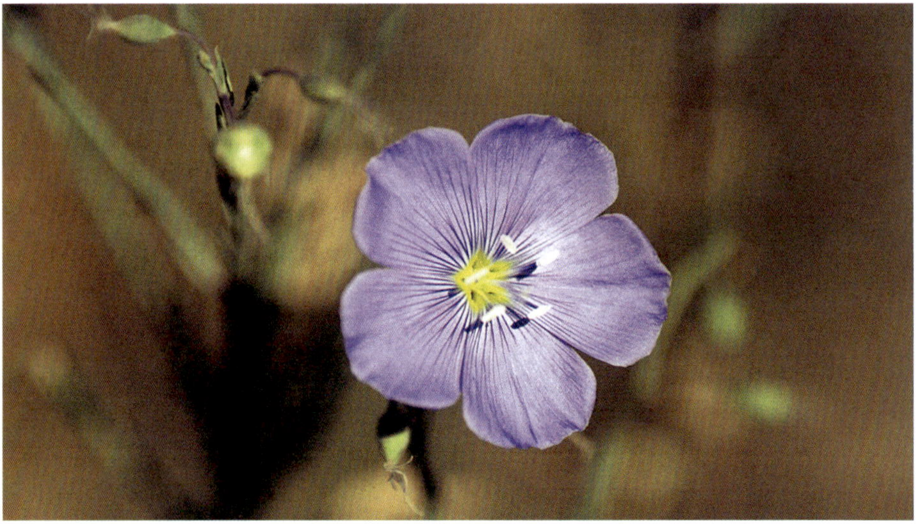

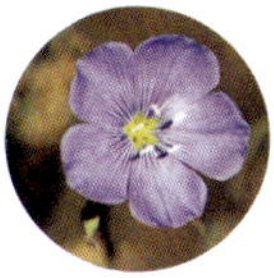

nützlich, nein, die zweite, maximale Steigerungsform muss schon her, um anzudeuten, wie vielfältig er seit alters her für uns Menschen nutzbar gemacht werden kann: sei es als *Flachs*, einer seiner Beinamen, bis heute in Leinenwebereien zu schönen Stoffen verwoben, zu Öl gepresst und mit Pigmenten zu Ölfarbe vermischt, oder als Firnis, um rohes Holz zu schützen und ihm seidigen Glanz, honiggoldenen Ton und feinen Duft zu verleihen – ganz abgesehen von den Heilanwendungen, die wir noch kennenlernen werden. Seit der Steinzeit von Menschen gesammelt und dann kultiviert, fanden sich Leinsamen in Pfahlbauten und Grabbeigaben. Leinsaat war noch vor der Olive die erste Quelle von Pflanzenfett in Europa.

Mythos und Geschichte der Pflanze

Selbst in der griechischen Mythologie finden wir den Lein wieder: Die Schicksalsfäden der Menschen wurden daraus gesponnen, die Parzen waren dafür zuständig. Atropos war die Spinnerin, Lachesis bemaß die Länge des Lebensfadens und Klotho schnitt ihn letztendlich ab. Ihre nordische Entsprechung waren die Nornen Urd, Verdandi und Skuld, ebenfalls Schicksalsgöttinnen.

Pflanzenwirkstoffe und Wirkrichtungen

Einer der Hauptinhaltsstoffe lässt sich auch für Laien unschwer ermitteln. Geben Sie einen Löffel Leinsamen in ein Glas und übergießen ihn mit Wasser. Schon nach kurzer Zeit wird er aufgequollen sein und seine Unmengen Schleimstoffe freigesetzt haben. Bis zu 20 % Polysaccharide kann der Samen enthalten, um im Keimprozess den Samen zu umhüllen und zu nähren. Was er hierfür braucht, ist dasselbe wie wir Menschen, wenn wir den Leinsamen ganz oder geschrotet als Heilmittel verwenden möchten, ohne Verstopfungen hervorzurufen: viel Wasser.

Diese Schleime bewirken an unseren Häuten und Schleimhäuten wiederum Ähnliches wie bei dem zarten Keim, der ein Pflänzchen werden möchte: Sie umhüllen und schützen. Der zweite wichtige Inhaltsstoff, quantitativ mit bis zu 40 % sogar noch stärker ver-

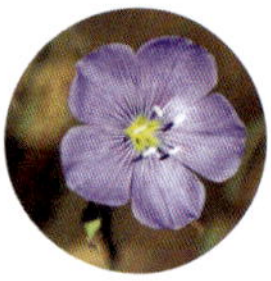

treten, sind fette Öle. Diese bestehen wiederum zu ca. 60 % aus hoch ungesättigten Fettsäuren, von denen die krebswidrigen, cholesterinsenkenden, die Prostaglandinsynthese hemmenden und damit schmerzstillenden und entzündungshemmenden Omega-3-Fettsäuren die bekanntesten sind.

Einen weiteren spannenden Inhaltsstoff stellen hormonell aktive Lignane dar, die zwar nur in geringer Konzentration nachgewiesen werden können, aber Hormone zeichnen sich ja gerade dadurch aus, dass sie in geringer Menge einen großen Effekt erzielen. Das Wirkstoffspektrum wird ergänzt durch bis zu 5 % verschiedener Mineralien und Vitamine.

Lein ist einfach anzubauen und billig. Außer dem Öl wurde bislang kein Inhaltsstoff isoliert und zu einem Arzneimittel verarbeitet. Er scheint für die Pharmaindustrie völlig uninteressant zu sein, was dazu führt, dass seine frauenspezifische Wirkung nur wenig systematisch erforscht wurde.

Äußerliche Anwendung

Wir unterscheiden eine äußerliche von einer innerlichen Anwendung und halten fest, dass äußerlich der feuchtwarme Brei des geschroteten Leins, als Säckchen auf lokale Entzündungen, Geschwüre, offene Beine aufgelegt, diese erweicht, beruhigt und den Schmerz lindert. Auf Körpertemperatur abgekühlt, erfrischt ein solches Leinsäckchen müde, entzündete Augen. Leinsamen in Rosenwasser aufgeweicht, besänftigt die Rötung leichterer Verbrennungen. Heiße Leinsamensäckchen auf die Gelenke bei Gicht- oder Rheumaanfällen aufgelegt, bringt sofortige Erleichterung. Leinschleim als Vaginalspülung wirkt umhüllend, entzündungshemmend und nährend auf die trockene, gereizte Scheidenschleimhaut bei Infekten oder im Wechsel.

Leinsamen für Frauen

Das Unglaubliche und physiologisch nicht eben Durchsichtige ist, dass die Schleime des Leins, pur, mit Joghurt oder Quark und reichlich Wasser (pro Esslöffel Lein 200 ml Wasser oder Tee) innerlich verwendet, auch die

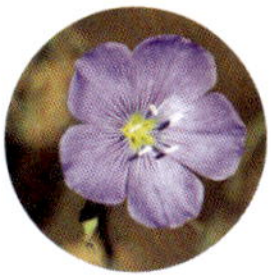

Schleimhäute außerhalb des Magen-Darm-Traktes erreichen.

Eine 40-jährige Ehefrau und Mutter eines noch kleinen Kindes hatte eine Operation wegen Brustkrebs gut überstanden. Aufgrund der geringen Größe des Tumors war ihr außer einer Nachbestrahlung keine Chemotherapie, sondern »nur« eine Hormontherapie empfohlen worden. Diese sollte das körpereigene Östrogen unterdrücken, damit die hormonsensiblen Krebszellen, die womöglich noch vorhanden sind, keine Wachstumsstimulation erfahren. Künstliche Wechseljahre also, die sie im Großen und Ganzen gut hinnehmen konnte. Keine Menstruation mehr, nun gut, ein paar Hitzewallungen, durchaus erträglich, kein allzu großes seelisches Auf und Ab. Die einzige sie wirklich beeinträchtigende Nebenwirkung war eine enorme Trockenheit der Scheide. Diese brachte trotz vorhandener Lust ihr Liebesleben zum Erliegen, was ihren Partner und auch sie selbst sehr belastete. Eine lokale Hormonbehandlung mit Östrogencreme oder Scheidenzäpfchen kam wegen ihrer Vorgeschichte nicht infrage. Zwei Mal täglich ein Esslöffel geschroteter Lein mit reichlich Flüssigkeit wirkte Wunder. Die Schleimhaut erholte sich, die gewohnte Feuchtigkeit kehrte zurück. Mit der Möglichkeit, wieder eine aktive Sexualität leben zu können, kehrte auch die Lebenslust zurück.

Eine ähnliche Beobachtung machen Hebammen, wenn sie 2 bis 3 Wochen vor dem Geburtstermin ihren Schwangeren denselben Rat geben und bei der Untersuchung, spätestens, wenn es dann losgeht, feststellen, dass der Geburtskanal sich wie »geschmiert« anfühlt, die Babys auf die Welt »flutschen«, als hätte man ihnen zum Empfang einen roten Teppich ausgerollt.
Bekannter ist die Anwendung des Leinsamens zur Verdauungsregulierung. 1- bis 2-mal täglich ein Esslöffel ganzer Leinsamen, ebenfalls mit viel Flüssigkeit zu sich genommen, regt die Darmtätigkeit an. Wird er ungeschrotet verwendet, ist das Ganze auch keine solche kalorienreiche Angelegenheit. 100 g Leinsamen haben immerhin einen Brennwert von ca. 2000 Kalorien. Der Schleim wird ab-

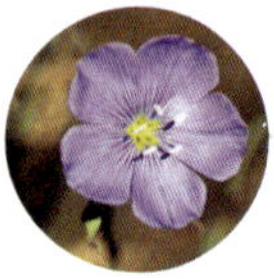

gegeben, der Stuhlgang quillt auf, wird voluminöser, die Darmperistaltik wird dadurch angeregt, schleimumhüllt rutscht alles müheloser durch die Darmwindungen. Die fetthaltigen Samen kommen am Ende wieder ans Tageslicht.

Wollen wir dagegen die krebswidrigen, zellschützenden Omega-3-Fettsäuren zur Aufnahme in den Körper freigeben, muss der Lein am besten frisch geschrotet werden. Seien Sie findig. Eine Ölmühle aus dem Haushaltswarengeschäft, ein Küchenmörser oder Stabmixer. Eine ausrangierte Kaffeemühle oder Flockenpresse tut es auch. Für manche Frauen stellt es allerdings zuweilen ein Problem dar, dass sie nach der Leinsameneinnahme am Morgen schon pappsatt sind und doch gern noch etwas anderes gegessen hätten. Dann verteilen Sie die Einnahme über den Tag oder betrachten Sie den Lein als Zwischenmahlzeit, zum Beispiel als Budwig-Müsli (→ Rezepte).

Neben dieser bekanntesten Heilanwendung bei Darmträgheit kommt eine weitere innere Anwendung dem gereizten Magen zugute. Bei Sodbrennen (Übersäuerung) auch in der Schwangerschaft gibt es eine schöne alte Rezeptur, den Basentrunk (→ Rezepte). Auch der Reizdarm, ein meist Frauen betreffendes Phänomen, kann durch Leinsameneinnahme gemildert werden.

Zusammenfassung der Heilwirkung

- verdauungsregulierend
- reizmindernd
- schleimhautschützend
- krebswidrig
- entzündungshemmend
- geburtserleichternd
- östrogenausgleichend

Innerliche Anwendungsbereiche für Frauen

Eine Liste der möglichen (Frauen-) Beschwerden, die Lein innerlich verwendet zu lindern vermag, könnte folgendermaßen aussehen:

- Scheidentrockenheit
- Wechseljahresbeschwerden
- PMS
- begleitend bei Dysplasien und Krebserkrankungen
- Geburtserleichterung
- erhöhtes Cholesterin
- Vorbeugung von Herzinfarkt

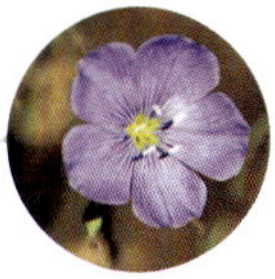

Bitte beachten

Wichtig! Leinschleim entfaltet sich im Magen-Darm-Trakt, die Leinsamen müssen nicht vor Einnahme eingeweicht werden und quellen.

Achten Sie immer auf reichliche Flüssigkeitszufuhr bei der innerlichen Einnahme des ganzen und des geschroteten Leinsamens. Er darf nicht angewendet werden bei drohendem Darmverschluss, bei bekannten Verengungen oder akuten Entzündungen im Verdauungstrakt. Darüber hinaus sind keine Nebenwirkungen bekannt.

Leinöl muss kühl und lichtgeschützt aufbewahrt werden und darf nicht erhitzt werden, wenn die ungesättigten, krebswidrigen Fettsäuren erhalten werden sollen.

Am besten kleine Mengen kalt gepresstes Öl aus biologischem Anbau kaufen und strikt auf Frische achten. Vielleicht gibt es eine Ölmühle in Ihrer Nähe.

Rezepte mit Leinsamen

Budwig-Müsli

1 bis 2 EL frisch geschroteter Leinsamen
100 g Magerquark
1 EL Leinöl

Mit etwas Milch glattrühren und nach Lust und Laune süß oder salzig erweitern. Achtung: Der Quark muss mager sein, sondern verbindet sich das Ganze nicht. Bei Kuhmilchunverträglichkeit auf Ziegen-, Schaf- oder Sojaquark ausweichen.

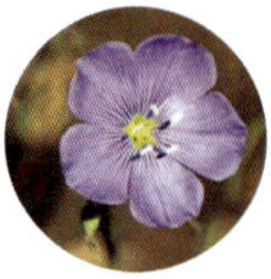

Basentrunk

1 EL geschroteter Lein
1 TL einer Mischung aus Fenchel, Anis, Kümmel (wer mag), Koriander, leicht angemörsert
1 kleine Kartoffel, in Würfel geschnitten
1 Liter Wasser

20 Minuten zugedeckt köcheln lassen, abseihen und den Sud über den Tag verteilt trinken.
Für Schwangere, die gleichzeitig Eisenpräparate nehmen, ist wichtig, einen mindestens halbstündigen zeitlichen Abstand zwischen beidem einzuhalten, da der Leinschleim die Eisenresorption behindern kann.

Leinsamen-Kartoffelwasser-Rollkur

Bei Magenreizung/Magengeschwür: 1 klein geschnittene Kartoffel mit 1 TL Fenchel und 2 EL geschrotetem Leinsamen in 300 ml Wasser kochen, auf Körpertemperatur abkühlen lassen, abseihen, trinken und 5 Minuten auf jeder Körperseite (rechts, links, Bauch, Rücken) liegen.

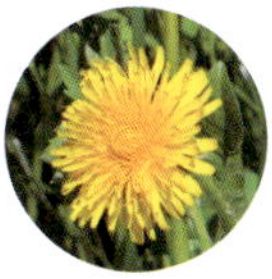

Löwenzahn

Stärkt Leber und Nieren

Taraxacum officinale W.
Familie der Korbblütlerinnen (*Compositae*)

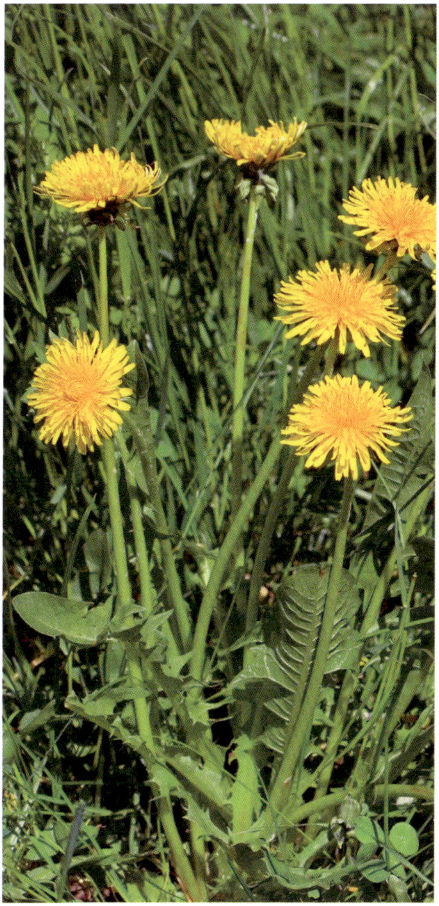

Wenn Hieronymus Bock 1551 schreibt, »… seine zerkerfften zeen vergleichen sich den grossen segen zeenen …«, so ist er einer der Ersten, bei dem wir sicher sein können, dass er überhaupt vom Löwenzahn und nicht von einer anderen Pflanze spricht. Er bezeichnet ihn als Augenwurzel und will ihn gegen »die Flecken in den Augen« verwandt wissen. Was wir uns darunter vorstellen sollen, sagt er leider nicht dazu. Vorstellbar wäre, dass er von der Verwendung der Löwenzahnwurzel bei Erkrankungen der Leber wusste und mit »Flecken« die Gelbfärbung der Skleren bei Leberleiden gemeint war. Manche Autoren interpretieren die »Flecken« als Entzündung der Augen, wozu wiederum der botanische Namen passen würde. Griechisch *taraxacis* wird mit Entzündung übersetzt. Allerhand Spekulation also.

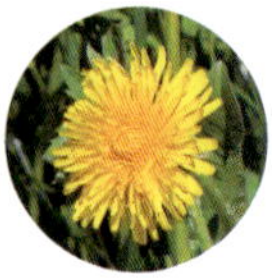

Mythen, Märchen, Geschichte

Zu Lebzeiten Bocks wurde mit Löwenzahngeist gegen Sommersprossen vorgegangen, er wurde genutzt für Liebeszauber und andere magische Praktiken. Von Heilanwendungen, die auch für heutige Menschen brauchbar und verständlich wären, erfahren wir von »den Alten« nichts. Erst im letzten Jahrhundert wurde zufällig seine leberstärkende Wirkung entdeckt, berichtet Vonarburg, als Soldaten, die ihre eintönige Kost mit Löwenzahnblättern aufbesserten, auffällig wenig an Gelbsucht erkrankten. Löwenzahn ist heute dank der modernen Phytotherapie gut erforscht, hat viele offizielle Indikationen, für die er eingesetzt wird, und ist in der Frauen-Naturheilkunde von großem Nutzen.

Pflanzenbetrachtung

Der Löwenzahn ist überall auf der Erde zu finden und wächst auf jeder Art von Boden. Seine gezähnten Blätter, von denen keines dem anderen gleicht, bilden eine bodenständige Rosette, über der sich auf einem langen röhrenförmigen Stängel die leuchtend gelben Blüten erheben. Viele von uns werden daraus als Kind Ketten und Kränze geflochten haben, mit den Stängeln Wasserleitungen verlegt und sich an dem kugeligen Fruchtstand, der »Pusteblume«, erfreut haben. Die Gärtnerinnen unter Ihnen wissen, dass, wenn Sie versuchen, den Löwenzahn aus den Gemüse- und Blumenbeeten zu vertreiben, Sie die lange Pfahlwurzel ausgraben müssen. Im Stängel findet sich reichlich Milchsaft und er ist ein Ausbreitungskünstler durch die »Fallschirmtechnik« der federleichten Samen.

Volksnamen

Seine deftigen Volksnamen *Bettseicher*, *Bettebrunzelchrut* oder schlicht *Brunzer*, französisch *Pissenlit*, verweisen auf seine harntreibende, nierenstärkende Wirkung.

Pflanzenwirkstoffe

Seine Inhaltsstoffe schwanken sehr stark im Lauf der Jahreszeiten. Ein Konglomerat an Bitterstoffen mit dem Sammelnamen Taraxin findet sich stark konzentriert in der Frühjahrswurzel, während im Herbst viel

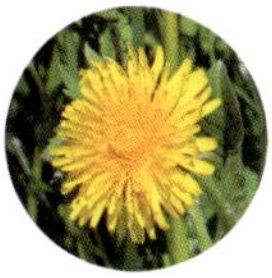

gegen die Kälte des Winters schützendes Inulin, eine Zuckerart, gebildet wird. Die frühen Blätter, Bestandteil der Gründonnerstagssuppe und anderer Rezepte mit vitalisierenden, ausscheidungsfördernden Frühlingskräutern, enthalten dagegen wenige Bitterstoffe. Sie übernehmen diese aus der Wurzel Richtung Sommer und Herbst, weswegen sie später im Jahr nicht mehr so genießbar sind. Neben den Bitterstoffen finden sich in Kraut und Wurzeln Triterpene, Phytosterole, Flavonoide, Cholin und viele Vitamine, Mineralien und Spurenelemente.

Heilwirkung

Löwenzahn ist ein Tausendsassa, er kurbelt den gesamten Organismus an. Entsprechend sind eine ganze Reihe von Wirkungen bekannt:

- harntreibend (aquaretisch, mineraliensparend)
- blutreinigend (Frühjahrskur)
- blutbildend
- stoffwechselanregend
- allgemein kräftigend
- tonisierend
- magen- und leberstärkend
- appetitanregend
- den Gallenfluss fördernd
- regt die Bauchspeicheldrüse an
- gleicht den Blutzuckerspiegel aus
- gicht- und rheumawidrig
- herzstärkend

Wir müssen davon ausgehen, dass eine ganze Reihe von (chronischen) Erkrankungen zivilisationsbedingt sind oder mindestens durch die westliche Lebensweise mit reichlichem, nicht immer gesundem Essen, Bewegungsmangel und dem regelmäßigen Gebrauch von Genussmitteln (um nicht Genussgiften zu sagen) mit bedingt sind. Die regelmäßige Entlastung des Organismus von Gift- und Schlackenstoffen kann entsprechend nicht hoch genug eingestuft werden. Wünschenswert wäre natürlich, wir würden uns daneben auf die Grundprinzipien einer gesunden Lebensführung besinnen, wie sie schon Sebastian Kneipp gefordert hat: mäßige, gesunde Ernährung, regelmäßige Bewegung, die äußerliche Verwendung von reichlich kaltem Wasser und nicht zuletzt die Seelenpflege. Als Pfarrer mag er darunter noch anderes verstanden haben, als besonders Frauen heute hören möchten. Die zugrunde liegende Idee, in liebevoller Beziehung zu seinen Mitmenschen und durch spirituelle Praxis in Frieden mit sich und der Schöpfung zu leben, scheint mir jedoch allgemein gültig und für die Gesundheit mindestens so wichtig zu sein wie alles andere.

Anwendung (nicht nur) für Frauen

Denken Sie vor allem im Frühjahr an eine Löwenzahnkur zur regelmäßigen Entlastung des Organismus von im Winter angesammelten Schlacken. Menschen mit Haut- oder Gelenkproblemen profitieren besonders von einer solchen Blutreinigungskur, am besten mit Löwenzahnfrischsaft (→ Rezepte).
Es kann sinnvoll sein, jede Behandlung chronischer Beschwerden mit einer solchen Entlastung einzuleiten. Es finden sich folgende Indikationen:

Löwenzahn im frauenspezifischen Zusammenhang

- Myome
- Endometriose
- chronische oder immer wiederkehrende Blasen- oder Vaginalinfekte
- Dysplasien
- hormonelle Dysbalancen
- unerfüllter Kinderwunsch
- Fibromyalgie
- Schilddrüsenprobleme
- Schlafstörungen

Die Leber in ihrer Entgiftungs- und Ausscheidungsfunktion hat auf der »Organuhr« einen Aktivitätshöhepunkt in der Nacht zwischen 1 und 2 Uhr. Frauen, die gut einschlafen, aber in dieser Zeit aufwachen und sich im Bett herumwälzen, sollten an Löwenzahnwurzel in Kombination mit anderen leber- und gallenflussfördernden Pflanzen denken (→ Rezepte). Frauen mit Zyklusstörungen oder PMS, auch nach Pilleneinnahme, Hormonschwankungen in Übergangszeiten oder Erkrankungen, die mit einem relativen Östrogenüberschuss einhergehen, profitieren von einer Unterstützung der Leber, da diese hohe Östrogenspiegel abzubauen vermag, ein indirekter Hormonausgleich.

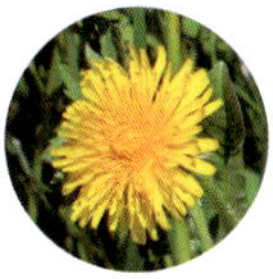

Denken Sie darüber hinaus an Löwenzahn bei

- Gicht
- Rheuma
- Arthritis
- Arthrose
- Verdauungsstörungen
- Hämorrhoiden
- Krampfadern
- Gallensteinen (außer bei akuten Gallenwegsverschlüssen)
- allen Formen von Lebererkrankungen
- Hauterkrankungen wie Schuppenflechte, Neurodermitis, chronische Ekzeme

Emotionale Wirkung

Von der emotionalen Wirkung her betrachtet, bedenken Sie, dass Löwenzahn alte Wut mobilisieren kann. Vielleicht fühlen Sie sich zu Beginn der Einnahme zunächst ganz schön »geladen«, aber nach einer Weile spüren Sie »Löwenkraft«, können Ihre eigenen Bedürfnisse viel besser erkennen als zuvor und lernen, für sich einzustehen. Der Kontakt mit alter Wut und altem Groll hilft, diese aufzuräumen und dorthin zu tragen, wo sie hingehören. Falls dies nicht möglich oder erwünscht ist, bietet Kampfsport wie Karate, Kung Fu etc. ein gutes Ventil und ist außerdem eine Möglichkeit, die eigene Kraft und Wehrhaftigkeit zu spüren. Frauen haben selten einen adäquaten, nach außen gerichteten Umgang mit Aggression gelernt. Ist Kampfkunst nicht Ihre Sache, fassen Sie ins Auge, bevor Sie autoaggressiv Energie gegen sich selbst richten, in geschützter, therapeutischer Atmosphäre unterdrückte Wut ausleben zu dürfen. Löwenzahn hilft Ihnen dabei.

Sammeln und Zubereiten

In der rationalen Phytotherapie werden Wurzel und Kraut gemischt, *Taraxaci radix cum herba*, was durchaus Sinn macht. Es spricht jedoch aus meiner Warte nichts dagegen, um die Leberwirkung herauszustreichen, in manchen Fällen nur die Wurzel zu verwenden. Kräuterfrauen haben die Wahl. Sie graben im Frühjahr vor der Blüte die Wurzeln aus, reinigen, schneiden und trocknen sie oder verarbeiten sie in einer Tinktur. Das

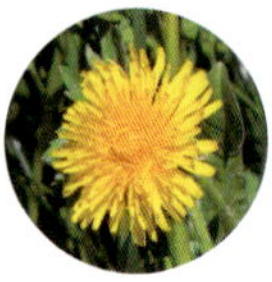

Löwenzahnkraut wird spätestens zu Beginn der Blüte gesammelt. In der Wildkräuterküche gibt es köstliche Rezepte mit frischen Löwenzahnblättern, Weine und Sirups aus den süßen Blüten.

Rezepte mit Löwenzahn

Frühjahrskur mit Löwenzahnfrischsaft

Sammeln Sie frische Löwenzahnblätter (viel) und entsaften diese in einem Kaltentsafter. Entwickeln Sie ein eigenes Gefühl für die Mengen und bewahren Sie Saftreste, die Sie nicht am selben Tag verbrauchen, im Kühlschrank auf. Die Dosierung lautet, vor den Mahlzeiten 3-mal täglich 1 EL in 1 Glas Wasser zu trinken. Eine simple Methode ist auch, die klein geschnittenen Blätter in eine Knoblauchpresse zu stopfen und so Tropfen für Tropfen jeweils frisch Ihren Esslöffel zu füllen. Steht ihnen keine dieser Möglichkeiten zur Verfügung, besorgen Sie sich in Apotheke, Reformhaus oder Bioladen sterilisierten Frischpflanzensaft.

Die folgenden Teemischungen eignen sich für eine Teekur über 4 bis 6 Wochen, in denen Sie 3 Tassen täglich trinken, 1 Teelöffel pro Tasse, 7 bis 10 Minuten ziehen lassen. Erscheint Ihnen der Tee zu bitter, verringern Sie die Zeit des Ziehens.

Leber-Galle-Mischung

Löwenzahn	*Taraxaci radix cum herba*	30 g
Artischockenblätter	*Cynarae folium*	15 g
Mariendistelsamen	*Cardui mariani fructus cont.*	35 g
Pfefferminze	*Menthae folium*	20 g

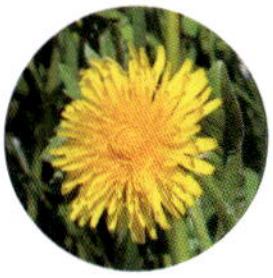

Blutreinigungstee

Löwenzahn	*Taraxaci radix cum herba*	25 g
Brennnessel	*Urticae folium*	25 g
Birkenblätter	*Betulae folium*	20 g
Schlüsselblumen	*Primulae veris flos*	10 g

Beweglichkeitstee bei Gelenkproblemen

Löwenzahn	*Taraxaci radix cum herba*
Brennnessel	*Urticae herba*
Hauhechel	*Ononidis spinosae radix*
Mädesüß	*Filipendulae herba*
Weidenrinde	*Salicis cortex conc.*

Mischen zu gleichen Teilen.
Schmerzende Gelenke in hormonellen Umstellungszeiten sprechen gut auf diese schmerzlindernde, gichtwidrige, ausscheidungsfördernde Teemischung an. Arthrose oder Rheuma sollte schulmedizinisch ausgeschlossen werden.

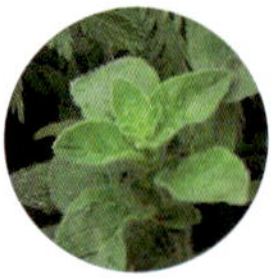

Majoran und Dost

Sanfte Wärme fürs Becken

Origanum majorana L. und Origanum vulgare
Familie der Lippenblütlerinnen (Lamiaceae)

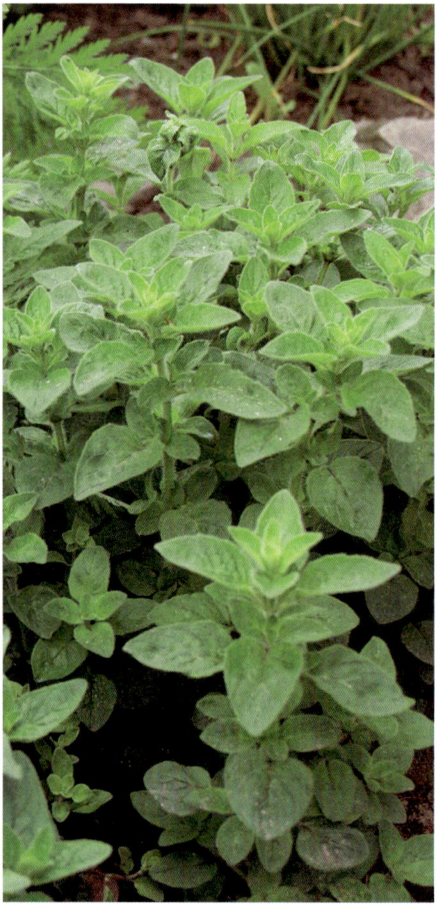

Wie bitte, ein Suppenkraut in einem Frauenpflanzenbuch? Nun, die meisten unserer Gewürzkräuter sind gleichzeitig Heilpflanzen. Sie fördern wie Majoran und Thymian die Verdauung. Regen wie Koriander und Pfefferminze den Gallenfluss an, entblähen wie Kümmel, Fenchel und Anis, helfen bei Appetitlosigkeit wie Salbei oder Orangenschalen und bei mangelnder Fettverdauung wie Beifuß und Gelbwurz. Ihre hilfreichen Eigenschaften entfalten sie als Gewürzbeigabe, sie können aber auch gezielt und regelmäßig als Medizin verabreicht werden. Sie sind durchaus kräftig wirksam, was »in anderen Umständen« zu unerwünschten Effekten führen kann. Hebammen berichten zum Beispiel von einer Zunahme an vorzeitiger Wehentätigkeit in der Vorweihnachtszeit. Warum? Zu viele Plätzchen mit ihren hitzigen Gewürzen. Also wie immer, die Menge

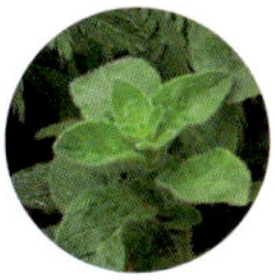

macht's. Von einer Pfälzer Kartoffelsuppe, wie sie meine Mutter zubereitete, mit ordentlich Majoran, werden Sie einfach nur gut satt. Von regelmäßiger Einnahme der pulverisierten Pflanze dagegen werden Kältegefühle im Bauch verschwinden, Ihr Interesse an Sexualität wird erwachen, der nervöse Magen wird sich beruhigen, Krämpfe jeder Art werden sich legen. Überzeugt? Dann kann es jetzt losgehen mit dem Majoran.

Majoran oder Dost – ja, was denn nun?

Zwei Arten Origanum werden in der Heilkunde verwendet. Beide leiten sich ab aus dem griechischen *oros*, der Berg, und *ganos*, die Zierde. *Majorana* bedeutet in der Übersetzung aus dem Lateinischen einfach die Größere, das ist unser Majoran, das Suppenkraut. Ursprünglich aus Nordafrika und Südeuropa stammend, wächst er in unseren Gärten mit seinen blassroten oder weißen Lippenblütchen und den etwas filzigen Blättern. Als Kind des Südens ist er ein wenig frostempfindlich. Sein kräftiges, fast deftiges Aroma springt uns schon im Vorbeigehen an. Aus ihm wird das ätherische Majoranöl destilliert.

Origanum vulgare, besser bekannt als unser heimischer Dost, der wilde (rotblühende) Majoran, wächst dagegen am Wegesrand und auf der Wiese. Sein Duft und Geschmack ist uns spätestens seit den 60er-Jahren wieder vertraut, als die italienischen Arbeitsemigranten ihr vertrautes Fladenbrot, genannt Pizza, mitbrachten. Ursprünglich eine Armeleutespeise aus heiß ausgebackenem dünnem Teig, belegt mit Tomaten, Käse und eben mit Origanum, dem Dost. Auch ätherisches Oreganoöl ist erhältlich und rückt seit einiger Zeit durch seine antibiotische Kraft ins Bewusstsein.

Mythen, Märchen, Geschichte

Wenn Dioskurides im 1. Jahrhundert unserer Zeitrechnung von *agrioriganos*, dem Acker-Origanum, spricht, können wir vermuten, dass der Dost gemeint ist, dessen ausschließliche Verwendung in Europa sich durch die nächsten Jahrhunderte zieht.

Hildegard von Bingen im 12. Jahrhundert lobt ihn »wider alle Gebresten im Hirn, ... schwerlichen Atem«, womit

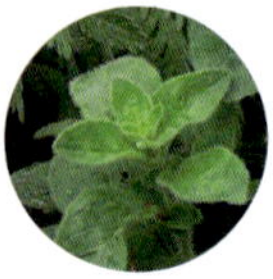

sie Kopf- und Nervenschmerzen gemeint haben dürfte, und sie kannte offensichtlich seine husten- und krampflösende Wirkung.
Die Kräuterbücher des 16. Jahrhunderts greifen die Zauberwirkung des »Dosten« auf, zur Abwehr gegen Dämonen, Teufel und Hexen. Unbewusst richtig lagen die Menschen dieser Zeit damit, dass die ätherischen Öle eine stark desinfizierende, infektionsabwehrende Wirkung haben und das gefürchtete Kindbettfieber mit der Verwendung des Dosts keine Chance hat. Selbst bei den Kühen war es Brauch, ihnen nach dem Kalben Wasser zu saufen zu geben, in dem Dost abgekocht worden war.

Volksnamen und Volksheilkunde

So trifft auch auf den Dost der Volksname *Liebfrauenbettstroh* zu, wie auf manch andere Pflanze, die den Wöchnerinnen zu trinken gegeben wurde, aber auch, wie der Name sagt, in magischer Mischung unters Laken geschoben werden konnte. Er war zwingender Bestandteil des Kräuterbuschen, der zu Mariä Himmelfahrt, dem 15. August, von den Frauen gebunden und in der Kirche geweiht wurde. Der Strauß wurde dann unter den Dachgiebel gehängt, um Blitzschlag und Brand abzuwehren. In manchen Gegenden wurde ein Teil der getrockneten Kräuter anderen Heilmischungen zur Wirkungsverstärkung beigegeben.
Wohlgemuth ist ein weiterer seiner Volksnamen als Hinweis auf seine nervenstärkende Wirkung.

Pflanzenwirkstoffe

Die bislang bekannten Inhaltsstoffe sind in erster Linie ätherische Öle, daneben Gerb- und Bitterstoffe sowie verschiedene Mineralien.

Heilwirkung

Sowohl Majoran als auch Dost wirken

- krampflösend
- wärmend
- keimwidrig
- entzündungshemmend
- durchblutungsfördernd
- nervenstärkend
- leberstärkend
- gallenflussfördernd
- entblähend
- magenberuhigend
- appetitanregend
- schleimlösend

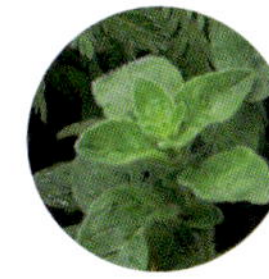

Äußerliche Anwendung für Frauen

Bei Gicht und rheumatischen Beschwerden lindert eine Massage der schmerzenden Körperteile mit dem öligen Auszug des Majorans (→ Rezepte).

Frauen arbeiten Majoran in einen Balsam für Bauch und unteren Rücken ein (→ Rezepte) und fördern damit die Durchblutung bei Kinderwunsch, Endometriose, zur Entkrampfung und Schmerzstillung bei Menstruationsschmerzen oder Schmerzen rund um den Eisprung (Mittelschmerz). Als Vaginalgel oder -zäpfchen (Majorana VaginalgelWala oder Majorana/Melissa Vaginalzäpfchen Weleda) dient er bei Kinderwunsch ebenfalls zur besseren Durchblutung von Vagina und Vaginalschleimhaut, zur Förderung der Durchlässigkeit des Zervikalschleimes für Spermien und zur Belebung derselben.

Innerliche Anwendung für Frauen

Gute Wirkung zeigen Majoran und Dost bei Menskrämpfen, Kältegefühlen, bei Spannungs- und Schmerzzuständen im Unterleib, auch im Zusammenhang mit Endometriose. Schlummert das Thema Sexualität, erinnert Majoran mit sanfter Wärme an in Vergessenheit geratene Gelüste. Zu diesem Zweck brauten schon die Alten einen die Lebensgeister weckenden Heilwein (→ Rezepte).

Seine nervenstärkenden Aspekte kommen zum Tragen bei Depressionen, Nervosität, Kopfschmerzen und Migräne.

Endometriose ist eine Erkrankung, die auf die verschiedenen Aspekte des Majoran gut anspricht, sowohl was die durchwärmende als auch was die entzündungshemmende Wirkung betrifft. Letztere wird unterstützt durch Ringelblume und Frauenmantel. Mistel bringt Blutungsausgleich und Immunstärkung, Weidenrinde die Schmerzstillung und Johanniskraut die innere Aufhellung, die bei einer chronischen Erkrankung wie Endometriose ebenso nötig ist. Diese Mischung stellt eine Anregung dar, die nach den individuellen Erfordernissen modifiziert werden kann. Das Gefühl, auf diese Erkrankung selbst Einfluss nehmen zu können, ist außerordentlich wichtig. Vielleicht ist jedoch gerade für Sie wichtig, sich professionelle Hilfe

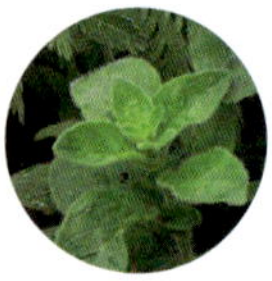

durch eine Heilpflanzenfachfrau zu gönnen. Für die immunologischen und schmerzlindernden Aspekte ist zudem die Arbeit mit inneren Bildern sehr wirksam.

Zubereitung und Dosierung

Aus Majoran und Dost kann jeweils ein Tee gebraut werden. Eine Dreifingergabe pro Tasse mit nicht mehr kochendem Wasser übergießen und zugedeckt 7 Minuten ziehen lassen. Zum Ausprobieren seiner Wirkung trinken Sie einen Zyklus lang 2 bis 3 Tassen pro Tag, notieren Ihre Träume und beobachten, was sich verändert. Beide Pflanzen lassen sich gut mit anderen kombinieren (→ Rezepte), sie sind als Tinktur erhältlich und es gibt einige Fertigpräparate.

Bitte beachten

Zur Verwendung in der Schwangerschaft liegen keine Forschungsergebnisse vor. Größte Zurückhaltung mit allen Arzneimitteln ist in »anderen Umständen« angebracht, so auch mit vielen Heilpflanzen und ihren Zubereitungen.

Rezepte mit Majoran und Dost

Endometriosetee

Majoran	*Majoranae herba*	20 g
Ringelblume	*Calendulae flos*	15 g
Frauenmantel	*Alchemillae herba*	20 g
Mistelkraut	*Visci albi herba*	30 g
Weidenrinde	*Salicis cortex*	30 g
Johanniskraut	*Hyperici herba*	25 g

(→ Ackerschachtelhalm, Ringelblume)

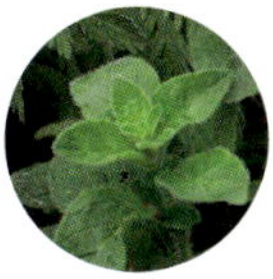

Wärmender Liebestee

Majoran	*Majoranae herba*	25 g
Basilikum	*Basilici herba*	20 g
Damianablätter	*Damianae folium*	30 g
Rosenblüten	*Rosae flos*	15 g

Geben Sie dieser Mischung 3 bis 4 Wochen, bis sie ihre volle Wirkung entfaltet. 2 bis 3 Tassen täglich zusammen mit einem wärmenden Balsam für den Beckenbereich und hüftschwingenden Tänzen mit und ohne Partner.

Liebeswein von Dosten

30 g möglichst frischen Majoran oder Dost in 1 Liter guten roten Wein geben und über Nacht stehen lassen. Abseihen und kühl stellen. Sie dürfen den Wein noch »gewürzig« anreichern mit Zimt oder Nelken und/oder ihn mit Zucker als Glühwein reichen, je nach Jahreszeit. Die alkoholfreie Variante nimmt Apfelsaft statt Wein, der ebenfalls als heißer Punsch ganz köstlich schmeckt.

Wärmendes Massagebalsam

Stellen Sie je 10 g frisches oder getrocknetes Majorankraut, Melissenblätter und Schafgarbenkraut mit 300 ml gutem Olivenöl in einem Schraubglas für 14 Tage bis 3 Wochen ans Fensterbrett. Verwenden Sie frische Pflanzen, öffnen Sie den Ansatz ab und zu und bedecken ihn tageweise nur mit Gaze, damit Feuchtigkeit entweichen kann. Gießen Sie den Ansatz in einen Topf und lassen ihn 15 Minuten auf kleiner Flamme köcheln (nicht kochen!). Seihen Sie das Ganze ab und geben 30 g geraspeltes Bienenwachs hinzu. Falls die Hitze nicht mehr ausreicht, um das Wachs schmelzen zu lassen, noch einmal kurz erhitzen. Mit guten Wünschen und Liedern kalt rühren, bis sich das Balsam so eben am Rand absetzt. Nun können Sie nach Wunsch

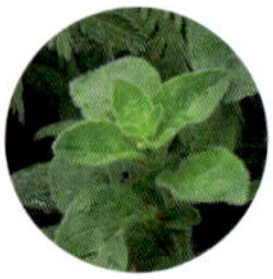

noch zur Verstärkung der durchblutungsfördernden Wirkung aromatisieren: Auf 300 ml Balsam maximal 60 Tropfen ätherisches Öl einrühren. Geeignet sind Majoran, Melisse, Schafgarbe, aber auch Wacholder oder Beifuß. Gehen Sie der Nase nach. Verteilen Sie den noch flüssigen Balsam auf Salbentöpfchen. Das Resultat ist für den Jahresverbrauch einer Person sicher zu viel. Es lohnt kaum, nur für sich selbst zu köcheln und zu rühren. 50 ml sollten Ihnen eine Weile reichen, sodass Sie sich mit anderen Frauen schon zum gemeinsamen Salbenkochen treffen oder Ihre Freundinnen sich über ein balsamisches Geschenk freuen können.
Tipp: Salbentöpfchen gibt es aus verschiedenen Materialien in der Apotheke oder im Apothekengroßhandel. Kunststoff ist die günstigste Variante. Schöner, weil absolut neutral, ist Glas, in diesem Fall getöntes Glas zum Lichtschutz.

Majoranöl zur Massage

10 g Majoran mit 100 ml Olivenöl in einem Schraubglas ansetzen, gelegentlich schütteln und nach 14 Tagen abseihen und lichtgeschützt aufbewahren. Die Wirkung kann verstärkt werden durch Beigabe von 15 Tropfen ätherischem Majoranöl.

Wärmende Vaginalzäpfchen bei Kinderwunsch

Mit 1 % ätherischem Majoranöl versetzte Vaginalzäpfchen (→ Rezept Thymian-Vaginalzäpfchen) oder Majorana Vaginalgel von Wala als Fertigpräparat wärmen im Zusammenhang mit Kinderwunsch den Gebärmutterhals und erleichtern den Spermien den Aufstieg in die Gebärmutter. Verwenden Sie das eine oder andere vom 10. Zyklustag bis nach dem Eisprung abends vor dem Schlafengehen oder vor Liebesdingen.

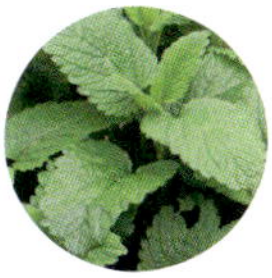

Melisse

Für die Heiterkeit des Herzens

Melissa officinalis
Familie der Lippenblütlerinnen (Lamiaceae)

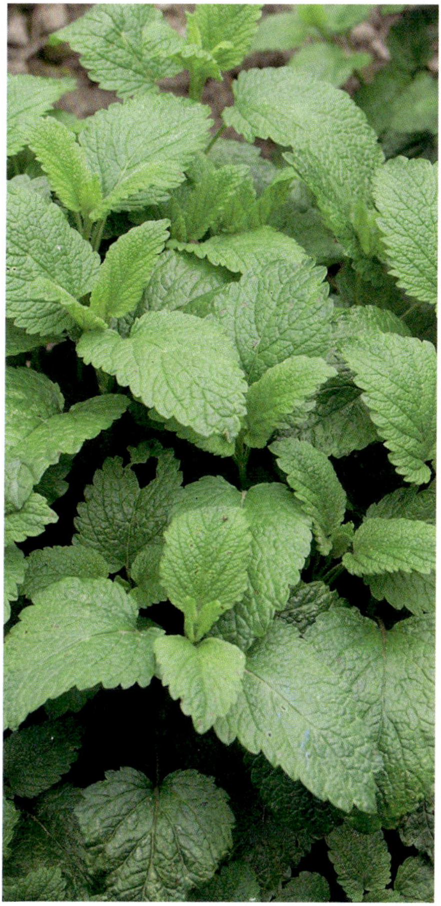

»Die Melisse ist eine Pflanze der Mittelmeerländer.« Mit diesen Worten beginnt Heinrich Marzell seine ethnobotanischen Streifzüge. Bei uns im mittleren Europa war die Melisse ursprünglich nicht zuhause. Man vermutet, sie wurde im Rahmen der Kreuzzüge oder über die großen Handelswege »importiert« oder wurde bereits infolge des *Capitulare de villis* Karls des Großen in den Klostergärten angebaut. In dieser Vorschrift ordnete der Kaiser zu Beginn des 9. Jahrhunderts an, welche Heilpflanzen in den Klostergärten zu kultivieren seien – eine gute Tat des ansonsten fanatischen Christianisierers und Bekämpfers vorchristlicher Anbetung der Großen Mutter.

Mythen, Märchen, Geschichte

Plinius beschreibt die Melisse im 1. nachchristlichen Jahrhundert in sei-

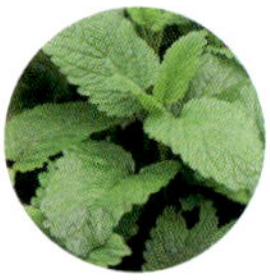

ner *Materia medica* als *melissophyllon*, deutsch Bienenblatt, und empfahl sie bei Insektenstichen und Hundebissen. Sein griechischer Zeitgenosse Dioskurides gebraucht denselben Namen, die beiden müssen ähnliche Quellen benutzt haben, und gibt dieselben Anwendungsgebiete an. Der Bezug zum griechischen Wort *melitta*, der Honigbiene, findet sich nicht nur in ihrem heute gebräuchlichsten Namen Melisse oder Zitronenmelisse wieder, sondern auch in ihrem Nutzen in der Imkerei. Sei es, um mit ihrem Duft die Bienen an den Stock zu binden, sei es, um den Stock auszureiben und ihn mit ihrer antibiotischen, antiviralen und milbenwidrigen Wirkung sauber zu halten. *Binsuga*, Bienensaug, heißt sie bei der heiligen Hildegard von Bingen im 12. Jahrhundert, aber auch *Herztrost*. »... man lacht gern, wenn man sie isst, da sie das Herz freudig stimmt ...«, schreibt diese überaus gelehrte Äbtissin und Visionärin in ihrer *Physica*.

Das Herz als wichtiges Wirkorgan wird auch in den ersten gedruckten Kräuterbüchern des 16. Jahrhunderts benannt. Bei Hieronymus Bock taucht die Melisse als *Herzkraut* auf. Sein Zeitgenosse Otto Brunfels fügt die Namen *Mutter- oder Frauenkraut* hinzu, »darumb daz es zu der mutter bei den frawen hefftig gebraucht würt«.

Pflanzenbetrachtung

Schau an, eine Herz- und Gebärmutterpflanze! Da sollte sich eine genauere Betrachtung lohnen: Im Mittelmeerraum wild vorkommend, gedeiht sie problemlos in unseren Gärten, ihr Rhizom (Wurzelstock) sorgt für ergiebige Verbreitung. Leider wird die Melisse auch von vielen Insekten geliebt, die ihre Eier gern auf der Blattunterseite ablegen. Die geschlüpften Larven fressen sich dann gierig durch das leckere Grün. Die Pflanze wehrt sich nach Kräften mit der Entwicklung von ätherischen Ölen, was wiederum uns Menschen freut. Ihre sattgrünen, aromatisch nach Zitrone duftenden Blätter sind der in der Hausapotheke verwendete Pflanzenteil, der vor der Blüte geerntet wird. Es lohnt sich, auf den Trocknungsvorgang einige Mühe zu verwenden, da wir nur mit den

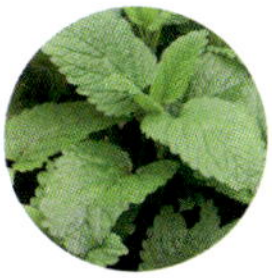

gezupften, einzeln ausgebreiteten Blättern das Aroma erhalten können. In meinen Kräuteranfängen musste ich feststellen, dass bei kopfüber zum Trocknen aufgehängten Melissensträußen die ätherischen Öle verschwinden und die Blätter kaum noch duften, wenn sie abgestreift werden. Das darf nicht sein, wenn wir die Heilwirkung ihrer Duftstoffe erhalten wollen.

Pflanzenwirkstoffe

Ein reiches Spektrum ätherischer Öle enthält die Melisse: Citral, Geraniol, Nerol, Citronellal, in unterschiedlicher Zusammensetzung je nach Standort, Erntezeit und Sonneneinstrahlung. Sie weist feine »grüne« Gerbstoffe auf, wie sie den Lippenblütlerinnen eigen sind, Flavonoide (gelbe Pflanzenfarbstoffe) und verschiedene Glykoside.

Heilwirkung

Diese Zusammensetzung sowie die jahrtausendealte Erfahrung mit Melissenblättern als Tee, Tinktur (Melissengeist) oder Pulver lässt folgende Hauptwirkrichtungen bis heute bestehen:

- beruhigend
- erfrischend
- nervenstärkend
- abschirmend bei Reizüberflutung
- antiviral
- krampflösend
- entblähend
- verdauungsfördernd

Anwendung für Frauen

In der äußerlichen Anwendung ist Melissensalbe als Fertigpräparat oder Melissenhydrolat (der wässrige Rückstand bei der Öldestillation) ein unübertroffenes Mittel gegen Lippen- und Genitalherpes, das sich mit jedem synthetischen Virustatikum messen kann. Haben Sie frische Melisse zur Verfügung, tupfen Sie den Pflanzensaft, den Sie durch Rebeln zwischen den Fingern gewonnen haben, vorsichtig mehrmals täglich auf die betroffene Stelle. Melisse wirkt auch gegen Humane Papillomviren (HPV) und wird bei Dysplasien und Condylomen eingesetzt. Innerlich angewendet ist sie für Menschen, die empfindlich auf fettreiche Mahlzeiten reagieren,

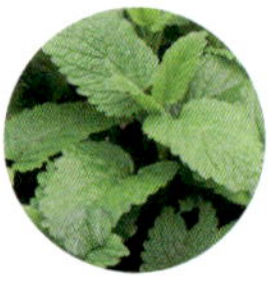

verdauungs- und gallenflussfördernd. Mit ihrer Wirkung auf den Magen-Darm-Trakt ist sie ein wunderbares Mittel beim sogenannten Roemheld-Syndrom: Herzbeschwerden (Druck, Schmerzen), die von mangelnder Magenbesaftung und Blähungen herrühren. Sie ist bekannt als Gelassenheitspflanze, wenn einem alles über den Kopf wächst, geringe Anlässe in Wallung und Aufregung versetzen, wenn Anspannung auf den Magen schlägt, Übelkeit oder Bauchschmerzen verursacht. Bei allgemeiner Unruhe und Schlaflosigkeit kann sie mit anderen beruhigenden Kräutern kombiniert werden. Frauen nutzen Melissentee bei Gebärmutterbeschwerden mit Kältegefühl im Beckenbereich, auch bei Dysmenorrhoe (schmerzhafter Menstruation). Schmerzzustände, weiß die Neurowissenschaft zu berichten, werden durch (Erwartungs-)Angst verschlimmert, wie auch andere Beschwerden im frauenspezifischen Bereich immer mit der ganzen Person und ihrer Geschichte zusammenhängen können. Melisse gibt Gelassenheit und Zuversicht in der Aufarbeitung der Vergangenheit, im Regeln einer zufriedenstellenden Gegenwart und hilft beim buchstäblichen Herbeiträumen einer glücklichen, selbstbestimmten Zukunft.

In körperzentrierten Visualisierungen, bei denen der Körper Auskunft gibt über etwaige Beschwerden, taucht überdurchschnittlich oft eine Verbindung zwischen Herz und Gebärmutter auf. Frauen öffnen sich sexuell, wenn das Herz sich mit verströmen darf, wenn das Objekt der Begierde, und sei es nur für eine Nacht, aufrichtig geliebt wird und sie selbst auch das Gefühl haben, »gemeint« zu sein im Begehren. Der Strom der Energie fließt also bei Frauen vom Herzen zum Partner/zur Partnerin hin und kommt durch die sexuelle Kommunikation über Klitoris und Vagina zu ihr zurück, was wiederum das Herz nährt und stärkt. Bleibt der Schoß kalt, trotz eifrigster Stimulation, befragen Sie Ihr Herz, was es braucht. Es lügt nicht, meint es gut mit Ihnen, selbst wenn es sich in der Situation lästig anfühlt oder sogar Schmerzen bereitet. Der Körper ist Ihr klügster Ratgeber.

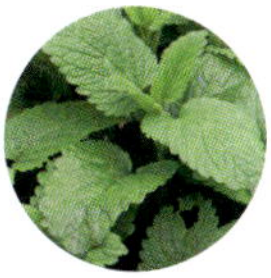

Rezepte mit Melisse

Schoßwärmender Tee bei Mens- und anderen Schmerzen

Melisse	*Melissae folium*
Majoran	*Majoranae herba*
Frauenmantel	*Alchemillae herba*
Schafgarbe	*Millefolii herba*
Beifuß	*Artemisiae vulgaris herba*

Zu gleichen Teilen gemischt, über einen Zyklus getrunken, 3 Tassen am Tag. Achten Sie auf Ihre Träume, Ihre Haltung einem (potenziellen) Partner gegenüber und was Ihnen im Außen begegnet. Geben Sie diese Teemischung Ihrer Freundin und tauschen Sie sich über das Ergebnis aus.

Schoßwärmende, entspannende Vaginalzäpfchen

Je 1 g Majoran- und Melissentinktur in 18 g Zäpfchengrundmasse einarbeiten (Grundmasse im Wasserbad schmelzen, Tinkturen separat leicht erwärmen und mit Holzlöffel verrühren) und auf einen Riegel Zäpfchengießformen à 2 g verteilen, ergibt 10 Zäpfchen. Ab Eisprung 10 Tage lang abends 1 Zäpfchen vorsichtig tief in die Vagina einführen. Bewährt sind auch Majorana/Melissa-Vaginaltabletten von Weleda.

Melissengeist – Geheimmittel bei Abgespanntheit und Überarbeitung

1 Teil frische oder getrocknete Melissenblätter mit 10 Teilen gutem, 35- bis 40%igem Schnaps, eventuell dem ein oder anderen Löffel Kandiszucker, ansetzen, 14 Tage stehen lassen, abseihen und lichtgeschützt aufbewahren. Bei Stress, in Krisensituationen, bei Schlafstörungen 1 TL voll in 1 Tasse heißem Wasser einnehmen.

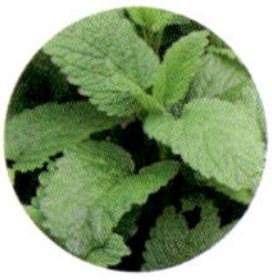

Achtung, nur zum kurzfristigen Gebrauch. Bei länger andauernder Belastung nur den Tee verwenden. Melissengeist war in den 60er-Jahren sehr in Mode unter den Hausfrauen der Wohlstandsjahre nach dem Zweiten Weltkrieg und hat so manche Alkoholikerin hervorgebracht, die sich im tristen Alltag etwas Gutes tun wollte.

Melissenentspannungsbad

Gießen Sie 1 Hand voll Melissenblätter mit 1 Liter heißem, nicht kochendem Wasser auf und lassen Sie den Tee 10 Minuten zugedeckt ziehen. Gießen Sie diesen Infus durch einen Teefilter in Ihr Badewasser und nehmen die aufgefangenen Blätter im verknoteten Filter mit in Ihr Bad. 20 Minuten genießen und entspannen, dann ab ins Bett.

Melissenentspannungsbad für Verwöhnte und solche, die es werden wollen

10 Tropfen ätherisches Melissenöl in 1 Becher Sahne verrühren und diesen ins bereits eingelassene Badewasser geben. Fühlen Sie sich wie Cleopatra (oder welche Königin auch immer Sie bewundern) und vergessen Sie nicht, nachdem Sie dem Bade entstiegen sind und sich haben sanft abtrocknen lassen, sich ebenso königlich zu Bett zu begeben.
Sollten Sie bei dieser Kulthandlung aus dem Kichern nicht wieder herausfinden, hilft Melissentee.

Schlaffördernder Tee in den Wechseljahren und anderen Umbruchzeiten

Melisse	*Melissae folium*	30 g
Baldrian	*Valerianae radix*	30 g

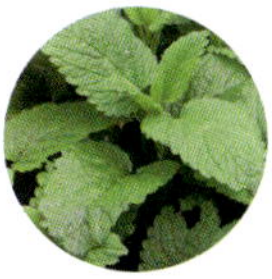

Hopfen	*Lupuli strobulus*	15 g
Lavendel	*Lavandulae flos*	15 g

Trinken Sie von dieser Teemischung durchaus auch tagsüber hie und da ein Tässchen, wenn Sie gereizt und unruhig sind. In jedem Fall abends vor dem Zubettgehen eine Dreifingergabe mit 200 ml kochendem Wasser übergießen, 10 Minuten ziehen lassen, warm und schluckweise genießen. Sie werden garantiert ruhig einschlafen. Sollten Sie in der Nacht zwischen Mitternacht und 2 Uhr wieder aufwachen, trinken Sie 4 Wochen lang einen Lebertee (→ Löwenzahn). Bedenken Sie außerdem, dass in Umbruchzeiten vieles in den nächtlichen Gedanken auftaucht, was tagsüber keinen Platz hatte, aber wichtig ist. Grämen Sie sich also nicht, machen Sie Licht, schreiben Sie Ihre Gedanken auf, lesen Sie noch ein Stündchen und legen Sie sich erst wieder hin, wenn Ihnen die Augen zufallen. Achten Sie einmal darauf, ob der Schlafmangel sich am Morgen überhaupt bemerkbar macht. Fruchtbar genutzte Nächte geben Kraft.

Herzschmerztee bei Verdauungsproblemen (Roemheld)

Melisse	*Melissae folium*	20 g
Herzgespann	*Leonuri card. herba*	20 g
Fenchel	*Foeniculi fructus*	25 g
Erdrauch	*Fumariae herba*	20 g
Kamille	*Chamomillae flos*	15 g
Tausendgüldenkraut	*Centaurii herba*	10 g

Trinken Sie diese Mischung vor den Mahlzeiten, nachdem Sie Ihr Herz kardiologisch haben abklären lassen. Durchblutungsprobleme der Herzkranzgefäße äußern sich bei Frauen (anders als bei Männern) eher als Schmerz in der Leibesmitte, der Magengrube. Manchen Ärzten sind die geschlechtsspezifischen Unterschiede noch nicht geläufig. Bestehen Sie auf Ihrem Recht auf freie Arztwahl, bis Sie sich ernst genommen fühlen mit etwaigen Beschwerden.

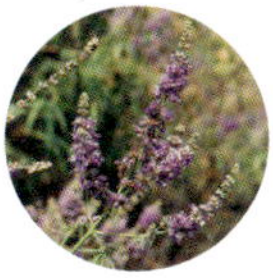

Mönchspfeffer

Für die Tage vor den Tagen

Vitex agnus-castus L.
Familie der Eisenkrautgewächse (Verbenaceae)

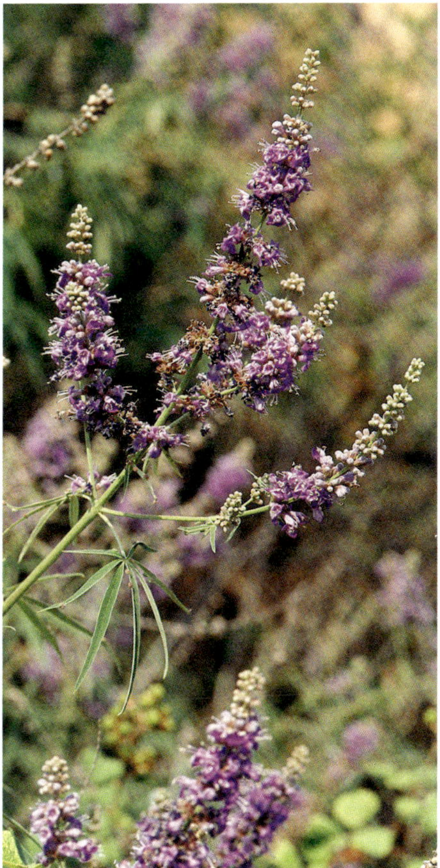

Besuchen Sie ihn im botanischen Garten oder, noch besser, fahren Sie im Sommer nach Italien. Südlich von Rom sollten Sie fündig werden und an Standorten mit genügend Feuchtigkeit einen Strauch antreffen mit blauvioletten Blütenähren. Würziger Duft geht von ihm aus, seine Blätter erinnern ein wenig an Hanf. Wie die Finger einer Hand spreizen sich die 5 bis 7 lanzettlichen, glattrandigen Blätter auf langen Stielen. Sie können natürlich auch auf den Balkan fahren oder nach Indien. So weit geht das Verbreitungsgebiet des *Keuschbaumes* oder *Keuschlammes*, wie er auch genannt wird.

Was wir aus dem Namen lernen

Keusches Lamm bedeutet die direkte Übersetzung des lateinischen *agnus castus* in Anspielung auf seine lustdämpfende Wirkung auf Männer.

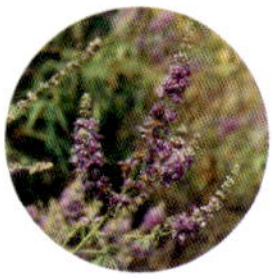

Die Mönche benutzten seine Früchte nicht nur ihres pfeffrigen Geschmackes wegen als Gewürz, sondern auch, um ihrer fleischlichen Gelüste Herr zu werden. Ein Pfeffer, der nicht etwa anregt zu unkeuschem Tun oder Denken, sondern das Gegenteil bewirkt. Besorgt fragen Sie sich, ob Mönchspfeffer diese Wirkung auch auf Frauen habe? Seien Sie unbesorgt, er wirkt beim weiblichen Geschlecht einfach nur ausgleichend auf die Geschlechtshormone.

Mythen, Märchen, Geschichte

Hätten ihn unsere Ahninnen zu Fruchtbarkeitsritualen genutzt, wie Dioskurides berichtet, wenn er lustdämpfend wirken würde? Bis in seine Zeit, das 1. Jahrhundert unserer Zeitrechnung, muss es diese »Thesmophorien« genannten Feste im griechischen Einflussgebiet gegeben haben, bei denen »die Weiber die Zweige des Mönchspfeffers als Lager benutzten«. Von der Insel Sizilien, einst griechische Kolonie, ist überliefert, dass besonders in der Reifezeit des Getreides wilde Feste zu Ehren der Kornmutter Demeter (im römischen Götterhimmel Ceres) gefeiert wurden, bei denen Männlein und Weiblein sich fanden, ja ihnen sogar die Aufgabe zukam, durch ihr Tun dafür zu sorgen, dass die Erde im kommenden Jahr wieder fruchtbar sein und reichlich Früchte tragen möge. Ein wichtiges Datum scheinen die Tage um den 1. August gewesen zu sein, das keltische Schnitterinnen- oder Lammasfest. Den Schweizerinnen unter Ihnen könnte mit dieser Information der Nationalfeiertag unter einem ganz neuen Gesichtspunkt erscheinen oder, umgekehrt, haben die Eidgenossen ihren Schwur seinerzeit sicher nicht an einem x-beliebigen Tag geleistet, sondern sich hierfür einen einst im Volk beliebten hohen Feiertag ausgesucht. Wie dem auch sei, die »Weiber« profitieren von den Früchten des Mönchspfeffers im Hinblick auf die Regulation ihres Zyklus, und wer weiß, vielleicht die Männer ja auch, indem sie in Liebesdingen ausdauernder werden, ihren Höhepunkt besser hinauszögern können. Möchten Sie Ihren Liebsten für einen Versuch gewinnen?

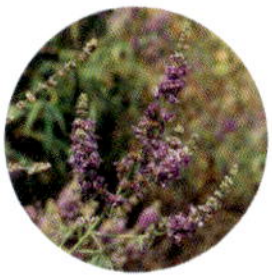

Pflanzenwirkstoffe

Wie der Duft des blühenden Strauches uns schon verraten hat, enthalten auch die arzneilich verwendeten Früchte bis 2 % ätherisches Öl in unterschiedlicher Zusammensetzung je nach Standort und Wetter. Daneben Iridoidglykoside, verschiedene Flavonoide, unter anderem Casticin, Bitterstoffe, Gerbstoffe und fette Öle.

Neuere Studien zeigten, dass die Dopamin-Wirkung des ätherischen Öls bei Morbus Parkinson genutzt werden kann.

Heilwirkung für Frauen

Der alkoholische Auszug oder das Trockenextrakt der Mönchspfefferfrüchte bewirkt eine

- Regulation bei zu langen oder zu kurzen Zyklen durch Anregung der Eierstöcke und der Hypophyse
- Förderung des Gelbkörpers
- Senkung eines erhöhten Prolaktinspiegels durch dopaminähnliche Wirkung
- Förderung der Milchbildung in der Stillzeit
- Einregulierung des Zyklus bei Amenorrhoe (ausbleibender Mens)
- hormonelle Regulation in der Prämenopause

Berichten Frauen über sehr lange Menstruationszyklen, länger als 35 Tage, sprechen wir von einer Oligomenorrhoe. Dies kann durchaus noch zu weiblicher Normalität gehören und ist kein seltenes Phänomen. Meist fühlen Frauen sich dadurch nicht beeinträchtigt, solange kein Kinderwunsch besteht. Auch dann kann es sinnvoll sein, »es« eine Zeit lang einfach zu probieren und erst bei Nichteintreten einer Schwangerschaft 3 bis 4 Zyklen lang die morgendliche Aufwachtemperatur zu messen und in eine Tabelle einzutragen. Dies ist die einfachste Methode, um festzustellen, ob Eisprünge stattfinden und wie die zweite Zyklushälfte sich darstellt. Finden regelmäßig Eisprünge statt, sollten Paare über die biologisch fruchtbaren Tage aufgeklärt werden. Gibt es den Verdacht auf eine Eireifungsstörung, kann ein Mönchspfefferpräparat über einige Monate eingenommen werden oder die Eireifung gezielt mit einer Östrogenpflanze wie Rotklee oder Traubensilberkerze gefördert werden. Dasselbe Vorgehen gilt für verkürzte Zyklen, ein Phänomen, das häufig ab dem 35. bis 40. Lebensjahr auftritt. Die erste Zyklushälfte verkürzt sich mit den Jahren, die Eisprünge finden nicht mehr am 12. bis 14., sondern zwischen dem 8. und dem 10. Zyklustag statt. Zyklen von 23 bis 26 Tagen Länge halte ich ab 40 für normal, es sei denn, die Blutung ist verstärkt und es mehren sich die Anzeichen einer Östrogendominanz mit prämenstruellen Beschwerden und einer verkürzten zweiten Zyklushälfte. Dann spätestens kommt wieder Mönchspfeffer zum Einsatz, ab dem Eisprung eingenommen.

Anwendung und Dosierung

Wichtig! Einer der Hauptgründe, warum Mönchspfeffer bei prämenstruellen Beschwerden manchmal nicht funktioniert, seine Wirkung nachlässt oder ganz aufhört, ist die Unsitte, eine durchgehende Einnahme über mehrere Monate zu empfehlen. Eindeutig einer Östrogendominanz in der zweiten Zyklushälfte zuzuordnende Beschwerden werden auch nur in dieser behandelt. Hierzu gehören

- Brustspannen
- schmerzende Brustknospen
- Wassereinlagerungen in Bauch und Beinen
- prämenstruelle Schmierblutungen
- Venenprobleme
- Blähungen
- Depressionen
- Gereiztheit
- Migräne
- Hautunreinheiten
- kalte Hände und Füße

Ein unregelmäßiger Zyklus kann auch mit erhöhten Prolaktinwerten zusammenhängen. Prolaktin wird in der Hypophyse gebildet und wirkt unmittelbar auf die weibliche Brust, regt die Milchbildung an und unterdrückt physiologischerweise in der Stillzeit den Eisprung. Ein relativer Empfängnisschutz, wenn Mütter mit einem Neugeborenen beschäftigt sind. Dieses Prolaktin kann bei Stress auch unabhängig vom Stillen hohe Werte aufweisen, ein Mechanismus, der, außer es liegt eine Geschwulst vor, nicht vollständig geklärt ist. Glücklicherweise wurde in vielen Studien bestätigt, dass Mönchspfeffer in der

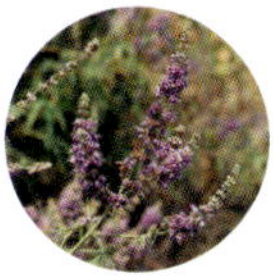

Lage ist, nebenwirkungsfrei die Ausschüttung von Prolaktin zu harmonisieren.

Viele Hebammen bestätigen die milchbildende Wirkung bei ungenügendem Milchfluss, die milchflusshemmende Wirkung bei Milchstau.

Einer Verwendung der Früchte zur Teebereitung steht grundsätzlich nichts entgegen. Empfohlen wird eine Tagesdosis von 30 bis 40 mg der Droge, was bei der genauer dosierbaren Tinktur etwa 40 Tropfen eines alkoholischen Auszugs entspricht. Auch Trockenextrakte stehen in Drageeform zur Verfügung.

Einnahmerichtlinien bei PMS und unerfülltem Kinderwunsch aufgrund einer Gelbkörperschwäche

Verwenden Sie Mönchspfeffer bei Brustspannen etc. nur in der zweiten Zyklushälfte. Wie ermitteln Sie die? Vielleicht spüren Sie Ihren Eisprung als Ziehen oder kleinen Schmerz. Dann beginnen Sie mit der Einnahme. Eine andere Möglichkeit, Ihren Zyklus zu beobachten, ist, die Aufwachtemperatur zu messen. Sie warten den Temperaturanstieg nach dem Eisprung ab und beginnen dann mit morgens 40 Tropfen eines flüssigen Präparates oder für alle, die keinen Alkohol zu sich nehmen möchten, morgens ein Dragee (Agnolyt, Agnucaston o. Ä.). Ist Ihnen die genaue Bestimmung des Eisprunges nicht möglich, ist der Einnahmezeitraum der 12. bis 26. Zyklustag, vom ersten Tag der Menstruation an gerechnet. Im Fall, diese Dosis lindert Ihre Beschwerden noch nicht ausreichend, können Sie auch abends noch einmal 40 Tropfen oder 1 Dragee nehmen.

Bitte beachten

Eine mögliche Nebenwirkung stellt Hautjucken oder ein Hautausschlag, wahrscheinlich als allergische Reaktion, dar. Wechselwirkungen sind derzeit nicht bekannt. Eine wechselseitige Wirkungsabschwächung bei gleichzeitiger Gabe von Dopamin-Rezeptorantagonisten ist möglich. Wenn Sie eine Verstärkung Ihrer Beschwerden durch Mönchspfeffer bemerken sollten, drosseln Sie zunächst die Dosierung. Womit bei hormonaktiven Pflanzen immer gerechnet werden muss, sind paradoxe Reaktionen.

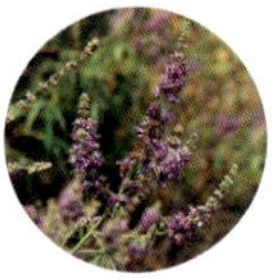

Reicht eine Dosisreduzierung nicht aus, ist Mönchspfeffer für Sie nicht geeignet. Sprechen Sie dann mit einer kräuterkundigen Person, welches Mittel stattdessen infrage kommt.

Rezept mit Mönchspfeffer

Ausgleichender Tee für die Tage vor den Tagen

Mönchspfeffer	*Agni casti fructus*	35 g
Frauenmantel	*Alchemillae herba*	25 g
Brennnessel	*Urticae herba*	20 g
Johanniskraut	*Hyperici herba*	25 g
Melisse	*Melissae folium*	20 g

Ab Einsprung oder spätestens bei Beginn von Beschwerden 2 bis 3 Tassen täglich. 1 TL der Mischung pro Tasse, vor dem Aufgießen kurz anmörsern.

(→ Gänsefingerkraut)

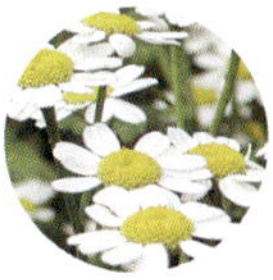

Mutterkraut

Lässt Migräne keine Chance

Tanacetum parthenium
Familie der Korbblütlerinnen (*Compositae*)

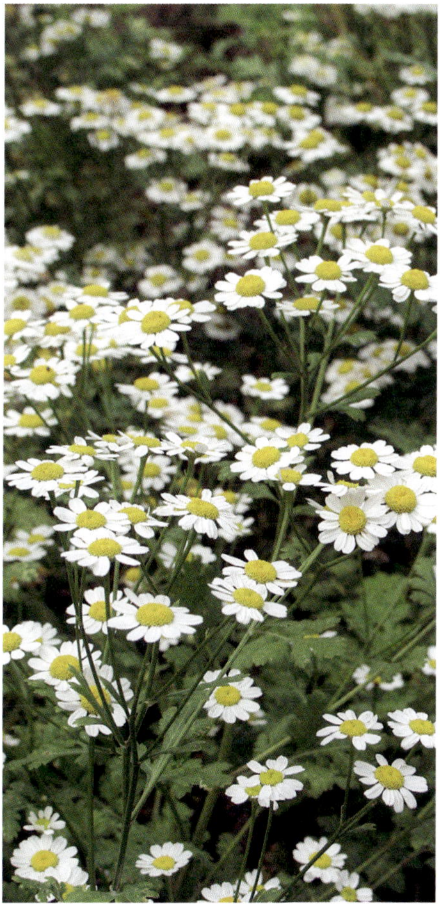

Sieht aus wie Kamille, riecht wie Kamille, hat aber drei kleine Zähnchen am Ende der Zungenblüten und Blätter, die aussehen wie die der Chrysanthemen, diese gelben, orange- oder rostfarbenen Herbstblumen. Das ist das Mutterkraut. Alles dieselbe Pflanzenfamilie mit den gewölbten Körbchen in der Mitte und den sie umgebenden Zungenblüten. Klein bis kniehoch, aber kräftig in seiner Wirkung, sollten wir das Mutterkraut näher betrachten, wenn schon der Name auf seine Verwendung als Frauenpflanze verweist.

Aus dem Namen lernen

Aus dem Griechischen *parthenos*, die Jungfrau, leitet sich der botanische Name ab. *Jungfernkraut* wird es in manchen Gegenden genannt, *Mutterkamille* oder auch *Fieberkraut*, womit es uns als entzündungshem-

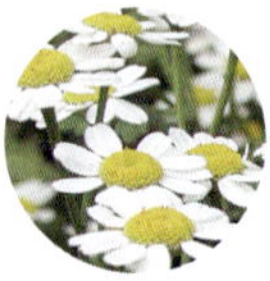

mend und fiebersenkend empfohlen wird.

Ursprünglich rund um das Mittelmeer beheimatet, wird es seit dem 9. Jahrhundert gemäß den Verordnungen Karls des Großen in seinem *Capitulare de villis* auch bei uns in den Klostergärten angebaut. Einmal angepflanzt, bedarf es keiner großen Pflege.

Mythen, Märchen, Geschichte

Bereits in den antiken Überlieferungen eines Dioskurides wird das Mutterkraut zur Geburtserleichterung und bei Gebärmutterkrämpfen eingesetzt. Hildegard von Bingen kannte und empfahl es bei Bauchschmerzen: »Wer in den Eingeweiden Schmerzen hat, koche Mutterkraut mit Wasser und Fett oder Öl und gebe feinstes Mehl dazu und bereite so eine Suppe.« Nicht nur zur Verstärkung des Geschmacks ist Fett wichtig, durch Betrachtung oder Erfahrung wusste die heilkundige Äbtissin, dass man, um die Wirkung lipophiler (fettlöslicher) Inhaltsstoffe zu erhalten, die Pflanze mit Fett oder Alkohol extrahieren muss. Aus diesem Grund gibt es viele schöne Rezepte in ihren Schriften, wo Heilmittel als Nahrungsmittel verkleidet, in Milch oder Wein »gesotten« werden.

Pflanzenwirkstoffe

Bei der Analyse der Inhaltsstoffe finden sich reichlich ätherische Öle mit einer ausgesprochen desinfizierenden, entzündungshemmenden Wirkung, ein Wirkstoff namens Parthenolid aus der Gruppe der Sesquiterpenlactone, der als Serotoninantagonist gilt. Serotonin, ein körpereigener Informationsstoff, spielt eine wichtige Rolle in der Tonisierung der Blutgefäße und damit bei der Entstehung von Migräneanfällen. Flavonoide, Gerb- und Bitterstoffe.

Heilwirkung

Mutterkraut wirkt bei Frauen in folgende Richtungen:

- krampflösend
- entspannend
- nervenberuhigend
- menstruationsfördernd
- geburtsfördernd
- wehenregulierend

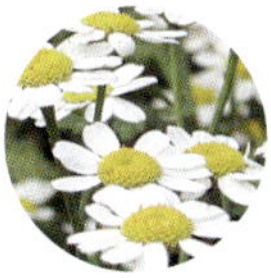

- Förderung der Nachgeburt
- antibakteriell
- entzündungshemmend
- fiebersenkend
- allgemeine Verdauungsanregung
- Förderung der Leberfunktion
- Verbesserung der Hirndurchblutung

Anwendung und Dosierung für Frauen

Die Domäne der Anwendung des Mutterkrautes ist Migräne, prämenstruell oder in Zeiten hormoneller Umstellung in Kombination mit hormonausgleichenden Pflanzen wie → Mönchspfeffer oder → Yamswurzel in der zweiten Zyklushälfte. Die Dosierung lautet 1 TL frisches oder getrocknetes Kraut mit heißem, nicht kochendem Wasser übergießen und zugedeckt 10 Minuten ziehen lassen. Hiervon 3 Tassen täglich über mehrere Wochen zur Vorbeugung von Migräneanfällen oder im Akutfall bei den ersten Anzeichen (Augenflimmern, Auren, Sehstörungen) oder ein paar Tage, bevor gewöhnlich ein Anfall folgt (Wetterwechsel, Stress, Menstruation).

Besinnen Sie sich, was Ihnen schon einmal geholfen hat. Rückzug, Ruhe, ein heißes Fußbad, Entspannungsübungen, Fußreflexzonenmassage, Akupressur etc.

Ist Ihnen die Teebereitung zu umständlich oder im Alltag undurchführbar, füllen Sie Mutterkrauttinktur (Zubereitung im allgemeinen Teil) in eine Arzneiflasche mit Sprühaufsatz und benetzen Sie die Mundschleimhaut bei den ersten Anzeichen halbstündlich mit drei Sprühstößen, bis Entspannung einsetzt.

Bei schmerzhafter Menstruation (Dysmenorrhoe) können Sie ebenso wie bei Migräne vorgehen. Meist ist es ausreichend, mit einer Behandlung ein paar Tage vor der zu erwartenden Menstruation zu beginnen.

Unter der Geburt kommt die segensreiche Eigenschaft des Mutterkrautes zum Einsatz, gleichzeitig entspannend und befeuernd zu wirken. Berichten die Hebammen doch immer wieder von guter Wehentätigkeit und einem gleichzeitig zu straffen, unnachgiebigen Muttermund oder schleppenden, uneffektiven Wehen. Mutterkraut koordiniert die Kontrak-

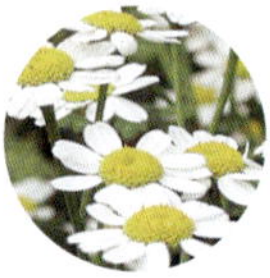

tionen und macht sie dadurch weniger schmerzhaft. Jede Frau, die je einen Wehentropf mit synthetischen Wehenmitteln über sich ergehen lassen musste, weiß, was ich mit Befeuerung der Wehen meine, ohne das koordinierende Element, das nur die Natur uns bietet.

Im Wochenbett gewährleistet Mutterkrauttee eine gute Rückbildung, zum Beispiel als Teil des → Marienbettstrohes.

Mutterkraut scheint auch bei Asthma seine Berechtigung zu haben, bei Schwindelzuständen durch die Entspannung der Blutzufuhr zum Gehirn.

Bitte beachten

Wegen seiner gebärmutteranregenden Wirkung darf es in der Schwangerschaft nicht verwendet werden, erst ab dem errechneten Geburtstermin ist es wieder erlaubt.

Nicht zusammen mit gerinnungshemmenden (cumarinhaltigen) Mitteln anwenden und nicht bei bekannter Allergie gegen Korbblütlerinnen.

Überdosierung ist möglich, wobei die Wirkung sich ins Gegenteil verkehrt. Die ätherischen Öle können zu Schleimhautreizungen führen, eine Überstimulation bewirkt Verdauungsstörungen bis hin zu kolikartigen Schmerzen.

Rezepte mit Mutterkraut

Mutterkrautbalsam

Das frische Kraut, die Blüten mitsamt den oberen 10 cm der Pflanze, im Sommer ernten, klein schneiden und in einem Schraubglas mit einem guten Öl bedecken. Nach 2 bis 3 Wochen werden Öl und Kraut unter Rühren eine Viertelstunde leise geköchelt. Hitze so weit drosseln, dass nur kleine Bläschen aufsteigen, der Ansatz darf nicht wallen. Abseihen, abmessen und den zehnten Teil gelbes, geraspeltes Bienenwachs hinzufügen, eventuell noch einmal leicht erwärmen, bis das Wachs geschmolzen ist. Unter weiterem

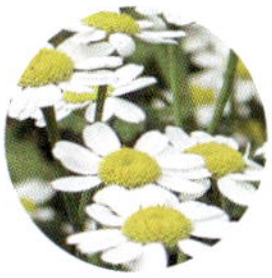

Rühren abkühlen lassen und erst, wenn der Balsam so eben beginnt, sich am Topfrand abzusetzen, wird es in Salbentöpfchen gefüllt und mit Datum beschriftet.
Massieren Sie damit sanft den Bauch bei Menstruations- und anderen Bauchkrämpfen, Darmkoliken, zur Geburtserleichterung.

Migräneprophylaxe nach Ursel Bühring

Kultivieren Sie Mutterkraut in Ihrem Garten, im Balkonkasten oder auf dem Fensterbrett. Essen Sie 4 Wochen lang ein daumennagelgroßes Mutterkrautblatt auf einem Stückchen Butterbrot (die Butter hilft, die fettlöslichen Inhaltsstoffe zu resorbieren). Dann machen Sie 4 Wochen Behandlungspause und wiederholen diesen Rhythmus binnen eines halben Jahres noch 2-mal. Führen Sie einen Gesundheitskalender und vermerken Migräneanfälle. Sie werden feststellen, dass die Migräne entweder sofort verschwindet oder kontinuierlich schwächer wird.

Geburtseinleitender oder -fördernder Tee

Ist der errechnete Entbindungstermin überschritten, können Sie mit engmaschiger Betreuung durch Ihre Hebamme zunächst einfach abwarten. Kinder haben so ihren eigenen Kopf, wann sie auf die Welt kommen wollen. Wird auch die Hebamme unruhig oder sollte (nach einem vorzeitigen Blasensprung) die Wehentätigkeit gefördert werden, trinken Sie einen Tee mit folgender Zusammensetzung:

Mutterkraut	*Parthenii herba*	20 g
Eisenkraut	*Verbenae herba*	20 g
Beifuß	*Artemisiae vulgaris herba*	20 g
Zimt	*Cinnamomi cortex*	10 g

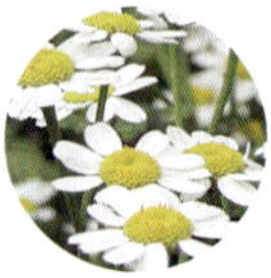

2 EL mit 1 Liter heißem Wasser übergießen und zugedeckt 10 Minuten ziehen lassen. Halten Sie den Tee in einer Kanne warm und trinken Sie ihn über den Tag verteilt aus. Die Heilpflanzenqualitäten dieser Mischung sind: entspannen, loslassen, befeuern, wärmen, schützen.

Wochenbettmischung

Mutterkraut	*Partheni herba*	20 g
Bockshornkleesamen	*Foenugraeci semen*	25 g
Fenchel	*Foeniculi fructus*	20 g
Thymian	*Thymi herba*	15 g
Hirtentäschel	*Bursae pastoris herba*	20 g
Frauenmantel	*Alchemillae herba*	20 g
Melisse	*Melissae folium*	20 g

Trinken Sie 3 Tassen täglich unter folgenden Aspekten: Förderung der Rückbildung, allgemeine Kräftigung, Milchbildung, Verdauungsförderung, Entzündungshemmung, Gebärmuttertonisierung, umhüllender Schutz und Bindegewebestraffung, Nervenstärkung.

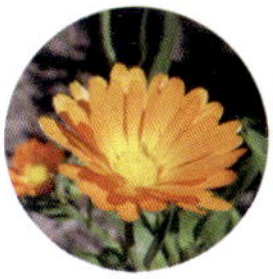

Ringelblume

Heilt Haut und Schleimhaut

Calendula officinalis L.
Familie der Korbblütlerinnen (*Compositae*)

Als ich vor Jahren begann, mein Heilpflanzenwissen weiterzugeben, ließ ich Seminarteilnehmerinnen manches Mal aus einer Reihe Pflanzenfotografien eine auswählen, welche sie spontan anspricht. Ich versprach, zu dieser dann mehr zu erzählen. Jede, die die Ringelblume kennt, weiß, dass diese zu den meist Erwählten gehörte.

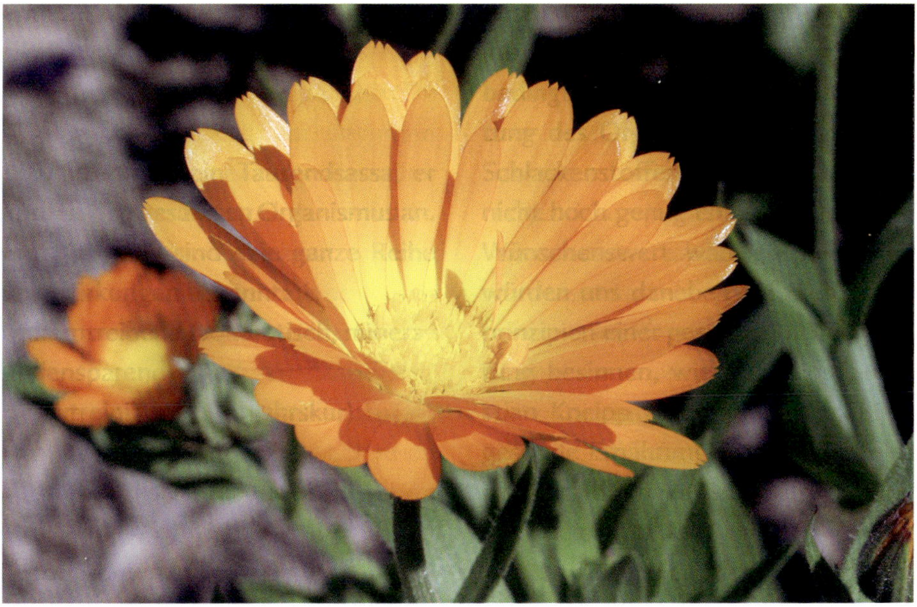

Pflanzenbetrachtung

Ihre unverwechselbare leuchtend gelbe oder orangefarbene Korbblüte lacht einem ins Gesicht, freundlich, heiter. Sie macht gute Laune nur vom Anschauen. Die Gärtnerinnen kennen sie als einjährig, das heißt, aus dem Samen entsteht übers Jahr eine neue blühende Pflanze, während die alte nicht wiederkommt. Einmal im Garten angesiedelt, ist sie anspruchslos, säht sich immer wieder von allein aus und blüht ausdauernd von Mai bis November. Sie gehört zu den Pflanzen der Blumenuhr, an denen wir Wetter und Tageszeit ablesen können. Die Blüte öffnet sich bei Sonnenaufgang und schließt sich bei Sonnenuntergang. Bleibt sie nach 7 Uhr morgens geschlossen, können wir sicher sein, dass es regnen wird.

Aus dem Namen lernen

Ihr Name leitet sich vom lateinischen *calendae* ab, was Monate bedeutet und entweder Bezug nimmt zur monatelangen Blütezeit oder eben zu ihrer Eigenschaft, im Jahreslauf Sonnenauf- und -untergang anzuzeigen.

Ihre Volksnamen verweisen in erster Linie auf ihr Aussehen als kleine Sonne: *Goldblume*, *Sonnenwende*, *Ringelrose*, *Goldrose*, *Sonnenbraut*, *Sunnewirbele* – Namen, die sie mit Löwenzahn, der Sonnenblume oder dem Sonnenröschen teilt. Die regionalen Bezeichnungen *Wetterblume*, *Regenblume*, *Monatsblume* oder *Kalenderblume* greifen ihre wetter- und sonnenwendische Eigenschaft auf. Der schöne Name *Feminell* oder *Marigold* kennzeichnen sie auch als Frauenpflanze.

Als *Sposa solis* findet sie sich in den römischen Schriften eines Vergil oder Plinius, Hildegard von Bingen beschrieb eine *Ringula*, Albertus Magnus ordnete Anfang des 16. Jahrhunderts einer Ringelblume die Verwendung bei Milz- und Leberverstopfung zu.

Volksnamen und auch die in alten Heilpflanzenbüchern verwendeten Namen sind oft ungenau. Wenn wir sichergehen wollen, um welche Pflanze es sich handelt, suchen wir, und das funktioniert freundlicherweise in-

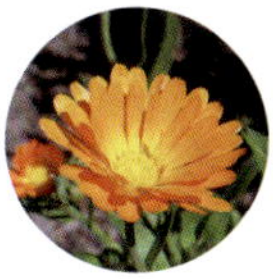

ternational, unter dem botanischen Namen. Sie ist zum Beispiel nicht die einzige, die u. a. *Warzenkraut* heißt. Auch das Schöllkraut, *Chelidonium officinale*, wird im Volksmund so genannt. Heute ist der wissenschaftliche Beweis erbracht, dass die Ringelblume tatsächlich antiviral wirkt und somit zur Warzenbekämpfung eingesetzt werden kann.

Mythen, Märchen, Geschichte

Nach der unsicheren Zuordnung in den frühen Kräuterbüchern und Aufzeichnungen, dem Rätselraten, was wir uns heute unter Milz- und Leberverstopfung vorzustellen haben, benennt ein holpriges Verslein aus dem 17. Jahrhundert eine Reihe von Anwendungen, die bis heute Bestand haben:

Der Leber, Hertzen auch,
steht bey die Ringelblum,
sie treibt den Schweiß und Gifft, behält
darin den Ruhm,
sie fördert die Geburt
und treibt der Frauen Zeit,
ein Wasser, Essig und Conserv
wird drauß bereit.

Die volkskundlichen Forschungen haben auch Zauberisches zutage gefördert. Die Ringelblume galt schon immer als Liebesmittel, mit der die Zuneigung des oder der Angebeteten gewonnen werden kann. Sie müssen Erde, auf die der oder die Betreffende den Fuß gesetzt hat, ausgraben und in diese Erde eine Ringelblume pflanzen. So wie die Blume wächst, blüht und gedeiht fortan auch die Liebe.

Pflanzenwirkstoffe

Die fein duftende Ringelblume hat an Inhaltsstoffen natürlich ätherische Öle, vor allem keimwidrige Sesquiterpene, sowie entzündungshemmendes Allatonin zu bieten. Beides ist in den Röhrenblüten der Körbchenmitte noch um ein Vielfaches stärker konzentriert als in den in Apotheken erhältlichen Zungenblüten, die die Mitte umgeben. Unterstützend wirken Flavonoide, die gelben Pflanzenfarbstoffe. Das Inhaltsstoffspektrum weist noch Karotinoide, Saponine, Cumarine, Bitter- und reichlich Schleimstoffe auf.

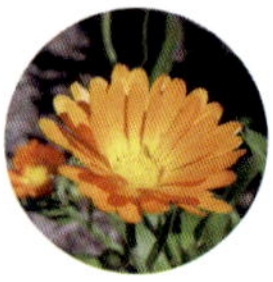

Heilwirkung

Erst die Kombination und Ausgewogenheit dieser Einzelstoffe bewirkt, dass die Ringelblume eine fantastische Heilwirkung bei sowohl innerlicher wie äußerlicher Anwendung entfaltet:

- entzündungshemmend
- antibakteriell, antiviral
- abschwellend
- krampflösend
- schmerzstillend
- leberstärkend und gallenflussfördernd
- zyklusregulierend
- wachstumshemmend
- immunstimulierend

Eine Freundin aus alten Tagen arbeitete als Krankenschwester in einer Praxis, deren Anliegen auch die Versorgung derer war, die auf der Straße leben oder durch Drogenkonsum in ein Leben unter schlechten hygienischen Bedingungen geraten waren. Vertraut mit der Kraft der Ringelblume, begann sie eines Tages, die schlecht heilenden Wunden statt mit den üblichen Farblösungen, die immer wieder Allergien hervorriefen oder mit dem Keimspektrum nicht fertig wurden, mit verdünnter Ringelblumentinktur zu spülen. Sie war begeistert. Selbst übelsten Bakterien wie Staphylokokkus aureus machte diese Behandlung den Garaus und ließ alle infizierten Wunden schneller heilen, als es die konventionelle Behandlung je vermochte.

Äußerliche und innerliche Verwendung

Neben diesen infizierten, schlecht heilenden Wunden, deren Behandlung die absolute Domäne der Ringelblume ist, kann sie **äußerlich** verwendet werden bei

- Gerstenkorn
- Augenbindehautentzündung
- schrundiger rauer Haut
- Verbrennungen
- Venenentzündungen
- Krampfadern

Frauen nutzen die äußerliche Anwendung mit einer Salbe oder mit verdünnter Tinktur noch bei folgenden frauenspezifischen Beschwerden. Wie es gemacht wird, wird in den Rezepten genau beschrieben.

- Dysplasien am Gebärmutterhals
- chronische oder immer wiederkehrende Vaginalentzündungen

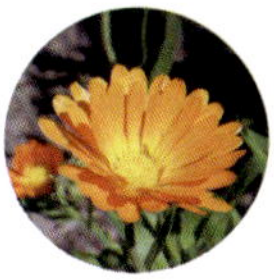

- Scheidentrockenheit/Wundheit in den Wechseljahren und anderen Zeiten hormoneller Schwankungen
- wunde Brustknospen in der Stillzeit
- Brustentzündungen
- Lymphstauungen im Arm nach Brustkrebs
- Wundheilungsstörungen nach Operationen
- Genitalwarzen

Die Volksheilkunde empfiehlt, die Ringelblume über die lokale Anwendung hinaus durchaus weiter **innerlich** zu nutzen. Die Heilkraft auf Haut und Schleimhaut kann verstärkt, die Wirkung auf die serösen Häute des Körperinneren kann nur mit der zusätzlichen inneren Anwendung voll genutzt werden.

Frauen könnten Ringelblumentee oder -tinktur bei folgenden Beschwerden in ausgewogene Heilpflanzenmischungen zum innerlichen Gebrauch geben:

- Endometriose
- chronische oder immer wiederkehrende Vaginalentzündungen
- Dysplasien
- Immunstärkung bei Krebs
- Venenprobleme in der Schwangerschaft
- Gallenbeschwerden
- Blasenentzündungen
- schmerzhafte, verhaltene Menstruation

Bitte beachten

Offiziell verwendet und verkauft werden die Ringelblumenblüten (*Calendulae flos* und *Calendulae flos cum calyce,* die Zungenblüten mit den zerkleinerten Blütenkörbchen). Haben Sie die Pflanze im Garten, verwenden Sie besser ohnehin wie beschrieben die ganzen Blütenköpfchen für die äußere Anwendung, das ganze Kraut für den Tee. Bewährt als Fertigpräparat ist Calendula-Essenz und Calendula-Salbe von Weleda.

Rezepte mit Ringelblume

Scheidenspülungen zur Stabilisierung bei chronischen Vaginalinfekten oder Dysplasien

Lassen Sie sich in der Apotheke oder im Kräuterhaus eine Teemischung zusammenstellen aus

Ringelblumenblüten	*Calendulae flos*	15 g
Taubnesselkraut	*Lamii albi herba*	20 g
Echtes Labkraut	*Galii veri herba*	25 g

Übergießen Sie 1 EL dieser Mischung mit ½ Liter 70 °C heißem Wasser. Zugedeckt ziehen lassen, bis der Aufguss auf Körpertemperatur abgekühlt ist. Abseihen und mit einer Vaginaldusche applizieren. Besser ist noch ein Bleibeklistier, bei dem der Tee durch Hochlagerung des Beckens 10 Minuten einwirken kann.
Diese Behandlung sollte unterstützt werden durch die Anwendung von antiviralen, antibiotischen oder antimykotischen ätherischen Ölen, sofern ein Infekt vorliegt, sowie die Stärkungstropfen oder einen Dysplasietee. Regelmäßige Abstriche kontrollieren den Erfolg bzw. kennzeichnen den Zeitpunkt, wann eine zusätzliche schulmedizinische Behandlung angezeigt ist.

Ringelblumenbalsam bei trockener Scheide

100 g Olivenöl mit 10 g frischen Ringelblumenblüten 15 Minuten sanft köcheln lassen, abseihen und mit 10 g gelbem Bienenwachs härten. Kühl und lichtgeschützt aufbewahren und bei Bedarf, wenn nötig nach jedem Toilettengang, mit dem Finger vorsichtig auf die empfindlichen Bezirke auftragen. Die zusätzliche Einnahme des Schüssler-Salzes Nr. 8, Natrium chloratum, fördert die Durchfeuchtung des Gewebes von innen.

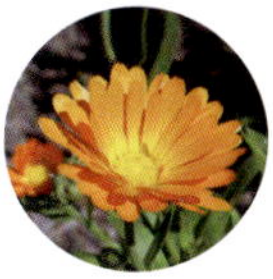

Ringelblumenumschläge bei PMS oder Lymphstauungen nach Operationen

1 bis 2 TL Ringelblumenessenz auf 200 ml Wasser, Temperatur kühl oder lauwarm. Stoffwindel oder Geschirrtuch tränken, auswringen und vorsichtig und ohne Druck auflegen. Erneuern nach Gefühl.

Balsam für wunde Brustknospen

Ringelblumenbalsam oder verdünnte Tinktur kann auch für wunde Brustknospen verwendet werden. Diese sanft betupfen, an der Luft einziehen oder trocknen lassen.

Endometriosetee

Ringelblumenblüten	*Calendulae flos*	15 g
Kamillenblüten	*Matricariae flos*	10 g
Löwenzahnwurzel	*Taraxaci radix*	30 g
Mistelkraut	*Visci albi herba*	25 g
Frauenmantelkraut	*Alchemillae herba*	20 g

Trinken Sie 3 Tassen täglich, 1 TL pro Tasse, 10 Minuten ziehen lassen.

(→ Ackerschachtelhalm, Majoran)

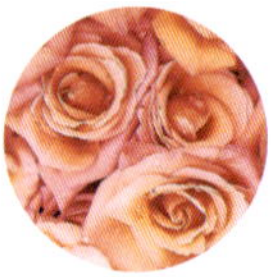

Die edle und die wilde Rose

Feiner Duft für Schönheit und Gesundheit

Rosa damascena oder gallica und Rosa canina
Familie der Rosengewächse (Rosaceae)

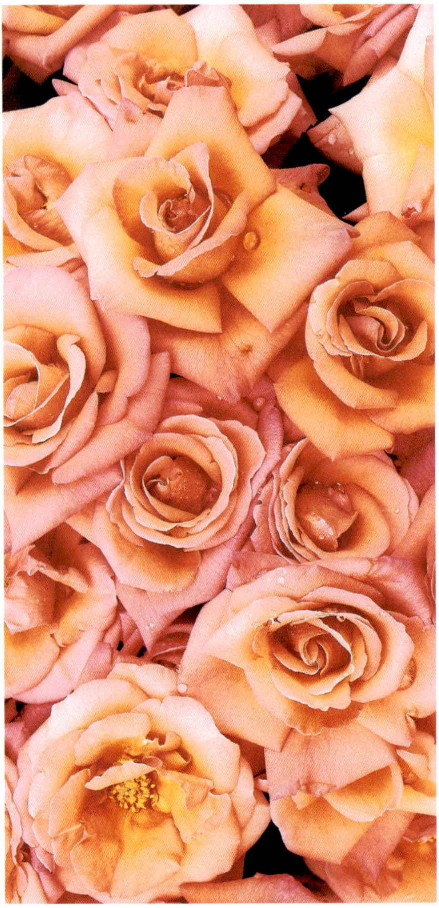

Gönnen Sie sich ein wenig Rosenduft von Zeit zu Zeit! Sie werden es nicht bereuen. Er hilft gegen Selbstzweifel, Knauserigkeit und Engherzigkeit, hüllt Sie in eine Wolke von Schönheit, Anmut und Sinnlichkeit und macht eine selbstbewusste, großzügige Frau aus Ihnen, mit genau dem richtigen Maß an Offenheit und Abgrenzungsfähigkeit, das Sie schon immer Ihr Eigen nennen wollten. Schön und wehrhaft zugleich. Ja bitte! Die Rose, Inspiration für Künstler aller Sparten.

Pflanzenbetrachtung

Schauen Sie sie an, die Gartenrose mit ihren Hunderten von Spielarten. Von unschuldigem Weiß über zartes Rosa, warmes Orange bis zu feurigem Rot. Ob *Rosa damascena*, die Edle aus Damaskus, *Rosa gallica*, *Rosa centifolia* – wir legen uns da überhaupt nicht fest. Duftend muss sie sein. Sie dürfen jede

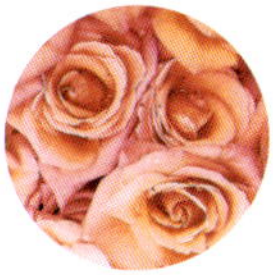

der Schönheiten aus Ihrem Garten verwenden, wenn Sie nur nicht gespritzt wurde. Sammeln Sie die Blütenblätter im Sommer, wenn die Rosen voll erblüht sind, sie womöglich ihren Reichtum schon fast in alle Winde zerstreuen. Breiten Sie sie sorgfältig auf einem sauberen Tuch, warm, aber lichtgeschützt, am besten auf dem Dachboden aus und verwahren die getrockneten Blütenblätter duftdicht für Zeiten, wo sie gebraucht werden.

Und jetzt stellen Sie sich vor, aus diesen federleichten Blüten sollte das ätherische Öl mittels Destillation extrahiert werden. Für nur 1 g des kostbaren Öles werden 3 bis 5 kg (!) Blüten gebraucht. So wird verständlich, warum echtes Rosenöl so sündhaft teuer ist. Vergessen Sie alles, was Ihnen günstig vorkommt. Es ist synthetisch hergestellt, sein Duft und seine Wirkung kein Vergleich zum echten Rosenöl (Bezugsquellen im Anhang). Gönnen Sie sich, immer ein wenig davon im Hause zu haben. Sie können Ihr Massageöl damit aromatisieren (→ Rezept) und an dunklen Tagen oder wann immer Sie es brauchen einen Tropfen, nicht mehr, in die Duftlampe geben.

Die Edelrose

Die Volksnamen der edlen Rosen sind gar viele:

Gartenrose, Frauenrose, Apothekerrose, Zuckerrose, Jungfernrose, Pomponrose, Kaiserrose, Franzosenrose (*Rosa gallica*!), Knopfrose ... bis hin zu den blumigen Namen der Zuchtformen. Es gibt mehrere Tausend Rosenarten allein in Europa, deren Stammpflanze aus dem Orient, aus Persien kommen soll. Sie wurde von den Römern ins Abendland gebracht und genoss von Anfang an höchsten Ruhm. Alle Heilpflanzenkenner lobten durch die Jahrtausende ihre Wirkung und auch ihre Schönheit. Sie wussten zu allen Zeiten, dass es eine besondere Bewandtnis mit diesem Duft haben muss. Die Rose kommt in vielen Märchen vor, viele Bräuche ranken sich um den Rosenstrauch wie der, nach der Geburt die Plazenta unter einem Rosenbusch zu vergraben, damit das Kind rote Wangen bekommen möge.

Pflanzenwirkstoffe und Heilwirkung der Rosenblüten

Der Zusammenklang des ätherischen Öls mit den feinen Rosengerbstoffen, verschiedenen Vitaminen und Mineralien ergibt folgendes Wirkspektrum auf Körper, Geist und Seele:

- hautklärend, hautstärkend
- blutreinigend
- keimwidrig
- entzündungshemmend
- durchfallwidrig
- öffnet Herz und Sinne
- stärkt und baut auf
- aphrodisisch
- stimmungsaufhellend
- beruhigend
- umhüllend
- wärmend

Rosenblüten für Frauen

Rosenblüten werden im offiziellen phytotherapeutischen Kanon vor allem bei Hautproblemen (auch allergischer Art) eingesetzt, sind Bestandteil vieler Kosmetika (→ Aknetees) und phytotherapeutischer Fertigarzneimittel. Die zusammenziehende, stopfende Wirkung der Gerbstoffe prädestiniert sie, Teil von Teemischungen gegen Durchfälle zu sein.

Ungezählt sind die kulinarischen Köstlichkeiten, die sich mit der Rose herstellen lassen, von Rosenhonig über Rosenlatwerge, Rosenblütendesserts, Rosenessig bis hin zu Rosensalben, Rosencremes unter Mitwirkung von Rosenwasser, Rosenöl, Rosenblättern.

In der Frauen-Naturheilkunde gehören Rosenblüten in aphrodisische und fruchtbarkeitsfördernde Tees (→ Rezepte) und in schleimhautheilende lokale Anwendungen wie in duftende Vaginalzäpfchen. Sie können diese hie und da zum reinen Vergnügen verwenden, in trockenen Zeiten zum Pflegen oder statt eines Gleitmittels sowie zum Stabilisieren der Schleimhaut nach (!) einem Vaginalinfekt.

Als wichtige Seelenpflanze sind Rosenblätter Bestandteil vieler antidepressiver, umhüllender, aufrichtender Teemischungen.

Die Heckenrose und ihre »Früchte«, die Hagebutten

Unterschieden wird in der Heilkunde die gefüllte Edelrose von der wilden, einfachen Heckenrose *Rosa ca-*

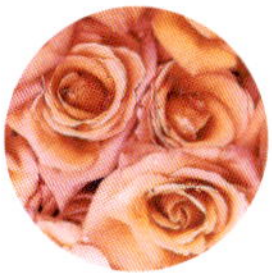

nina. Von ihr werden seit alters her die Schalen und Kerne der Hagebutten verwendet. Die Heckenrose zeigt sich als bis 2 m hoher dorniger Strauch. Sie bildet mit anderen »Hagpflanzen« wie Weißdorn, Schlehe und Hainbuche dichte Hecken, die allerlei Getier Schutz bieten. Alle kennen ihre gezähnten, gefiederten Blätter, ihre duftenden zartrosa Blüten. Aus ihnen entwickeln sich im Spätsommer leuchtend rote Pseudofrüchte, die Hagebutten. Ihr Fruchtfleisch schmeckt süß, säuerlich, schwach zusammenziehend.

Hagebutten enthalten jede Menge Vitamin C (wird nicht durch Kochen zerstört!), Fruchtsäuren, Karotin, ätherische Öle, verschiedene Zucker und Mineralien.

Hagebutten wurden schon in den Pfahlbauten der Steinzeit gefunden.

Der dornige Zweig hält, über die Haustür genagelt, böse Geister fern. Der Bauernkalender besagt: Blüht die Rose üppig vor dem 15. August, wird es eine reiche Weinernte geben.

Kulinarische und heilkundliche Verwendung der Hagebutten

Wir kennen aus den Hagebutten ein abwehrstärkendes Mus, aber auch einen köstlichen Wein. Im Tee verwendet als *Cynosbati fructus*, dienen sie der Vorbeugung und Behandlung von Erkältungs- und anderen Infektionskrankheiten. Die in den Hagebutten enthaltenen Kerne *Cynosbati semen* sind als harntreibend und gichtwidrig bekannt.

Mit ihren Gerbstoffen hatten sie einst auch eine frauenspezifische Anwendung. Tabernaemontanus schreibt im 16. Jahrhundert: »Der gelbe Saamen ist eine sonderliche Artzney wider das Blutspeyen ... stillet den überflüssigen Weiberfluss.«

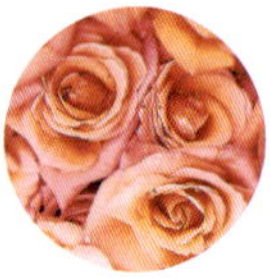

Rezepte mit Rosenblüten

Herzöffnende Mischung

Rosenblüten	*Rosae flos*
Melissenblätter	*Melissae folium*
Herzgespann	*Leonuri card. herba*
Johanniskraut	*Hyperici herba*

Wann immer Sie sich bereit machen möchten, Ihr Herz zu öffnen, sei es für neue Liebe, sei es für neue Erfahrungen (mit Ihrer alten Liebe), trinken Sie 1 Monat lang täglich 2 bis 3 Tassen dieser Mischung.

Teemischung »Früchte der Liebe« für Sinnlichkeit und Fruchtbarkeit

Rosenblüten	*Rosae flos*	10 g
Hagebutten	*Cynosbati fructus*	30 g
Melissenblätter	*Melissae folium*	25 g
Damianablätter	*Damianae folium*	25 g

Sage niemand, Sinnlichkeit und Fruchtbarkeit hätten nichts miteinander zu tun. Der Umkehrschluss, sie hingen zwingend miteinander zusammen, stimmt jedoch auch nicht. Nichtsdestotrotz empfehle ich Paaren mit Kinderwunsch, besonders Ersteres zu pflegen. Allzu oft wird die Erotik dem Kalender geopfert, indem die fruchtbaren Tage das Liebesleben bestimmen und die Paarbeziehung auf der Strecke bleibt. Diese wohlschmeckende Mischung, zart dosiert genossen, verbessert die Beckendurchblutung, entspannt und stärkt.

Aknetee

→ Brennnessel, Frauenmantel, Gänseblümchen

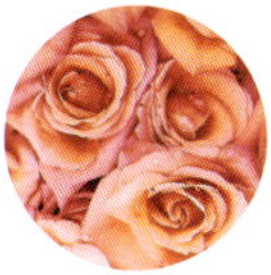

Rosensirup

Kochen Sie 1 l Wasser mit 1 kg Rohrzucker auf, bis sich der Zucker ganz gelöst hat, und lassen Sie das Ganze abkühlen. Übergießen Sie in einem großen Einmachglas so viele frisch gepflückte Rosenblütenblätter, dass diese bedeckt sind (ca. 100 g). Fügen Sie zwei heiß abgewaschene, in Scheiben geschnittene Bio-Zitronen hinzu. Im Kühlschrank unter gelegentlichem Schütteln 3 Tage stehen lassen, durch ein feines Tuch filtrieren und in saubere 200-ml-Flaschen abfüllen. Kühl aufbewahrt hält der Sirup sicher ein halbes Jahr. Genießen Sie ihn in 1:10 verdünnt als heißen Punsch, als erfrischendes Sommergetränk oder geben Sie einen Schuss davon in Sekt oder in Süßspeisen.

Rosen-Vaginalzäpfchen

Am besten, Sie laden Ihre Freundinnen zum Kaffeekränzchen ein und besorgen neben leckeren Törtchen auch gleich die Zutaten für sinnlich-entzündungswidrige Rosenzäpfchen. Es ist ein schwelgerisches Vergnügen, sie herzustellen, was gemeinsam mehr Freude macht.

Sie brauchen pro Frau einen 10er-Riegel Zäpfchengießformen à 1 g, 1 g Frauenmanteltinktur und 10 g Zäpfchengrundmasse (2/3 Kakaobutter, 1/3 Sheabutter) und 3 Tropfen reines ätherisches Rosenöl (Bezugsquellen im Anhang). Lassen Sie die Grundmasse im Wasserbad schmelzen und rühren Sie die leicht erwärmte Tinktur mit dem Schneebesen wie bei der Majonnaise-Herstellung langsam unter, zum Schluss das ätherische Öl, und befüllen Sie die Gießformen mithilfe einer Spritze. Nach dem Aushärten duftdicht aufbewahren.

Bitte beachten: Nicht alle Rosendüfte sind für alle Nasen angenehm. Experimentieren Sie mit verschiedenen Sorten oder nehmen Sie stattdessen feines Lavendelöl.

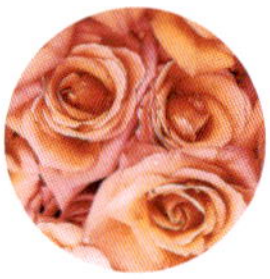

Mein Lieblingssommergetränk

Besorgen Sie sich Rosenwasser in einem gut sortierten Laden für orientalische Lebensmittel. Speziell in der persischen Küche wird es viel verwendet. Auf 1 Liter Wasser in einem schönen Glaskrug geben Sie maximal 1 EL Rosenwasser, auf keinen Fall mehr. Die Verblüffung Ihrer Gäste ist Ihnen sicher.

Hagebuttenwein

3 kg zerkleinerte Hagebutten (mit Kernen) mit 4 Litern Wasser und 2 kg Zucker unter Zusatz von Kulturhefe (aus dem Weingroßhandel) in einem Glasballon gären lassen und nach Beendigung des Gärprozesses auf Flaschen ziehen.

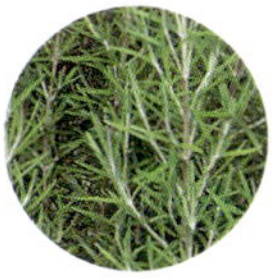

Rosmarin

Bringt die ganze Frau in Schwung

Rosmarinus officinalis L.
Familie der Lippenblütlerinnen (*Lamiaceae*)

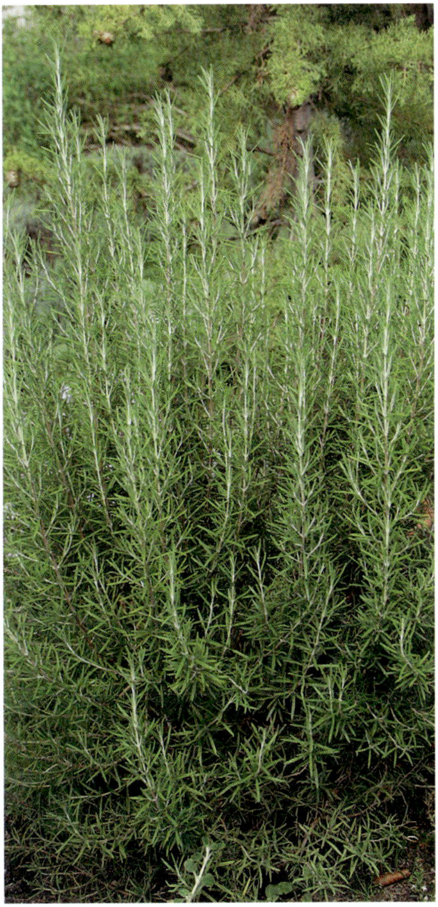

In vielen südlichen Gärten steht ein alter Rosmarinstock. Steil in den Himmel recken sich seine grünen Zweige. Wenn er im Sommer seine Blüten abgeworfen hat, betört er noch immer mit seinem Duft und seiner aufrichtenden Wirkung.
In Mitteleuropa, zumindest in höheren Lagen, tun die Frauen gut daran, ihn nicht in den Garten zu pflanzen, sondern im Topf zu lassen und im Winter ins Haus zu holen, damit er nicht erfriert. Pflegen Sie ihn gut, es heißt, wo der Rosmarin gedeiht, ist eine starke Frau im Haus. Das möchte doch keine riskieren. Nur muss sie ein wenig achtgeben. Aus England ist überliefert, dass Männer, die auf die Stärke ihrer Frau neidisch waren, dem Rosmarinstock heimlich Schaden zufügten.

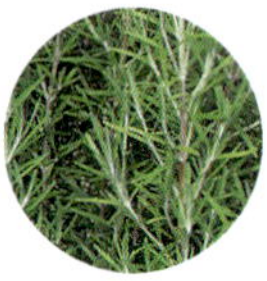

Pflanzenbetrachtung

Schauen Sie sich den Rosmarin gern genauer an: Feste gerade, fast nadelartige immergrüne Blätter trägt er, benimmt sich wie ein Strauch und kann bis zu 2 m Höhe erreichen. Er wächst rund um das Mittelmeer wild und zeigt im Frühjahr von März bis Mai blau-violette Lippenblütchen. Seine Blätter können das ganze Jahr hindurch gepflückt werden, sie verströmen einen kräftigen belebenden Duft und genau so ist sein Wesen und seine Wirkung.

Aus dem Namen lernen

Die lateinischen Worte *ros* und *mare* formen einen seiner Volksnamen: *Meertau*, der damit zusammenhängen soll, dass Rosmarin angeblich in der Nähe des Meeres, benetzt von dessen Tau, besonders gut wächst. Es gibt eine weitere Variante, den Namen abzuleiten, die etwas plausibler klingt, vom Griechischen *rhops*, Strauch, und *myrinos*, balsamisch duftend. Da erkennen wir ihn schon eher wieder.

Mythen, Märchen, Geschichte

Sagen und Bräuche ranken sich um den Rosmarin. Die schönste Geschichte ist vielleicht die von der Königin Isabella von Ungarn aus dem 16. Jahrhundert. Die Königin war schon eine gestandene alte Dame von 72 Jahren, als sie sich in den jungen König von Polen verliebte. Alsdann wusch sie sich täglich mit Rosmarinwein (→ Rezept) und siehe da, sie ward auf wunderbare Weise verjüngt, von ihrer Gicht befreit und gewann ohne Mühe die Liebe ihres Auserwählten.

In der Antike war der Rosmarin wie andere stark duftende Pflanzen Aphrodite, der Göttin der Schönheit und Liebe, geweiht. In den Liedern des Horaz wird erzählt, dass die Statue der Göttin stets mit frischem Rosmarin bekränzt wurde. Bis heute hat sich, daraus abgeleitet, der ländliche Brauch erhalten, den Brautkranz mit Rosmarin zu winden. Die Hochzeitsgäste bekommen ebenfalls ein Zweiglein angesteckt, um am Glück der beiden teilzuhaben.

Schon in den ersten nachchristlichen Jahrhunderten scheint der Rosmarin über die Alpen gekommen zu sein. Bei

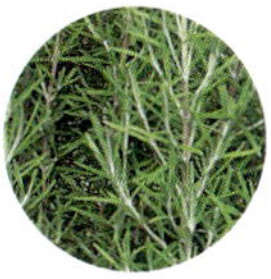

der Planung des Klosters St. Gallen im Jahre 820 wurde jedenfalls im Klostergarten ein Plätzchen für ihn bezeichnet und natürlich findet er sich im *Capitulare de villis* Karls des Großen. Die Heilwirkung wird in den Kräuterbüchern des 16. Jahrhunderts ausführlich beschrieben, so bei dem Berner Stadtarzt Otto Brunfels in seinem *Contrafayt Kreuterbuch* von 1532, dem ersten, das in deutscher Sprache erschien: »Stercket die Memory / das ist die gedächtnüssz – Behütet vor der pestilentz – Erwörmet das marck in den beynen – Bringet die sprach härwider – Macht keck und hertzhafftig – Macht jung geschaffen – Retardiert das Alter / so man es allen tag trincket – Ist ein theriacks für alles gyfft – Stillet die augen flüssz ...«

In dieser Tradition nennt meine Freiburger Heilpflanzenkollegin Ursel Bühring den Rosmarin gern das Memory-Kraut und nutzt es in einer konzentrationsfördenden Teemischung. Aus Pestzeiten ist die erfolgreiche Verwendung von Rosmarinräucherungen zum Schutz vor Ansteckung überliefert. Seine erwärmende, »herzhafte« Wirkung werden wir noch kennenlernen – ein wahrer Jungbrunnen, Bestandteil des Theriak, einer stärkenden Kräutermischung, vergleichbar dem »Schwedenbitter«. Abgeleitet aus seinem Gerbstoffgehalt, dürfen wir von ihm erwarten, dass die entzündlichen »Augenflüss« gelindert werden.

»Rosmarin und Thymian
wächst in unserm Garten,
Unser Ännchen ist die Braut,
will nicht länger warten.«

Jede kennt den alten Kinderreim, aber wie ist er zu deuten? Bezieht er sich auf die aphrodisierende oder gar die abtreibende Wirkung des Rosmarin? Haben die beiden Heilpflanzen einen geheimen Zusammenhang? Ich denke, der Rosmarin hat Ännchen in Schwung gebracht, der Thymian ihr den Mut verliehen, dafür zu sorgen, dass die Heiraterei und die in damaliger Zeit daran gebundenen Liebesfreuden nun Wirklichkeit werden. Die Anspielung, die im Volksnamen *Lebensrute* steckt, wird sie für ihren jungen Bräutigam hoffentlich noch nicht brauchen. Und dass die kleinen Kinder vom Storch gebracht oder aus

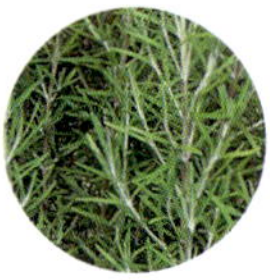

dem Rosmarinbusch geholt werden, wie manche Leute behaupten, wird unser kluges Ännchen sicher nicht geglaubt haben.

Ein *Brautkraut* oder *Hochzeitsbleaml* könnte natürlich auch zauberischen Zwecken dienen. In Frankreich ist überliefert, dass ein Rosmarinzweig, in einem Eimer reinem Quellwasser der Sonne ausgesetzt, bei Sonnenaufgang mit geheimnisvollen Worten besprochen werden muss, damit sich auf dem Grund des Eimers das Gesicht des Zukünftigen zeigt.

Die Variante für aktive Zauberinnen lautet, man muss den oder die Erwählte nur mit einem Zweig berühren, schon wird die Liebe erwidert.

Pflanzenwirkstoffe

Durch die Analyse der Inhaltsstoffe kommen zu Tage: jede Menge ätherisches Öl, bis 2,5 % vor allem Cineol, Borneol, Campher, Pinen, Limonen in unterschiedlicher Zusammensetzung je nach Jahreszeit, Standort und Sonnentagen. Wie beim Thymian unterscheidet man verschiedene Chemotypen (CT) wie den kräftig desinfizierenden CT cineol oder den milderen CT verbenon. Bis 3 % milde Labiatengerbstoffe, Bitterstoffe, Flavonoide, Fette, Polysaccharide und etwas schmerzstillende Salicylate wurden gefunden.

Heilwirkung bei äußerlicher Anwendung

Welche Wirkung können wir daraus ableiten und deckt sie sich mit den Überlieferungen? Man unterscheidet die äußerliche von einer innerlichen Anwendung und findet für Erstere folgende Effekte:

- durchblutungsfördernd
- desinfizierend
- entzündungshemmend
- schmerzlindernd
- mild adstringierend
- haarwuchsfördernd

Hinzu kommt die äußerliche Verwendung des ätherischen Öls für durchblutungsfördernde, lokal reizende Einreibungen, selbstverständlich verdünnt in Ölen, Bädern, Spiritus und Salben.

Frauen nutzen diese äußerliche Wirkung zur Durchwärmung des Unterleibs bei Kältezuständen, Stockungen des Menstruationsflusses oder wenn

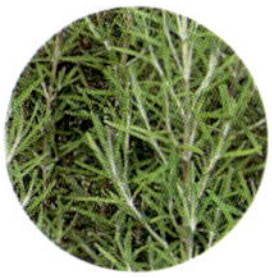

die innerliche Anwendung sich verbietet, wie in der Schwangerschaft. Ein wenig ätherisches Rosmarinöl in der Duftlampe hilft, wenn eine sich gar zu sehr durch den Tag schleppt, oder ein paar Spritzer Rosmarin-Bademilch von Weleda ins Waschwasser zur Anregung des Kreislaufs. Gegen die kräftigende Wirkung aufs Haupthaar durch Rosmarin-Shampoos oder Rosmarin-Haarwasser wird auch keine etwas einzuwenden haben.

Heilwirkung bei innerlicher Anwendung

Die innerliche Anwendung der Rosmarinblätter als Tee, Tinktur oder Heilwein wirkt:

- blutdrucksteigernd
- durchblutungsfördernd auf Becken- und Bauchorgane
- in niedriger Dosis fruchtbarkeitsfördernd
- in hoher Dosis abtreibend
- magenstärkend
- entblähend
- fettverdauend, gallenflussfördend
- anregend auf Kreislauf und Gemüt
- stärkt das Herz (positiv inotrop)
- verbessert die Koronardurchblutung
- vertreibt dunkle Gedanken
- weckt die starke Frau in uns

Nach E. Brooke heilt Rosmarin erlittenes Unrecht, Verbitterung und Verhärtung, wird aber auch bei zu weichem Herz und der typisch weiblichen Tendenz zur vorwurfsvollen Aufopferung gegeben.

Zur Anwendung kommt der Tee der Rosmarinblätter oder des blühenden Krautes

- bei Verdauungsschwäche
- zur Förderung der Gallensekretion
- bei niedrigem Blutdruck
- bei Herzschwäche
- zart dosiert zur Fruchtbarkeitsförderung durch Anregung des Eisprunges und Tonisierung in der ersten Zyklushälfte
- bei Amenorrhoe und Oligomenorrhoe
- zur Menstruationsanregung
- bei geistiger Erschöpfung
- zur Konzentrations- und Gedächtnisförderung
- bei Seh- und Hörschwäche

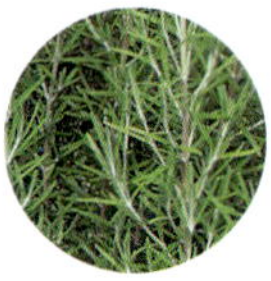

Bitte beachten
Nicht verwendet werden darf Rosmarin mit all seinen Zubereitungen innerlich in der Schwangerschaft und bei erhöhtem Blutdruck. Die innerliche Verwendung des ätherischen Öles kann zu Magen-, Darm- und Nierenreizungen führen und gehört in kundige Hände.

Rezepte mit Rosmarin

Antidepressionstee zur Verbindung mit der inneren Stärke

Rosmarin	*Rosmarini folium*	20 g
Engelwurz	*Archangelicae radix*	25 g
Johanniskraut	*Hyperici herba*	20 g
Melisse	*Melissae folium*	20 g
Schafgarbe	*Millefolii herba*	20 g
Enzian	*Gentianae radix*	5 g

Trinken Sie 3 Tassen täglich, 1 TL pro Tasse, 3 Minuten zugedeckt ziehen lassen. Suchen Sie professionelle Hilfe, wenn diese Maßnahme nicht ausreicht.

Kreislauftee bei Erschöpfung und niedrigem Blutdruck

Rosmarin	*Rosmarini folium*	30 g
Schafgarbe	*Millefolii herba*	20 g
Weißdorn	*Crataegi folium c. flos*	25 g

Trinken Sie wie üblich von dieser Mischung 2 bis 3 Tassen täglich über einen begrenzten Zeitraum. Erschöpfung muss ursächlich behandelt werden, im Zweifelsfalle durch Entlastung. Ein niedriger Blutdruck wird auf Dauer nur durch regelmäßige Bewegung stabilisiert.

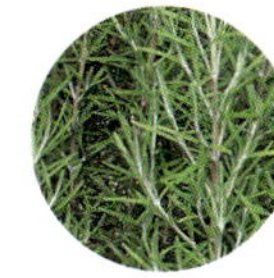

Konzentrationstee für entspannte Aufmerksamkeit

Rosmarin	*Rosmarini folium*	20 g
Engelwurz	*Archangelicae radix*	30 g
Melisse	*Melissae folium*	20 g
Lavendel	*Lavandulae flos*	10 g
Basilikum	*Basilici herba*	20 g

Menstruationsfördernder Tee bei zu schwacher Blutung

Aus Rosmarinblättern 3-mal täglich einen milden Tee brauen und warm trinken. Die letzte Tasse nicht zu spät am Tag. Parallel beckenstärkende Übungen machen (Luna-Yoga, Hula-Hoop, Bauchtanz) und täglich einen anregenden, durchblutungsfördernden Balsam (→ unten) auf dem Unterbauch einmassieren.

Rosmarinwein

70 g Rosmarinblätter in 0,7 l Madeira oder Sherry 4 Tage ziehen lassen. Vor den Mahlzeiten trinken besonders alte Menschen 1 Likörgläschen davon. Regt die Verdauung und den Appetit an.

Ungarischer Königinnenwein *(Aqua Reginae Hungariae)*

150 g frische Blüten werden über Nacht mit 1 Liter gutem weißen Wein angesetzt und anschließend abgeseiht. Mit dem so erhaltenen Elixier wasche man sich täglich und scheue sich nach einer Weile auch als ältere Frau nicht, einen jungen Mann zu freien. Laut Betty Dodson, der amerikanischen Vorkämpferin für eine lebendige weibliche Sexualität, passt die sexuelle Aktivität älterer Frauen mit der jüngerer Männer sehr gut zusammen. Die Frauen wissen, was sie brauchen, die jungen Männer verfügen über die dazu passenden Kräfte.

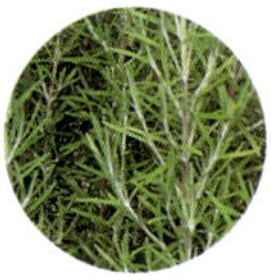

Rosmarinspiritus

Für Einreibungen bei Nerven- und Kopfschmerzen, geistiger und körperlicher Abgeschlagenheit mischen Sie 2 ml Rosmarinöl in 100 ml 70%igen Weingeist. Verreiben Sie die Mischung vorsichtig auf Stirn und Schläfen. Nicht in Kontakt mit Schleimhäuten bringen.

Beckenkraftstärkendes Balsam

Bereiten Sie einen öligen Auszug aus Rosmarinblättern, Majoran und Beifuß zu gleichen Teilen und härten Sie diesen mit Bienenwachs aus (→ Anhang). Fügen Sie vor dem Erkalten auf 50 ml Balsam 10 Tropfen ätherisches Rosmarinöl hinzu.

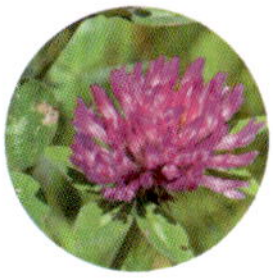

Rotklee

Pflanzenöstrogene für Fruchtbarkeit oder Harmonie im Wechsel

Trifolium pratensis L.
Familie der Schmetterlingsblütlerinnen (*Fabaceae*)

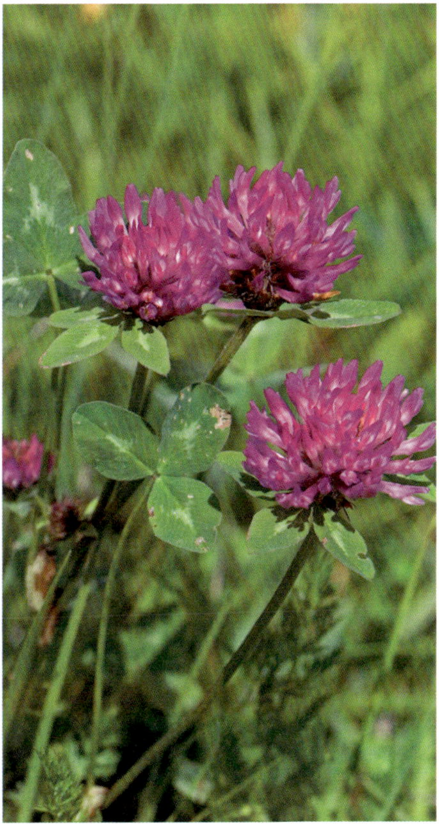

Verwundert fragen Rat suchende Frauen, wenn es um die Förderung der Eireifung und des Eisprungs geht, ob denn mit Rotklee wirklich dieses gewöhnliche Pflänzchen gemeint ist, das sie von fast jeder Wiese kennen. Süße Kindheitserinnerungen hängen am Aussaugen der einzelnen Schmetterlingsblüten, die aus den rosafarbenen runden Blütenköpfchen gezupft wurden. Diese »Kinderblume« ist in der Kultur der nordamerikanischen Ureinwohner eine viel genutzte Heilpflanze.

Ihr massenhaftes Vorkommen auf unseren heimischen Wiesen weist darauf hin, dass sie eine Nährstoffanzeigerin ist. Überdüngung der Wiesen ist ja ein häufiges Phänomen und die Pflanzen, die diese nährstoffreichen Böden suchen, entgiften das Erdreich,

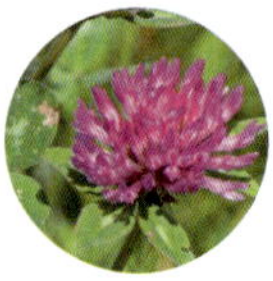

indem sie den überflüssigen Stickstoff in abbaubare Formen überführen.

Namen und Volksnamen

Die lateinische Bezeichnung *trifolium* bedeutet Dreiblatt, *pratense* verweist auf den Standort, wo der Rotklee zu finden ist, die Wiese. Als *Roter Wiesenklee*, *Futterklee*, *Himmelsbrot* oder *Zuckerblüemli* wird er in manchen Gegenden bezeichnet.

Mythen, Märchen, Geschichte

Die Dreiheit der Blätter wird mit den drei Lebensaltern der Frauen in Verbindung gebracht: Jugend – Reife – Alter, mit der dreifaltigen Göttin, der Dreifaltigkeit im Christentum. Wer ein Kleeblatt bei sich trägt, soll hellsichtig werden und damit Vergangenheit, Gegenwart und Zukunft in Verbindung bringen können, eine weitere Dreiheit.

Die Ausnahmeerscheinung, das vierblättrige Kleeblatt, gilt bis heute als Glücksbringer und wird von seiner Finderin sorgsam aufbewahrt, mit einem Wunsch verknüpft oder in Liebe verschenkt an die, die das Glück vielleicht noch dringender brauchen.

Rotklee wird seit Jahrtausenden als Heilpflanze verwendet. Dioskurides beschreibt ihn im 1. Jahrhundert nach der Zeitrechnung als Heilmittel gegen Bronchitis, Hildegard von Bingen verwendete ihn im 12. Jahrhundert bei »Verdunkelung der Augen«, was wir heute als Katarakt (Linsentrübung) oder Grauer Star beschreiben. Als Gerbstoffpflanze wird er in den Kräuterbüchern des 16. Jahrhunderts bei Durchfällen, Geschwüren, zur Wundheilung und gegen den »Weißfluss« der Frauen empfohlen.

Eine hormonartige Wirkung war im alten Amerika lange bekannt. Dies deckt sich mit Beobachtungen aus den Vierzigerjahren des 20. Jahrhunderts, dass Kühe, die zu viel Klee im Futter bekamen, nicht mehr trächtig wurden. Alles eine Frage der Dosis.

In kleinen Mengen wurde Rotklee dem Futter beigemengt, um die Fruchtbarkeit zu fördern.

Pflanzenwirkstoffe

Der pharmakologischen Forschung sind einige Inhaltsstoffe bekannt: die Gerbstoffe zum Beispiel, die der Rotklee reichlich enthält und die für seine

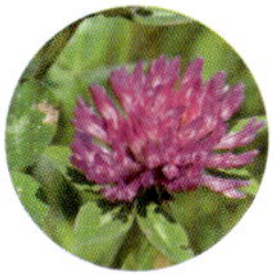

entzündungshemmende, erweichende Wirkung verantwortlich sind. Verschiedenkettige Zucker und ätherische Öle bewirken den feinen, süßen Geschmack. Mineralien und Vitamine sollten in jedem Grünzeug zu finden sein, so auch hier.

Erst die Untersuchungen der letzten Jahre förderten Isoflavone wie Genistein und Daidzein zu Tage, wie sie auch in der Sojabohne und anderen Hülsenfrüchten wie Linsen oder Kichererbsen zu finden sind. Diese östrogenwirksamen Substanzen scheinen im Rotklee sogar in einer besonders leicht aufschließbaren Polysaccharidbindung aufzutreten. Eine wahre Euphorie setzte ein, ein erstes auf 40 mg Isoflavone standardisiertes Fertigpräparat wurde auf den Markt gebracht. Es wurde herausgefunden, dass diese Phytoöstrogene in den Wechseljahren nicht nur in der Lage sind, die typischen Hitzewallungen zu mindern, sondern auch die dünner und trockener werdende Haut und Schleimhaut wieder mehr zu nähren. Ein positiver Effekt auf die Knochendichte und das Gefäßsystem wurde herausgestellt. Zwei Effekte der Phytoöstrogene wurden hierfür verantwortlich gemacht: Sie sollen erstens stärker auf die vor allem in Knochen und Blutgefäßen vorhandenen Beta-Östrogenrezeptoren als auf die Alpha-Rezeptoren in Brust und Gebärmutter wirken. Zweitens sollen sie mit überschüssigem Östrogen im empfindlichen Brustgewebe konkurrieren, damit die Rezeptoren blockieren und somit vor Brustkrebs schützen. Sie sollen damit die Fähigkeit haben, östrogenartig, aber auch als Antiöstrogen zu wirken.

Die meisten Untersuchungen wurden mit Isoflavonpräparaten durchgeführt. Wir wissen jedoch aus Erfahrung, dass Rotklee in einem schönen Wechseljahrestee oder als Tinktur auch seine Wirkung tut.

Heilwirkung

Halten wir die Heilwirkung des Rotklees, wie sie heute bekannt ist, fest:

- entzündungshemmend und erweichend in der äußerlichen Anwendung als Auflage bei Drüsenverhärtungen, Furunkeln, Unterschenkelgeschwüren (Ulcus cruris), Ekzemen und anderen chronischen Hauterkrankungen

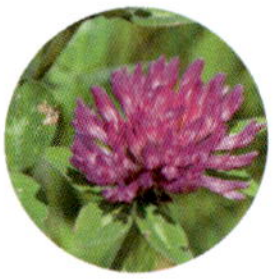

- östrogenwirksam bei Wechseljahresbeschwerden und in der Förderung von Eireifung und Eisprung
- antiosteoporotisch
- antiarteriosklerotisch

Anwendung für Frauen

Eine Heilbehandlung mit Rotklee kann sich für Frauen bei folgenden Beschwerden lohnen:

Ist im Zusammenhang mit unerfülltem Kinderwunsch untersucht worden,

1. dass die Spermienqualität des Mannes in Ordnung ist und
2. eine gynäkologische Untersuchung unauffällig ist,

dann sollte mithilfe der regelmäßigen Messung der Aufwachtemperatur die hormonelle Situation der Frau ermittelt werden.

Finden keine Eisprünge statt, sollte mit einer mindestens dreimonatigen Rotkleekur, lokaler Durchblutungsförderung sowie Gesprächen und Visualisierungen zur Ermittlung von psychosomatischen Hinderungsgründen dafür gesorgt werden, dass diese in Gang kommen. Erst dann fängt die erfahrene Phytotherapeutin an, sich mit Progesteronpflanzen um die Qualität der zweiten Zyklusphase zu kümmern.

Verwendet werden die Rotkleeblüten frisch oder getrocknet als Tee. Tinkturen stellt Ihre Apotheke her oder Sie probieren es selbst. Ein Marmeladenglas voll Rotkleeblüten mit 40%igem Schnaps (Obstler, Himbeergeist etc.) aufgießen und 14 Tage ans Licht stellen. Es gibt auch Standardpräparate, die den ermittelten Tagesbedarf an 40 mg Isoflavon präzise abdecken. Aus ganzheitlicher Sicht bleibt jedoch offen, ob nicht gerade das »Gesamtkunstwerk« Heilpflanze mit seiner Vielzahl an Inhaltsstoffen die verträglichere und natürlichere Variante darstellt. Entscheiden Sie selbst.

Beachten Sie bei der Verwendung des Rotklees, dass seine Isoflavone nur bei einer intakten Darmflora resorbiert werden können. Eine Laboruntersuchung des Stuhlgangs bringt darüber Aufschluss. Vorbeugend ist es ratsam, Bitterstoffe in die Nahrung einzubauen (Endivien, Artischocken, Löwenzahn) und einmal jährlich eine Bitterstoffkur zum Beispiel mit → Löwenzahn zu machen. Zucker, modifizierte Stärke und ande-

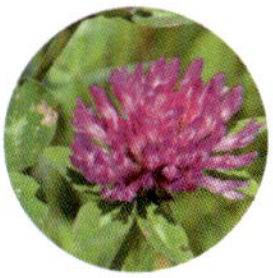

re raffinierte, bestrahlte, überzüchtete oder behandelte Lebensmittel sind zu meiden.

In den Wechseljahren zeigen folgende Beschwerden an, dass die Östrogenspiegel stärkeren Schwankungen unterworfen sind:

- Hitzewallungen
- Schlafstörungen
- Kreislaufprobleme
- Herzrasen
- Haut- und Schleimhauttrockenheit
- seelisches Auf und Ab

In dieser Zeit kann an den Rotklee gedacht werden im Wissen, dass der Wechsel eine Zeit der Neuorientierung und des Umdenkens ist, die ihre Zeit braucht; dass Frauen nach Jahren des Für-andere-Daseins sich spätestens jetzt stärker in den Mittelpunkt stellen dürfen; dass wie in der Pubertät dieses Ankommen in einem neuen Lebensabschnitt mit Turbulenzen einhergehen darf, wir nicht immer freundlich und ausgeglichen sein müssen; dass der älter werdende Körper mehr Aufmerksamkeit und Pflege bedarf, als wir vielleicht aus jüngeren Jahren gewohnt sind; und dass schließlich nicht für alle Beschwerden die Hormone verantwortlich gemacht werden können. Gesundheit im Alter hängt immer noch zu einem Großteil an einer gesunden Lebensführung und die heißt für uns Frauen:

- gesunde, wertvolle Nahrung aus biologischem Anbau
- ausreichend Bewegung (3-mal die Woche 1 Stunde)
- Stressabbau
- regelmäßiger Austausch mit anderen Frauen

Zubereitung und Dosierung

Wie Sie den Rotklee verwenden, hat viel mit persönlichen Vorlieben zu tun. Als Tee, Tinktur oder Fertigpräparat. Denken Sie daran, dass Hormone und Phytohormone gut über Haut oder Schleimhaut aufgenommen werden können, eine Rotkleecreme oder ein Gel denselben Nutzen haben kann wie die innerliche Einnahme. Sollte bei sehr starken Beschwerden ein zeitlich begrenzter Hormonersatz unumgänglich scheinen, können Kombinationen mit Pflanzenhormonen die erforderliche Dosis minimieren.

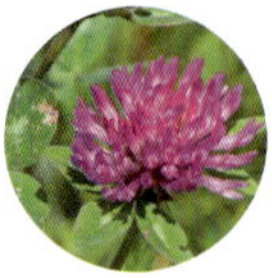

Bitte beachten
Die Studienlage zur Verwendung des Rotklees bei östrogendominanzbedingten Erkrankungen ist uneinheitlich. Auch Patientinnen berichteten immer wieder, dass Rotkleepräparate in den Wechseljahren zu Brustspannen, in seltenen Fällen zu Schmierblutungen führten. Solange eine östrogenartige Wirkung auf alle Teile des Körpers nicht auszuschließen ist, verbietet sich die Verwendung von Isoflavonpräparaten bei Östrogenrezeptor-positiven Tumoren, aber auch bei östrogenabhängig wachsenden gutartigen Geschwulsten wie Myomen. Die Verwendung des Rotklees in Tee- oder Tinkturmischungen sowie in Intimpflegeprodukten scheint auch in solchen Fällen unbedenklich.

Rezepte mit Rotklee

Wechseljahrestee

Rotkleeblüten	*Trifolii pratensis flos*	20 g
Salbei	*Salviae officinalis folium*	30 g
Hopfen	*Lupuli strobulus*	20 g

Trinken Sie von dieser Kombination dreier Östrogenpflanzen 3-mal täglich 1 Tasse, greifen Sie mit spitzen Fingern in die Teetüte und überbrühen diese »Dreifingergabe« mit 200 ml 70° C heißem Wasser. Zugedeckt nur 3 (!) Minuten ziehen lassen.

Vaginalcreme oder -gel mit Rotklee

Fluidextrakt von Rotkleeblüten im Verhältnis 1:10 mit neutralem Gel oder Creme aus der Apotheke mischen. Zur Verbesserung von Haltbarkeit und Resorption kann 2 % Vitamin E zugesetzt werden, zur Aromatisierung 1 % ätherisches Muskatellersalbei-Öl. Verwenden Sie das Gel lokal in Liebesdingen

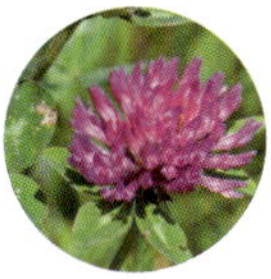

oder wenn Sie sich zu trocken fühlen. Eine Creme wird auf dieselbe Art verwendet oder, statt Hormonpflaster, abwechselnd auf Bauch, Oberschenkeln oder Arminnenseiten aufgetragen. Probieren Sie aus, ob sich bei regelmäßiger Verwendung neben der Scheidentrockenheit auch Ihre Hitzewallungen oder andere Wechseljahresbeschwerden damit verbessern.

Schleimhautaufbauende Rotkleevaginalzäpfchen

Die Herstellung entnehmen Sie dem Kapitel Rose. Statt der Frauenmanteltinktur fügen Sie der Zäpfchenmasse jedoch insgesamt 1 g Rotklee- und Taubnesseltinktur zu.

Fruchtbarkeitsprogramm

Sammeln Sie sich einen Vorrat Rotkleeblüten und trinken Sie zur Förderung von Eireifung und Eisprung 3 Zyklen lang täglich 2 bis 3 Tassen eines Tees, den Sie sich jeweils frisch mit 3 Blüten auf eine große Bechertasse zubereiten. Besorgen Sie sich eine Frauenmanteltinktur (*Alchemillae vulgaris Tinctura*) und stellen Sie anhand der Aufwachtemperatur oder Ihres Körpergefühls fest, wann der Eisprung stattgefunden hat. Ab diesem Zeitpunkt bis zum Einsetzen der nächsten Mens tropfen Sie in Ihren Tee jeweils 10 bis 20 Tropfen (je nach Körpergröße und -gewicht) der Frauenmanteltinktur dazu.
Im Falle einer Schwangerschaft reduzieren Sie im Laufe einer Woche die Einnahme auf null und freuen sich des Erfolgs.
Es kann sicher nichts schaden, in dieser Zeit einmal wöchentlich zu einem Marienaltar oder einem Kraftplatz zu gehen, eine Kerze anzuzünden oder eine andere Gabe zu hinterlegen und den himmlischen Mächten die Bitte um ein Kind kundzutun.

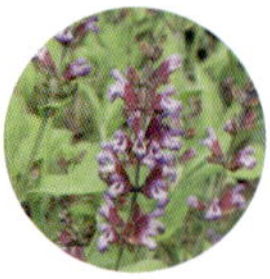

Salbei

Lieblich im Geruch, bedeutend an Kraft

Salvia officinalis L.
Familie der Lippenblütlerinnen (Lamiaceae)

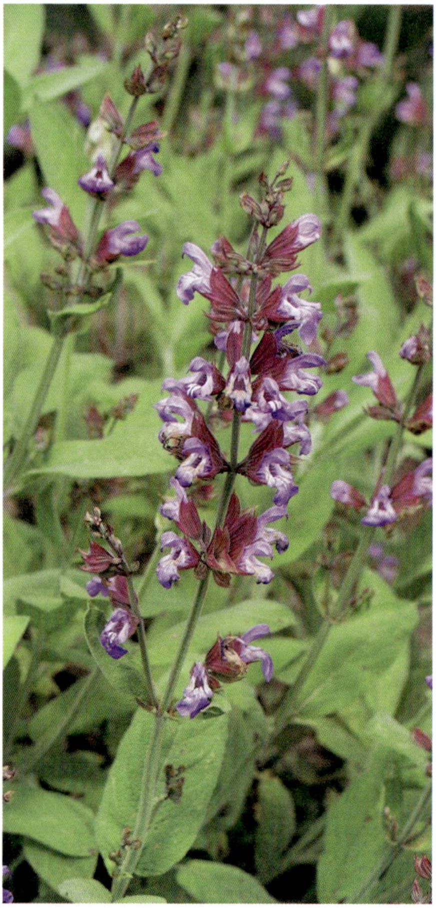

Lyrisch und nachdenklich werden die Menschen, wenn sie vom Salbei berichten. So erging es nicht nur Walafried Strabo, der ihn in seinem *Hortulus* besang. Der Abt des Klosters Reichenau verfasste nach seiner Ernennung im Jahre 847 zu Lehrzwecken lateinische Kräutergedichte, unter anderem auf den Salbei:

»Der Salbei leuchtet an erster Stelle
hervor,
lieblich im Geruch, bedeutend an Kraft
und nützlich als Trank;
hilfreich ist er befunden
in den meisten Krankheiten der Menschen
und hat es verdient,
sich stets einer grünen Jugend zu
erfreuden.«

Wir erfahren zwar noch nicht genau, bei welchen Krankheiten er ihn ein-

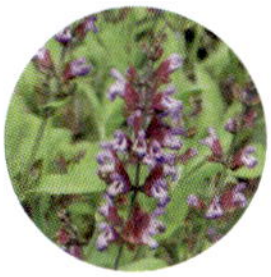

gesetzt sehen möchte, seine »stets grüne Jugend« weist uns dagegen auf das erste botanische Merkmal hin.

Pflanzenbetrachtung

Wir finden im Garten einen ausdauernden, mit den Jahren verholzenden Halbstrauch, der derbe, weißlich filzige, fein gekerbte, aromatisch riechende Blätter trägt, die auch im Winter nicht abgeworfen werden. Im frühen Sommer schon entwickelt er seine violetten, seltener rosafarbenen Lippenblüten an langen Scheinähren. Ihn wild anzutreffen, müssen wir weit in den Süden fahren, an die kargen Berghänge Kroatiens oder Griechenlands, die er in manchen Gegenden mit Macchiaartigem Wuchs überzieht.

Mythen, Märchen, Geschichte

Ebenso eindrücklich wie Strabos Gedichte, klingt der Merksatz aus der berühmten Ärzteschule von Salerno: »Warum soll sterben ein Mensch, in dessen Garten der Salbei wächst?« Die Kollegen aus dem 14. Jahrhundert schätzten ihn offensichtlich auch. Gleichzeitig mussten sie anerkennen, »dass angesichts der Macht des Todes die Medizin nicht im Garten wächst«. Ein Satz, der uns Nachgeborene dazu führen könnte, auch die Grenzen der Heilkunst zu sehen und einem würdigen Tod als Teil eines Heilungsprozesses wieder einen Platz einzuräumen.

In derselben Tradition wird Salbei *Salvia salvatrix, naturae conciliatrix,* »Salbei, die Retterin, Vermittlerin der Natur«, genannt.

Wie immer führt die Beschäftigung mit einer Pflanze automatisch dazu, sich mit einer ihrer wichtigen Botschaften zu befassen. Halten Sie gern einen Moment inne und spüren Sie der *Salvia*, der Retterin, einen Moment nach, am besten bei einem Täschen Salbeitee natürlich.

Ein französisches Fieberrezept aus dem 15. Jahrhundert schreibt vor: »Neun Tage hintereinander morgends nüchtern Salbeiblätter essen, am ersten Tag neun, am zweiten acht ... nach neun Tagen ist das Fieber verschwunden.«

Der Kräuterpfarrer Hieronymus Bock, Autor eines der ersten gedruckten Heilpflanzenbücher im 16. Jahrhundert, empfiehlt ihn vor allem den Armen, »die nit gen Frankfurt und

Venedig haben zu faren«. Er wusste vom Schutz gegen Ansteckung, die Salbei bieten kann, und nannte gleich das Rezept: »Etlich habens dafür / wan sie morgens nüchtern drei spitz salbei bletlin mit saltz essen / sie seien selbigen tag vor gifft und böser lufft behütet.«
Wen wundert es, dass solch mächtige Arznei auch für Liebeszauber verwendet wurde? In Pommern lautete die Vorschrift, wenn man jemandes Liebe gewinnen wollte: »Nimm drei Salbeiblätter, schreibe auf das erste Adam und Eva, auf das zweite Jesu Maria und auf das dritte den Namen der/des Angebeteten. Brenne diese Blätter zu Pulver und bringe dieses der Person beim Essen oder Trinken bei.«

Volksnamen

Der Volksname *Altweiberschmecken* gibt uns dagegen einen ersten Hinweis auf seine Verwendung beim Älterwerden, auch wenn die Überlieferung den Namen so interpretiert, als hätten die Frauen beim Kirchgang sich durch das Schnuppern am aromatischen Salbei vor dem Einschlafen geschützt.

Pflanzenwirkstoffe

Aromatisch, wie er ist, enthält er viele ätherische Öle wie Pinen, Campher, Thujon, Terpen, die ihn mit ihrer keimwidrigen Wirkung zusammen mit seinen Gerbstoffen als Rachendesinfiziens prädestinieren.
Des Weiteren wurden bis 3 % gefäßstabilisierende Flavonoide gefunden und krebswidrige Phenolglykoside.
Sein Aroma zusammen mit seinem Gehalt an Bitterstoffen macht ihn in der Kräuterküche beliebt. Kennen Sie Saltimbocca, diese hauchdünnen Fleischscheiben, ausgebacken mit Speck und Salbei? Lammkoteletts mit Salbeiblättern oder als vegetarische Variante, die Blätter in Pfannkuchenteig ausgebacken?
Was sich jedoch in vielen Kräuterbüchern nicht findet, ist, dass sein Einsatz in der Frauenheilkunde nicht zuletzt durch seinen Gehalt an Phytoöstrogenen gerechtfertigt ist.

Heilwirkung

Seine Heilwirkung umfasst ein großes Spektrum an Wirkrichtungen:

- entzündungshemmend
- antibakteriell, antiviral

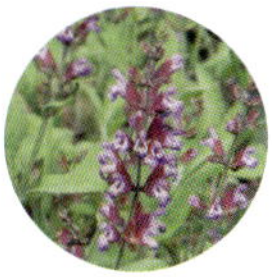

- zusammenziehend
- mild östrogenausgleichend
- schweißhemmend, desodorierend
- beruhigend
- entspannend
- aphrodisisch
- fruchtbarkeitsfördernd, hoch dosiert auch abortiv (Thujongehalt)
- milchmindernd, hilfreich beim Abstillen
- blutreinigend
- appetitanregend

Anwendung für Frauen

Für die äußerliche Anwendung kann ein kräftiger Salbeitee gebraut werden, der die üblichen 10 Minuten ziehen kann und zum Gurgeln bei Heiserkeit, Halsentzündungen und Angina, für Spülungen bei Zahnfleischentzündungen geeignet ist. Auch Waschungen mit Salbeitee bei Hautjucken oder Schweißausbrüchen sind lindernd und angenehm. Innerlich ist Salbeitee, -frischsaft oder -tinktur geeignet zum Abstillen oder um bei Milchstau die Milchbildung zu drosseln. Bei Letzterem sollte er nur schluckweise getrunken und mit dem Tee kühlende Umschläge gemacht werden. Als Östrogenpflanze hat er in der ersten Zyklushälfte seine Berechtigung zur Fruchtbarkeitsförderung. Seine Domäne in der Frauenheilkunde sind dagegen die Wechseljahre. Besonders gegen die gefürchteten Hitzewallungen ist er das Mittel der Wahl, Bestandteil von Wechseljahresmischungen für Gelassenheit, einen kühlen Kopf, stabile Knochen und gute Ideen für die zweite Lebenshälfte.

Zubereitung und Dosierung

Wann immer ich den Genuss des Salbeis preise, eine der ersten Reaktionen sind gerümpfte Nasen. Jede hat eine Erinnerung an Halsschmerzen und dieses kreuzbittere Zeug, das die Mutter zum Gurgeln braute. Und jetzt versprechen Sie mir, dass Sie mit diesem Vorurteil aufräumen, wenn ich das Geheimnis lüfte, das den Salbeitee zu einer Köstlichkeit werden lässt: Wann immer Sie ihn zum Trinken (und nicht zum Gurgeln) bereiten, genügt es, ihn nur 2 Minuten ziehen zu lassen. Wenn Sie dann noch auf die verdauungsfördernde Wirkung seiner Bitterstoffe verzichten wollen, dürfen Sie ihn sogar mit etwas Honig süßen.

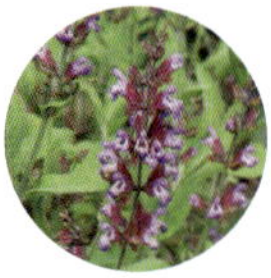

Rezepte mit Salbei

Wechseljahrestee

Salbei	*Salviae folium*	20 g
Hopfen	*Lupuli strobulus*	10 g
Herzgespann	*Leonuri cardiacae herba*	30 g
Weißdorn	*Crataegi folia cum flos*	20 g

Diese Rundummischung unterstützt Sie in Zeiten des hormonellen Wechsels gegen Hitzewallungen, Stimmungsschwankungen, Schlafstörungen und Herzrasen. 2 bis 3 Tassen täglich, 1 gestrichener TL pro Tasse, 3 Minuten ziehen lassen. Nach 3 Monaten einen Auslassversuch machen, da die Beschwerden selten über eine längere Zeit andauern.

Kühlende Tropfen für heiße Frauen

Von meiner Heilpflanzenkollegin Gertrude Ernst stammt diese nette Bezeichnung für wechseljährige Frauen. Die wichtige Übergangszeit verliert deutlich an Schrecken, wenn Frauen sich klar machen, welche Energie in den Wechseljahren frei wird, die zuvor von Familie und anderen Versorgungsaufgaben gebunden war. Die Sexualität bekommt eine neue Tiefe, die Reife und das Selbstbewusstsein der mittleren Jahre macht uns zu wahrhaft »heißen Frauen«.

Salbei-, Honigklee- und Weißdorntinktur zu gleichen Teilen gemischt und »in heißen Zeiten« 3-mal täglich 10 bis 20 Tropfen einnehmen oder (zusätzlich) die Flasche mit einem Sprühaufsatz versehen und bei Bedarf einige Sprühstöße in den Mund sprühen.

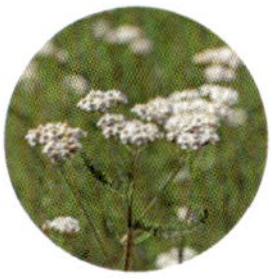

Schafgarbe

Stärkt die Mitte, mildert Extreme

Achillea millefolium
Familie der Korbblütlerinnen (*Compositae*)

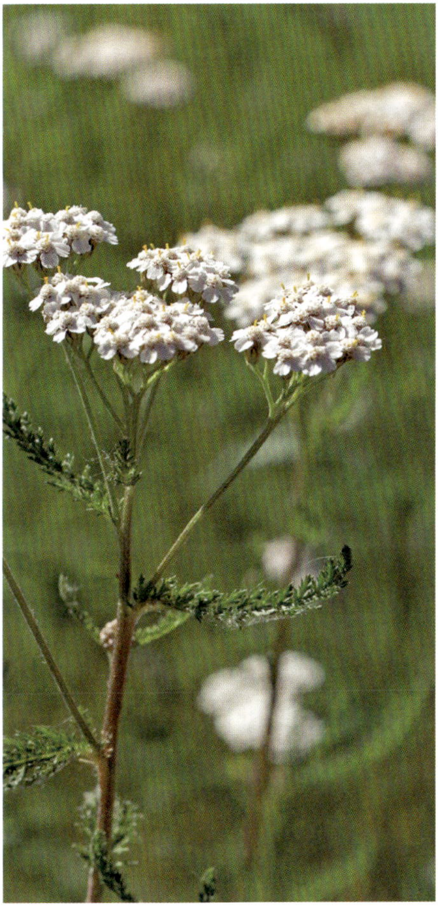

Kennen Sie das? Sie stehen vor einer Alternative, glauben, sich entscheiden zu müssen, und können es beim besten Willen nicht. Sie sprechen darüber (Frauen müssen über ihre Belange sprechen können) und plötzlich merken Sie, dass Ihre Entscheidungsunfähigkeit sich in Luft auflöst, wenn Sie aufhören, die Alternativen gegeneinander zu stellen. Kein Entweder-oder mehr, sondern ein Sowohl-als-auch. Die Extreme münden in einer kreativen dritten Lösung, an die Sie vorher noch nicht gedacht hatten. Was hatte sich verändert? Ihre Haltung, und wir sind, ohne es zu wollen, bei einer wichtigen körperlichen wie emotionalen Wirkung der Schafgarbe gelandet, die sie uns schon über ihr Erscheinungsbild vermittelt: Sie ist anders, als beim ersten Hinschauen zu vermuten wäre, ihre Blätter sind weich und zart, tausend in einem,

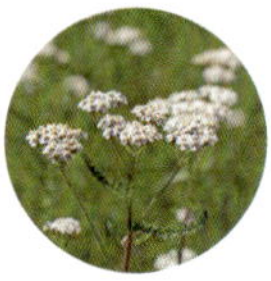

neben einem Stängel, der sich unerwartet hart und kräftig zeigt. Hier haben wir sie, die Extreme, die sich nicht ausschließen.

Pflanzenbetrachtung

Selbst die echte Schafgarbe gibt es vom kräftigen Altrosa bis zum strahlenden Weiß, die Zucht- und Gartenformen gar in kräftigem Gelb.

Was fällt auf beim Betrachten? Ein doldenartiger Blütenstand, der, wenn wir genau hinschauen, sich als Trugdolde entpuppt. Schon sind wir der Mühe enthoben, sie von den vielen zum Teil giftigen weißen Doldenblütlerinnen zu unterscheiden. Deren Blüten gruppieren sich nach dem Regenschirmprinzip. Alle streben von einem Mittelpunkt auf kleinen Stielchen auseinander. Die Schafgarbe dagegen zeigt sich ganz und gar unregelmäßig in ihren Abzweigungen. Die Blüten selbst tragen alle Anzeichen einer Korbblüte, mit der Körbchenmitte und kleinen Zungenblüten, wie Ringelblume, Kamille oder Margerite. Und welche Blattform erwarten wir von einer Pflanze *millefolium*, lateinisch Tausendblatt, die mit Beinamen immerhin »Augenbraue der Venus« (lat. Supercilium veneris) heißt? Genau. Geschwungene, filigrane, zierliche Blätter, zart gefiedert, wie aus tausend Einzelblättchen bestehend.

Das dritte Merkmal, auf das ich gern Ihr Augenmerk lenken möchte, ist der Stängel. Falls Sie bei den zarten Blüten und Blättern einen ebenso feinen Stängel erwartet hätten, zeigt die Schafgarbe, was sie noch zu bieten hat: eine starke, holzige Mitte. Sie lässt sich kaum pflücken, ohne die Wurzel mit herauszuziehen.

Mythen, Märchen, Geschichte

Die Schafgarbe verrät Extreme und so hat sie bereits Hieronymus Bock in seinem im Jahre 1539 in Straßburg erschienenen Kreütterbuch beschrieben: »Diss kraut ist einer widerwärtigen natur, also, wo man diss kraut zerknutscht unnd das auff die blutigen wunden legt, so gestehet das blut, herwiederumb wann einer ein blättlein inn die nasen thut, über eine kleine weil folgt das blut hernach.« Blutstillend und blutungsauslösend, das wird uns in der Frauen-Heilkunde noch nützlich sein. Heinrich Mar-

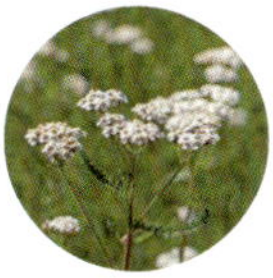

zell, der Sammler volksmedizinischer Anwendungen, berichtet vom Trick der Schulkinder, durch Auslösen von Nasenbluten vom Unterricht befreit zu werden. Da die Schafgarbe jedoch nicht immer, sondern nur manches Mal Nasenbluten bewirkt, wurde sie zum Orakeln verwendet. Klappt es, so ist es ein Zeichen, dass »er« oder »sie« mich liebt. Selbst Abwehrzauber soll mit der Schafgarbe gelingen: Ein vor der Türschwelle vergrabener Zweig hält alle diejenigen fern, die Übles wollen.

Da die Schafgarbe über die gesamte Nordhalbkugel verbreitet wächst, wird sie auch in anderen Kulturen verwendet: zu Heil-, aber auch zu magischen Zwecken; so wird das chinesische Orakel »I Ging« mit Schafgarbenstängeln geworfen.

Die blutstillende Wirkung kannte man schon in der Antike, geht doch die Sage, der Held Achilles (der mit der Ferse) sei, verletzt aus der Schlacht kommend, von seinem Lehrer, dem heilkundigen Kentauren Cheiron, durch Auflegen von Schafgarbenkraut geheilt worden. *Achillea*, die Blutstillende. *Zimmermannskraut*, französisch *Herbe de Saint Joseph*. Und welchen Beruf übte der heilige Joseph aus, wenn nicht den verletzungsträchtigen eines Zimmermannes. Jesus persönlich habe ihm einmal die Schafgarbe gebracht. *Tausendblättriges Soldatenkraut* nannte sie Dioskurides im 1. Jahrhundert und empfahl sie für Blutflüsse, alte und frische Wunden. Der Volksname *Herrgottsrückenkraut* zeigt eine Verwendung bei Rückenschmerzen auf. *Bauchwehkraut* ist ein im Österreichischen volkstümlicher Name, der sich mit der Beobachtung deckt, dass die Schafe, wenn sie Bauchweh haben, sich speziell an dieses aromatische Kraut machen. *Schaf-Garwe*, Gesundmacher der Schafe, ist die ursprüngliche Bedeutung des bei uns gebräuchlichsten Namens.

Pflanzenwirkstoffe und Heilwirkung

Die Berechtigung, den Namen Bauchwehkraut zu tragen, zeigt sich auch, wenn wir die Hauptinhaltsstoffe betrachten. Sie werden am Geschmack des Schafgarbentees deutlich: Er ist aromatisch als Hinweis auf den Gehalt

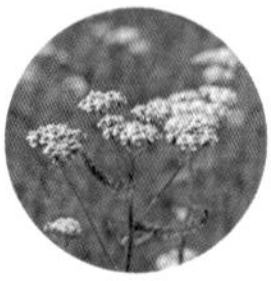

an ätherischen Ölen und bitter durch verschiedene Bitterstoffe. Ätherische Öle pflanzlicher Herkunft sind immer Mischungen verschiedener Einzelsubstanzen. Das Schafgarbenöl enthält u. a. Cineol, Pinen, Limonen sowie das wertvolle Cham-Azulen, wie es auch in der Kamille vorhanden ist. Azulen ist, wie der Name schon andeutet, für die leuchtend blaue Farbe des Öls verantwortlich. Weitere Inhaltsstoffe sind Gerbstoffe, Kieselsäure, Mineralien.

Das ätherische Öl der Schafgarbe hat, wie die meisten ätherischen Öle, eine ausgesprochen antiseptische, entzündungshemmende Wirkung, was durch die anteiligen Gerbstoffe noch verstärkt wird. Darüber hinaus ist es entkrampfend, was sich auf den gesamten Verdauungstrakt, aber auch auf Gebärmutter und z. B. die Rückenmuskulatur auswirkt. Im Fall der Schafgarbe ergibt die Kombination aus ätherischen Ölen mit Bitterstoffen noch eine ausgesprochen verdauungsfördernde Wirkung, was die Magen- und Bauchspeicheldrüsensekrete betrifft. Aber auch der Gallenfluss wird gefördert, die Peristaltik angeregt. Fäulnisbakterien und andere Keime wie Darmpilze haben keine Chance, wodurch Blähungen gar nicht erst entstehen. Einer Übersäuerung des Organismus wird entgegengewirkt.

Als volksmedizinische Weisheit haben wir bereits die blutstillende, aber auch potenziell blutungsverstärkende Wirkung kennengelernt. Schafgarbe wirkt letztendlich harmonisierend, sodass eine starke Menstruation beispielsweise vermindert, ein ungenügender Fluss befeuert wird. Eine Gefäßtonisierung findet statt, die sich auch auf das venöse System auswirkt und zusammen mit der Entzündungshemmung bei der Behandlung von Krampfadern oder Hämorrhoiden hilfreich ist. Die Mineralien, allen voran die Kieselsäure, stärken zusammen mit dem Rest des Wirkstoffspektrums die schwache, zu Entzündungen neigende Harnblase.

Das widersprüchliche Wesen der Pflanze ist in der Lage, auch auf der emotionalen Ebene stabilisierend zu wirken, wenn Frauen zum Beispiel mehrere Seelen in ihrer Brust fühlen, unschlüssig und unsicher sind oder,

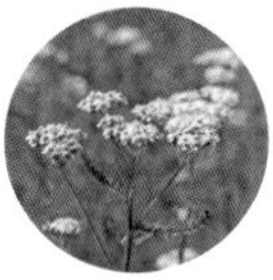

durch äußere Ereignisse aus der Bahn geworfen, wenig Stabilität in sich spüren. Rückenstärkung, Beruhigung, Schlafförderung, allgemeine Entspannung sind weitere Effekte. Abends ein Schafgarbenblättlein auf die Lider gelegt, soll zu angenehmen Träumen verhelfen.

Anwendung für Frauen

In der Frauen-Naturheilkunde ist das wichtigste Einsatzgebiet die Dysmenorrhoe (schmerzhafte Menstruation), die zu starke oder zu schwache Menstruationsblutung (Hyper- und Hypomenorrhoe). Ist die Blutung durch Myome verstärkt, kann sie selbst in diesem Fall vermindert, das Myomwachstum gestoppt werden. Bei Myomen, die in der Wand der Gebärmutter (intramural) oder in die Gebärmutterhöhle hineinwachsen (submukös), kommt die krampflösende Wirkung noch hilfreich hinzu. Die Schafgarbe hat ein so ausgewogenes Bouquet von Wirkstoffen, dass sie bedenkenlos in der Schwangerschaft angewendet werden kann, als Gefäßtonikum bei Neigung zu Krampfadern oder Hämorrhoiden und zur Blutungsstillung und Gebärmutterberuhigung bei Blutungen oder vorzeitiger Wehentätigkeit. Die Durchblutungsverbesserung auf der arteriellen Seite hilft bei jeder geistigen Tätigkeit, bei Zirkulationsstörungen. Aber auch der venöse Anteil des Blutkreislaufs wird gestärkt. Denken Sie nicht nur in der Schwangerschaft bei schweren Beinen, Stauungen, bei allen venösen Erkrankungen an unser Venen-/Venuskraut. Als milde Bitterdroge ist sie geeignet bei Schwangerenübelkeit. Im nichtschwangeren Zustand zur Förderung der Verdauung im Allgemeinen, sowohl wenn der Stuhlgang zu fest ist in Kombination mit Ballaststoffen und anderen Förderinnen der Peristaltik wie Lein- oder Flohsamen, als auch bei zu dünnen Stühlen, wo die Resorption vermindert, die gesamte Verwertung der Nahrung beeinträchtigt ist. Und wer nun immer noch nicht an die Macht der Schafgarbe glaubt, sei auf ihre wundheilende Wirkung verwiesen. Besonders blutende Wunden (wie die Kriegsverletzung des Achilles) hören bei der Benetzung mit Schafgarbensaft sofort auf zu bluten und heilen

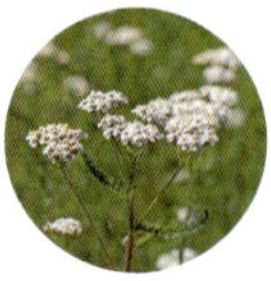

in Windeseile. Sie kann neben anderen als »Wiesenpflaster« verwendet werden, beileibe nicht nur, wenn Sie unterwegs sind und kein anderes Pflaster zur Hand haben.

Eine 30-jährige Seminarteilnehmerin hatte schon einmal eine Fehlgeburt erlitten. Blutungen und menstruationsartige Krämpfe im vierten Monat hatten sie alarmiert, die Frauenärztin konnte nichts mehr aufhalten, die gute Hoffnung war zu Ende. Nach einem Jahr hatte sie es noch einmal gewagt und wollte nun vermeiden, dass ihr dasselbe wieder passiert. Als erste Maßnahme trank sie unmittelbar nach Feststellung der Schwangerschaft Schafgarbentee und bekam als »Hausaufgabe«, besonders auf ihre Träume und auf ihre Gefühle zu achten. Beim nächsten Gespräch berichtete sie: Nach zwei Wochen Teegenuss sei ihr noch einmal so richtig hochgekommen, wie ungerecht die Welt eingerichtet sei. Während die Männer unabhängig von jeder Familienplanung ihrem Beruf nachgehen, sei für Frauen Familie und Beruf nach wie vor ein Riesenspagat. Sie war richtig wütend auf ihren Liebsten geworden (die Leberwirkung der Schafgarbe kann vorhandene Wut zum Vorschein bringen) und hatte mit ihm nach einigem unfruchtbaren Geplänkel ein wunderbar konstruktives Gespräch geführt. Die beiden konnten im Gegensatz zur ersten Schwangerschaft, bei der diese Fragen im Unklaren geblieben waren, klären, wie sie für eine Vereinbarkeit von Kind und Beruf für beide Elternteile sorgen wollen. Der Partner hatte bis zu diesem Gespräch keine Ahnung gehabt, was seine Frau umtreibt. Die Aussicht, nach überschaubarer Frist zumindest teilweise ihrem geliebten Beruf wieder nachgehen zu können, brachte enorme Entspannung und in der Folge eine normal verlaufende Schwangerschaft und Geburt.

Zubereitung und Dosierung

Verwendet wird das Schafgarbenkraut als Tee, Tinktur oder Frischpflanzenessenz. Trinken Sie 3 Tassen täglich, bei Beschwerden bis zu 5 Tassen oder mehrmals täglich 10 bis 20 Tropfen des alkoholischen Auszugs.

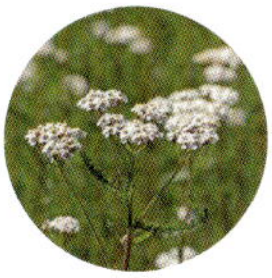

Bitte beachten

Der Saft der frischen Schafgarbe kann durch Liegen auf frisch gemähten Wiesen eine heftige Dermatitis (entzündlicher Hautausschlag) auslösen mit juckenden, roten Flecken, Pusteln oder Bläschen, die anscheinend eine Allergie hinterlassen, die in der Folge auch den Teegenuss verbietet. Bei bekannter Korbblütlerinnenallergie darf auch die Schafgarbe nicht verwendet werden. Darüber hinaus ist keine Beschränkung bekannt.

Rezepte mit Schafgarbe

Blutstillender Tee/Tinktur bei verstärkter Menstruation

Schafgarbe	*Millefolii herba*
Hirtentäschel	*Bursae pastoris herba*
Frauenmantel	*Alchemillae herba*

Zu gleichen Teilen mischen.
Trinken Sie während der Menstruation, wenn Sie merken, die Blutung wird zu heftig (erlauben Sie sich, dies ganz subjektiv zu beurteilen), 4 bis 5 Tassen täglich oder Sie lassen sich in derselben Zusammensetzung vom Apotheker eine Tinktur zusammenstellen, von der Sie mehrmals täglich 10 bis 20 Tropfen einnehmen (→ Hirtentäschel).

Stabilisierender Schwangerschaftstee

Schafgarbe	*Millefolii herba*
Brennnessel	*Urticae herba*
Himbeerblätter	*Rubi idaei folia*
Melisse	*Melissae folia*

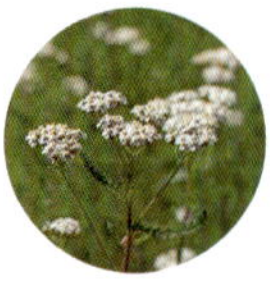

Zu gleichen Teilen mischen, 2 bis 3 Tassen täglich. Bei Früh- oder Fehlgeburtsbestrebungen oder manifesten Beschwerden muss selbstverständlich eine Ärztin hinzugezogen werden.

(→ Beerenblätter)

Frühjahrskur mit Schafgarbensaft

Der Presssaft der frischen Pflanze ist gut geeignet zur blutreinigenden Frühjahrskur: Möglichst eine halbe Stunde vor den Mahlzeiten 1 EL auf 1 Glas Wasser, schluckweise und mit Bedacht trinken.

Schafgarbe und Gründonnerstagssuppe

Frische Schafgarbenblättchen sind ein wichtiger Bestandteil der Gründonnerstagssuppe, die traditionell am Ende der Fastenzeit (zum Fastenbrechen) gegessen wurde. Sie bestand aus einer Gemüse- oder Fleischbrühe, in die eine magische Anzahl frischer Frühlingskräuter geschnitten wurde. Wie auch immer Ihr persönlicher Fastenplan aussieht, ob Sie sich 40 Tage lang Fleisch und Genussmitteln enthalten, wie es die katholische Kirche empfiehlt, ob Sie zusätzlich eine Rohkost- oder Körnerwoche durchführen oder mit dem hilfreichen Ratgeber von U. Lützner *Wie neugeboren durch Fasten* unter Berücksichtigung bestimmter Regeln 5 Tage nur Tee und Säfte zu sich nehmen. Es heißt, wer einmal jährlich entgiftet, wird den Rest des Jahres nicht krank. Probieren Sie es aus.

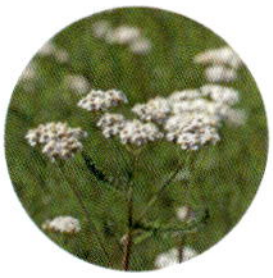

Mein persönliches Schafgarbenprojekt

Möchten Sie einfach nur Ihre Mitte stärken und die Wirkung der Schafgarbe auf Ihr Leben erforschen, trinken Sie 3 Zyklen lang 3 Tassen Tee täglich und führen ein Tagebuch über Ihre Beobachtungen und Ihre Träume. Gewinnen Sie Freundinnen, dasselbe zu tun, und tauschen Sie sich in Abständen aus. Mögliche Beobachtungskriterien könnten sein: Zyklusverlauf, prämenstruelle Besonderheiten, Erleben der Menstruation, Durchsetzungsfähigkeit, Ausgeglichenheit, sexuelle Lust, Verdauung ...

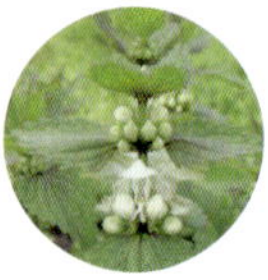

Taubnessel

Feine Schleime für zarte Zonen

Lamium album L.
Familie der Lippenblütlerinnen (Lamiaceae)

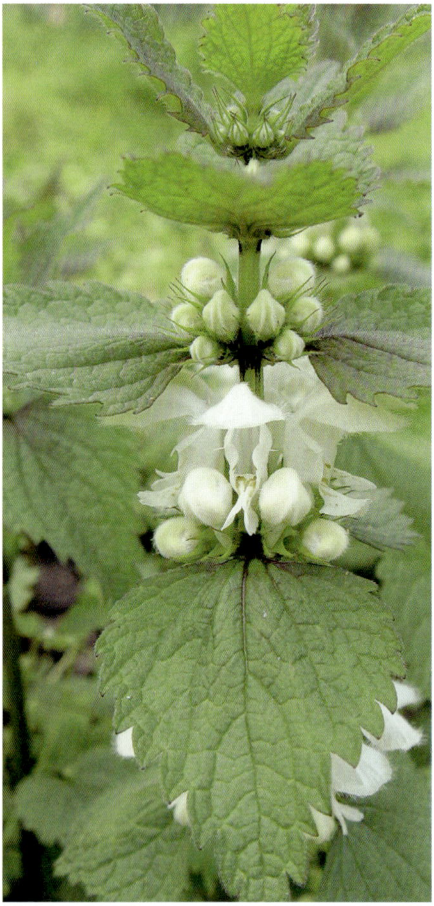

Wenn eine Pflanze schon »Kraut der lächelnden Mutter« genannt wird, wie Bruno Vonarburg altchinesischen Schriften entnommen hat, und Hildegard von Bingen findet, »… wer sie genießt, lacht gern, denn die Wärme, die auf die Milz wirkt, erheitert das Herz«, dann haben wir sie wieder, die Verbindung zwischen Gebärmutter und Herz, wie ich sie bei der Melisse beschrieben habe. Ein mildes, heiteres Pflänzchen mit der umhüllenden Kraft feiner Schleimstoffe und der entzündungshemmenden der Lippenblütlerinnen-Gerbstoffe. Gehen wir dann noch auf die Betrachtungsweise der Alten ein, die im langen Blütenschlund einen Bezug zur Vagina sahen, dann eröffnen sich uns weitreichende frauenspezifische Behandlungsmöglichkeiten.

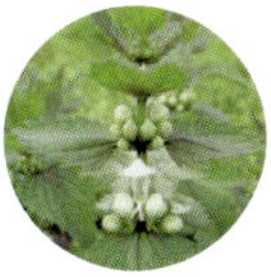

Pflanzennamen

Ihre Ähnlichkeit mit der brennenden Nessel hat ihr ihren bekanntesten Namen eingetragen. Nur dass sie eben gerade nicht brennt, sondern »taub« ist.

Weiße Nessel, *Bienensaug*, *Kuckucksnessel*, *Blindnessel*, *Heiternessel* oder *Immenblume* wird sie auch genannt. Bienen (Immen) lieben sie wegen ihres süßen Nektars, aber auch die Kinder, die ihre Lippenblütchen aussaugen, wofür sie den Namen *Saugnessel* erhalten hat. Der lange Schlund (griechisch *lamos*) ist in den botanischen Namen eingeflossen.

Pflanzenbetrachtung

Vor der Blüte ist sie nur durch »Versuch und Irrtum« von ihrer brennenden Schwester zu unterscheiden. Im frühen Sommer entfaltet sie dann ihre Farbigkeit: weiße, rote, gelbe Blüten vermag sie auszubilden, wobei nur die weiße (lateinisch *albus*) Variante Eingang in die Kräuterbücher gefunden hat. Sehr zu Unrecht, wie manche sagen, die die weiße Taubnessel für zarte, helle, anfällige Frauen mit schwacher Blutung, auch für allzu zarte Kinder verwendet sehen möchten, die rote für dunkelhaarige, robustere Frauen. Beide Varianten sind besonders für Mädchen in der Pubertät und zur Begleitung bei ihren ersten Schritten hin zum Frausein geeignet.

Die Taubnessel ist weit verbreitet, wächst an Wegrändern, auf Wiesen und Schutt. Das Zupfen der Lippenblütchen macht einige Mühe, möchte man seinen Jahresvorrat selbst sammeln. Was dafür spricht, ist, dass der Preis für Taubnesselblüten, *Lamii albi flos*, sehr hoch ist. Alternativ kann das ganze Kraut, *Lamii albi herba*, verwendet werden.

Pflanzenwirkstoffe

Bei der Analyse der Inhaltsstoffe finden sich viele Schleimstoffe, gefäßabdichtende, zellschützende Flavonoide, Iridoide, Saponine, Labiatengerbstoffe, wenig ätherisches Öl sowie Kieselsäure.

Heilwirkung

- gebärmutterstärkend
- mild durchblutungsfördernd für die Beckenorgane
- Verbesserung der Mikrozirkulation im Gewebe

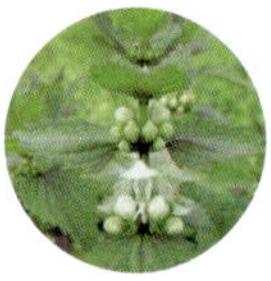

- lymphflussanregend
- regulierend auf Zyklus und Menstruation, besonders bei Mädchen und jungen Frauen
- schleimhautschützend
- entzündungshemmend
- juckreizstillend
- blasenstärkend
- blutreinigend, ausscheidungsfördernd
- blutbildend
- kräftigend
- krampflösend
- nervenstärkend
- beruhigend und entspannend in Pubertät und Wechseljahren

Anwendung für Frauen

Eine äußerst vielseitige Pflanze also, deren spezifische Wirkung auf die weiblichen Organe noch nicht umfassend erforscht ist. Man nimmt an, dass Iridoidglykoside extrem verbessernd auf die Zellatmung einwirken, was im Zusammenhang mit Krebserkrankungen interessant sein könnte.

Auf dem Stand unseres heutigen Wissens setzen wir die Taubnessel ein

- bei Vaginalinfekten
- bei Scheidentrockenheit
- bei übermäßigem Ausfluss (früher *Fluor albus,* Weißfluss, genannt) mit und ohne Keimbesiedelung
- bei Zellveränderungen am Muttermund
- bei Gebärmutter- und Eileiterentzündungen
- bei Juckreiz im Vulvabereich
- unterstützend bei Erkrankungen der Harnwege
- bei Menstruationsbeschwerden
- zur Zyklusregulierung bei jungen Frauen
- zur Stärkung in Übergangsphasen wie Pubertät und Wechseljahren
- zur Blutreinigung
- äußerlich bei leichten Verbrennungen, Hautreizungen, Juckreiz

Zubereitung und Dosierung

Soll bei der Anwendung die umhüllende Wirkung der Schleimstoffe im Vordergrund stehen, sollte aus Taubnesselblüten oder -kraut am besten ein Kaltauszug hergestellt werden. Hierfür setzen Sie 1 TL der Pflanze einige Stunden oder über Nacht mit 1 Tasse kaltem Wasser an und erwärmen den Ansatz vor Genuss auf Körpertemperatur. Zum Lösen der

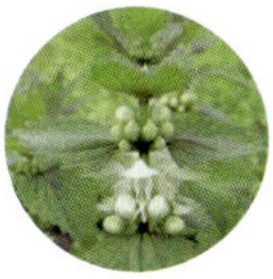

zusammenziehenden, entzündungshemmenden Gerbstoffe oder einfach als Kompromiss genügt es, einen gewöhnlichen Tee aus einer Dreifingergabe Pflanze auf 200 ml Wasser zuzubereiten.

Rezepte mit Taubnessel

Sitzbad zur Stärkung der Unterleibsorgane, bei Juckreiz und Schleimhauttrockenheit

Greifen Sie mit allen 5 Fingern in Ihr Vorratsgefäß und übergießen Sie das Kraut oder nur die Blüten mit 1 Liter heißem Wasser, lassen den Aufguss 10 Minuten ziehen, sieben ihn ab und temperieren ihn mit zusätzlichem warmen Wasser auf die Menge Ihrer Sitzbadewanne. Jeden oder jeden zweiten Tag ein Bad nehmen, bei eintretender Verbesserung der Beschwerden können Sie die Abstände vergrößern. Hamamelis und Ringelblume können die juckreizstillende Wirkung verstärken, bei Scheidentrockenheit nach dem Bad ein gutes Öl wie Damm-Massageöl von Weleda verwenden.

Stärkungstropfen bei immer wiederkehrenden Vaginalinfekten

nach Dorisa Schadow

Taubnesselkraut	*Lamii albi herba*
Brennnessel	*Urticae herba*
Löwenzahnwurzel	*Taraxaci radix*
Berberitzenrinde	*Berberidis cortex*
Bockshornkleesamen	*Foenugraeci semen*
Schafgarbe	*Millefolii herba*

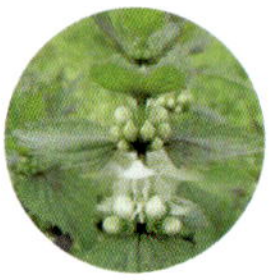

Lassen Sie sich in der Apotheke aus dieser Mischung zu gleichen Anteilen eine Tinktur herstellen oder Sie setzen sie nach den Anweisungen im Anhang selbst an. Dosierung: 3-mal täglich 10 bis 20 Tropfen über 6 Wochen.

Dysplasietee bei Zellveränderungen am Gebärmutterhals

Taubnessel	*Lamii albi flos*	15 g
Ackerschachtelhalm	*Equiseti herba*	30 g
Frauenmantel	*Alchemillae herba*	25 g
Schafgarbe	*Millefolii herba*	25 g

Begleitend zu einer lokalen Behandlung kann dieser strukturierende, zellschützende und schleimhautheilende Tee über 2 bis 3 Zyklen getrunken werden. Stärken Sie parallel Ihr Immunsystem mit den Vitaminen A, C und E, sorgen Sie für eine optimale Beckendurchblutung und beachten Sie den »Hinweis«, den die Erkrankung für Sie und Ihr Leben bereithält.

Zyklusregulierender Tee für junge Mädchen

Taubnesselkraut	*Lamii albi herba*	30 g
Erdbeerblätter	*Fragariae folium*	40 g
Schlüsselblumenblüten	*Primulae vernalis flos*	20 g

Will sich der Zyklus nicht gleich nach der ersten Menstruation (der Menarche) regelmäßig einstellen, so ist das zunächst einmal völlig normal. Es kann in Ruhe und ohne die Gabe künstlicher Hormone getrost abgewartet werden, bis ein Mädchen in die neue Rolle als Frau hineingewachsen ist. Vielleicht ist es offen für ein Ritual, wie es in alten Zeiten abgehalten wurde, in dem die Frauen es in ihren Reihen willkommen heißen. Welche Freiheit gibt der neue Status, welche Möglichkeiten eröffnen sich? Der Tee hilft, den Schlüssel hierzu zu finden.

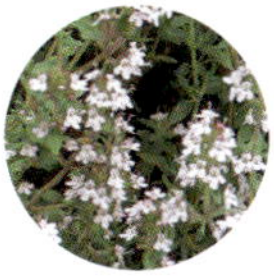

Thymian und Quendel

Machen Pilzen und Bakterien den Garaus

Thymus vulgaris L. und Thymus serpyllum L.
Familie der Lippenblütengewächse (*Lamiaceae*)

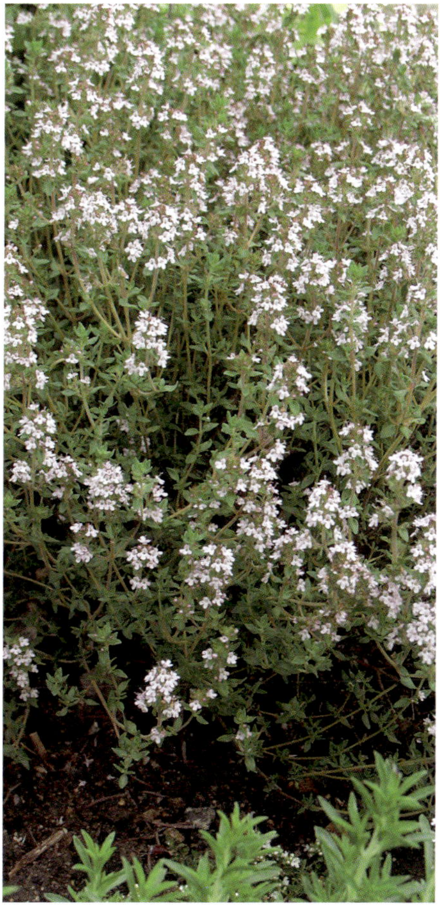

Da soll es eine Pflanze geben, die einem den Mut des Adlers verleiht. Na, dann zeigen Sie mir mal dieses mutige Gewächs. Das ist nicht Ihr Ernst! Dieses kleine stachelige Kraut? Also ich weiß nicht …

Der Thymian gedeiht am besten im Süden. Oder im Gebirge. Karger Boden, wenig Wasser, viel Sonne. Das liebt er. Gedüngten Boden würde er gar nicht aushalten. Kein Hätschelkind. Wild, frei, mutig.

Da haben wir es wieder: Kaum beschäftigt man sich mit einer Pflanze, schon zwingt sie einen in ihre Eigenarten. Sie ist keine Freundin großer Worte. Kurz und knapp macht sie ihre Arbeit, entfaltet Bärenkräfte, was man ihr nicht ansieht, und beschenkt einen, wenn man sich ihr zuwendet, mit dem, was wirklich wichtig ist. Infektabwehr, Entzündungshemmung, Im-

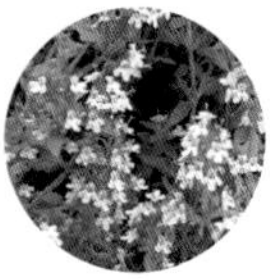

munstärkung, Entkrampfung, Schleimlösung, Verdauungsförderung.

Pflanzengeschichte(n)

Die Alten liebten und verehrten den Thymian. Im Ägypten der Pharaonenzeit nutzte man bereits seine keimwidrige, konservierende Wirkung zum Einbalsamieren. *Tham* wurde er genannt, vielleicht eine der Wurzeln seines Namens. In der griechischen Heilkunde war er ebenfalls bekannt. Theophrast, ein Schüler des Aristoteles, notierte in seiner *Pflanzengeschichte* im 3. Jahrhundert vor unserer Zeitrechnung ein Kraut *herpyllos* (von griechisch *herpein,* kriechen). Dioskurides berichtet 200 Jahre später, dass dieses *herpyllos* die »Katamenien« fördern solle und überhaupt ein Frauenkraut sei. Interessanterweise gilt es als Schlangenmittel einerseits, es wird ihm aber auch zugeschrieben, den Menschen Erneuerung, Verjüngung zu bringen, so wie die (ebenfalls kriechende) Schlange sich häutet – die Schlange, das heilige Tier der Heilgötter Asklepios und Hygieia, auf die sich Hippokrates, der Gründervater der modernen Heilkunde, bezieht und auf dessen Ethos die heilende Zunft ihren Eid ablegt. Sie alle sprechen vermutlich von *Thymus serpyllum*, dem wilden Thymian oder Quendel, der klein und zäh allen Witterungen trotzt. Der Gartenthymian *Thymus vulgaris* ist etwas höher gewachsen und als südliche Pflanze erst um 800 von heilkundigen Mönchen über die Alpen gebracht worden. Beide haben rotviolette Lippenblüten, verströmen einen würzigen Duft und werden für dieselben Heilzwecke verwendet.

In römischer Zeit wurde der Thymian gegen üblen Mundgeruch gekaut und geschluckt. Das griechische *thymos* heißt übersetzt Hauch, aber auch Geist und Mut. Der Name unserer Thymusdrüse, dem wichtigen Immunorgan, leitet sich vom selben Wortstamm ab.

In den Venustempeln im antiken Sizilien wurden Thymian und Rosenblüten der Göttin als Beschützerin der Frauen zum Opfer gebracht. Der Bezug des Thymians zur Frauenheilkunde zieht sich durch die Jahrhunderte der Berichterstattung über diese Pflanze. Als *Seelchen der Mutter*, lateinisch *matris animula*, bezeichnet

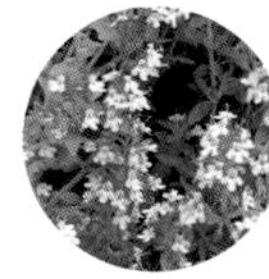

ihn der gelehrte Isidorus, Bischof von Sevilla im 6. Jahrhundert, *quod menstrua moveat*, der die Menstruation befördert.

1000 Jahre später kennt Brunfels den Thymian als Frauenkraut gegen das »Mutterweh« und zur Geburtserleichterung bei Mensch und Tier. Kein Wunder, wenn er sich im → Marienbettstroh wiederfindet, ja in manchen Gegenden diesen Namen trägt.

Pflanzenwirkstoffe

Sein Duft verrät das ätherische Öl als Hauptinhaltsstoff, vor allem das stark keimwidrige Thymol, daneben Linalool, Geraniol, Thujanol. Die Zusammensetzung des ätherischen Öls variiert wie beim Rosmarin je nach Sammelort der Pflanze so stark, dass in der Aromatherapie verschiedene Chemotypen (CT) des Thymianöls angegeben werden, die je nach der Verteilung der Fraktionen milder oder kräftiger sind.

Thymianöl vom Linalool-Typ wird gern bei Kindern für Wickel und Auflagen eingesetzt, der Thymol-Typ hat die breiteste keimwidrige Wirkung, ist leicht zu beschaffen und eignet sich außer in der Schwangerschaft gut für Vaginalzäpfchen. Der Geraniol-Typ wirkt am stärksten gegen Hefepilze, der Thujanol-Typ gegen Viren.

Weitere wichtige Inhaltsstoffe sind verdauungsfördernde Bitterstoffe, milde entzündungshemmende Gerbstoffe, Flavonoide und schleimlösende Saponine.

Heilwirkung

Die Heilwirkung von Thymian und Quendel wird zusammengefasst als

- entzündungshemmend
- antibiotisch
- antimykotisch
- wurmwidrig
- krampflösend
- schleimlösend
- stärkend
- immunisierend
- verdauungsfördernd
- blutreinigend
- durchblutungsfördernd
- aphrodisisch
- menstruations- und geburtsfördernd
- milchbildend

Sie verleihen seelische Stärke, den »Mut des Adlers« und gelten wegen all dieser segensreichen Eigenschaften als die Hausapotheke der armen Leute, ein Ehrenname, den sie sich u.a. mit dem Holunder teilen müssen.

Anwendung für Frauen

Seine offizielle Anerkennung erfährt er vor allem als Hustendroge, die in der Lage ist, sowohl Keime abzutöten als auch die Bronchien zu entspannen und den Schleim zu lösen. Begleitend kann er bei Asthma eingesetzt werden, beim Keuchhusten der Kinder, innerlich als Tee, Hustensaft, -sirup oder Fertigpräparat, äußerlich als feuchtheißer oder öliger Wickel auf die Brust (wie es gemacht wird, schlagen Sie beim Ingwer nach).

Frauen nutzen die keimwidrige, entzündungshemmende, lösende und entkrampfende Wirkung von Thymian und Quendel bei Menstruationskrämpfen, Blasen- und Vaginalinfekten, zur Förderung von Geburt und Nachgeburt, im Wochenbett und bei Akne.

Eine weitere Anwendung, die ebenfalls vermehrt Frauen betrifft, ist die Hypothyreose, die Unterfunktion der Schilddrüse, ein oft lange unerkanntes Leiden. Frauen wundern sich über Depressivität, Gewichtszunahme und Antriebslosigkeit. Die Menstruation kommt immer später, schwächer und seltener. Dann lohnt sich eine Schilddrüsendiagnostik zunächst über eine Blutuntersuchung, die zusammen mit einem Ultraschall der Schilddrüse feststellen kann, ob der Unterfunktion womöglich eine Entzündung zugrunde liegt. Thymian als belebendes, anregendes, aktivierendes Kraut eignet sich sehr gut in der begleitenden Therapie der Schilddrüsenunterfunktion, zumal er Jod als Spurenelement enthält, welches für die Bildung der Schilddrüsenhormone wichtig ist.

Bitte beachten

Die innerliche Anwendung des ätherischen Öls gehört in erfahrene Hände, da eine Überdosierung mit tödlichem Ausgang möglich ist. In der Schwangerschaft sollten Thymian und Quendel wegen ihrer gebärmutteranregenden Wirkung nicht eingesetzt werden. Als Jodpflanze darf Thymian bei einer Überfunktion der Schilddrüse nicht verwendet werden.

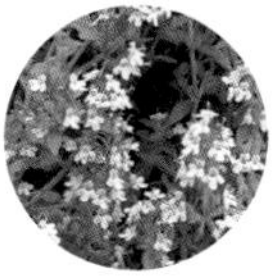

Rezepte mit Thymian

Aknetee

Thymian	*Thymi herba*
Frauenmantel	*Alchemillae herba*
Stiefmütterchen	*Violae herba cum flos*
Erdrauch	*Fumariae herba*
Brennnessel	*Urticae herba*
Löwenzahn	*Taraxaci radix cum herba*

Zu gleichen Teilen mischen. Machen Sie eine Teekur über 4 bis 6 Wochen, bei der Sie täglich 3 Tassen dieser Teemischung trinken. 1 TL pro Tasse, 7 Minuten ziehen lassen.

Marienbettstroh

In alten Zeiten wurde einer Wöchnerin eine magische Anzahl von heilenden Pflanzen unter das Laken geschoben, die in der Bettwärme ihre Wirkung entfalten. Vielleicht möchten Sie diesen schönen Brauch wieder beleben, nähen Ihrer Freundin ein Kräuterkissen und denken dabei an:

Thymian	infektabwehrend, mutmachend
Johanniskraut	antidepressiv
Frauenmantel	zusammenziehend, heilend
Ringelblume	entzündungswidrig, leberstärkend
Fenchel	entblähend
Bockshornkleesamen	immunstärkend, milchbildend
Hirtentäschel	gebärmuttertonisierend, blutstillend
Schafgarbe	entkrampfend, blutstillend
Melisse, Lavendel	beruhigend

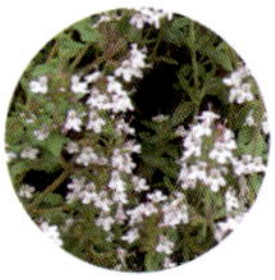

Mönchspfeffer	hormonausgleichend, milchflussregulierend
Himbeerblätter	östrogenausgleichend
u. v. m.	

Thymian-Vaginalzäpfchen 2 % gegen Pilze und Bakterien

Aeth. thymi	0,2 g
Aeth. lavandula	0,2 g
Massa Supp.	ad 20,0 g

M. f. supp., divid. in partes aequ. X. So lautet die Anweisung für den Apotheker zur Herstellung von 10 Thymianzäpfchen à 2 g.
Experimentierfreudige Kräuterhexen besorgen sich in der Apotheke pro Frau 20 g Kakaobutter, je 0,2 g ätherisches Öl Thyminan und Lavendel fein und einen 10er-Riegel 2-g-Zäpfchen-Gießformen. Die Zäpfchenmasse wird im Wasserbad verflüssigt, das ätherische Öl dazugegeben und die Mischung vorsichtig in die Gießformen gefüllt. Nach dem Aushärten können die Zäpfchen aus der Form gelöst und duftdicht aufbewahrt werden. Am Abend 1 Zäpfchen vaginal eingeführt, erzeugt wohlige Wärme im Unterleib und putzt alle Keime weg, die dort nichts zu suchen haben. Nach 5 Tagen und Beschwerdefreiheit kann mit Joghurt ein paar Tage nachbehandelt werden. Bei hartnäckigen oder immer wiederkehrenden Infekten 3 Zyklen lang nach der Menstruation 10 Tage lang behandeln. In der Schwangerschaft nur CT linalool verwenden und nach Dorothea Hamm insgesamt zu 2 % mit Lavendel fein und Manuka kombinieren.

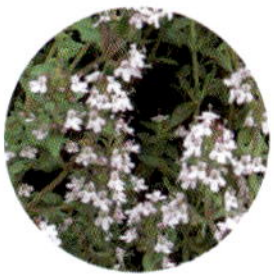

Wohlschmeckender, schleimlösender Hustentee

Thymiankraut	*Thymi herba*	50 g
Schlüsselblumen	*Primulae flos*	30 g
Fenchelsamen	*Foeniculi fructus*	30 g

Trinken Sie mehrmals täglich eine Tasse, wegen der ätherischen Öle 5 Minuten zugedeckt ziehen lassen. Lässt der Husten nach ein paar Tagen nicht deutlich nach, lassen Sie sich ärztlich unterstützen.

Hustensaft für Groß und Klein

1 große Zwiebel klein schneiden und in ein Schraubglas füllen, dazu 1 kleine Hand voll Thymian und 2 EL Honig. Schon nach wenigen Stunden bildet sich eine wohlschmeckende Flüssigkeit, die Sie löffelweise abschöpfen und einnehmen können. Nach einem Tag pressen Sie das Ganze durch ein Taschentuch und bewahren den Saft im Kühlschrank auf. Mehrmals täglich einen TL (Kinder) oder EL (Erwachsene) einnehmen und binnen ein paar Tagen verbrauchen.

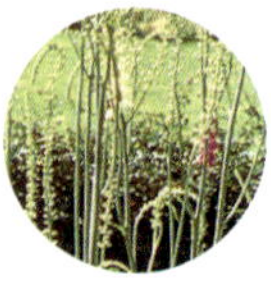

Traubensilberkerze

Ausgleichend in den Wechseljahren

Cimicifuga racemosa E.
Familie der Hahnenfußgewächse (Ranunculaceae)

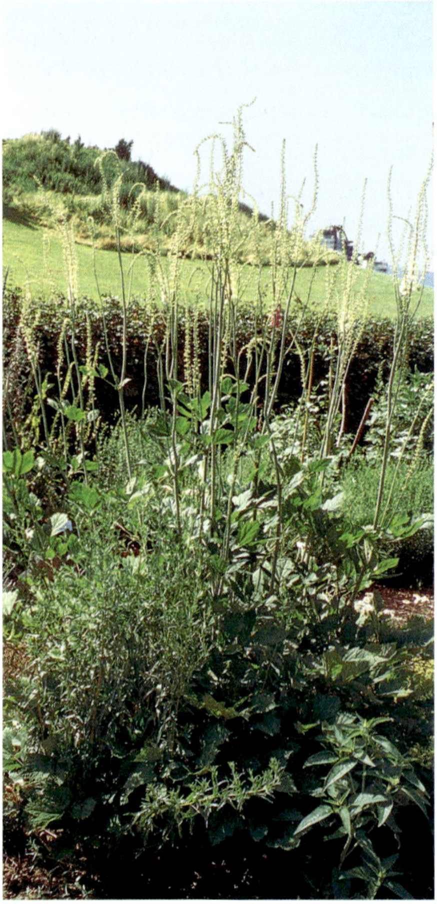

Squawroot, Frauenwurzel, nannten die nordamerikanischen Ureinwohner diese schöne Heilpflanze. Bei ihnen ist sie zuhause, sie wussten sie zu nutzen, vor allem zur Geburtserleichterung, bei Menstruationsbeschwerden und Asthma, bei rheumatischen Beschwerden, aber auch gegen Schlangen- und Insektenbisse. Wo bleiben in dieser Aufzählung die Wechseljahre mit ihren mannigfachen Beschwerden, für die wir sie in unseren Breiten einsetzen? Die Frauen der Stämme kannten so etwas nicht. Das Älterwerden des Körpers hatte seine Herausforderungen, aber Hitzewallungen, Schlafstörungen, Ängste, Depressionen, Herzrasen? In alten Zeiten gänzlich unbekannt. Erst die Anpassung an den amerikanischen »way of life« brachte diese Dinge mit sich, wie an asiatischen Einwanderinnen, die in

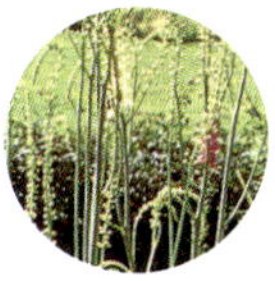

ihren Herkunftsländern derlei ebenfalls nicht kannten, untersucht wurde. Statt sich ab 40 um Falten, Gewichtszunahme und Attraktivität sorgen zu müssen, hatten die Frauen der First Nations andere Aussichten. Ihr Ansehen wuchs mit dem Älterwerden, sie zelebrierten Übergangsrituale, mit denen Frauen sich von der Phase der biologischen Fruchtbarkeit verabschieden und die kommenden Jahre begrüßen konnten. Nur die Älteren durften in den Stammesrat, erlangten Macht und Einfluss. Eine lang ersehnte Zeit für Frauen, die ihr Leben lang hart gearbeitet, Schwangerschaften, Geburten erlebt und überlebt hatten. Kein Grund, sich vor dem Älterwerden zu fürchten wie wir westlichen Frauen.

Pflanzenbetrachtung und Pflanzennamen

Traubensilberkerze. Sie trägt ihren Namen zu Recht. Silberweiße, leicht geschwungene Kerzen, jede eine Traube von kleinen weißen Blüten, krönen bis zu 2 m hohe, aufrechte Stängel über üppigen Büschen von dreifach gefiederten, fein gezähnten Blättern. Gräbt man im Herbst nach der Wurzel, kommt ein dunkler Wurzelstock zum Vorschein, der ihr den Volksnamen *Schwarze Schlangenwurzel* eingetragen hat. Sie kommt in Nordamerika und Kanada wild vor, lässt sich aber auch in unseren Breiten an einem sonnigen Plätzchen gut kultivieren (Bezugsquellen für Pflanzen im Anhang). Sie nimmt einigen Raum ein, bemessen Sie ihren Platz nicht zu gering. Einziger Nachteil bei so viel Schönheit: Blüten und Wurzel verströmen einen recht penetranten Geruch, der sogar Wanzen in die Flucht schlägt, wie der botanische Name uns verrät. Lateinisch *cimex*, die Wanze, *fugare*, flüchten. Blütenstängel vor die Fenster oder Türen gehängt, halten Mücken, Fliegen und anderes Ungeziefer fern. Der Beiname *racemosa* verweist auf die traubenartige Gestalt der Blüte.

Pflanzenwirkstoffe

Die Medizinfrauen und -männer der Stämme hatten ein ganzes Repertoire an Erntevorschriften, wann die Wurzel zu ernten sei, wenn man einen bestimmten Zweck mit ihr

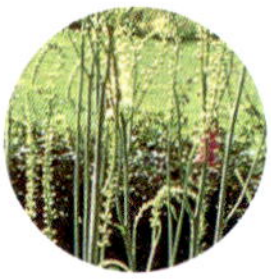

verfolgt. Die moderne Phytotherapie verlässt sich heute eher auf die Analyse der Inhaltsstoffe. Auch bei uns ist die Wurzel der medizinisch verwendete Pflanzenteil. Es finden sich verschiedene Triterpenglykoside, die einen vegetativen Ausgleich auf der Ebene des Zentralnervensystems bewirken, Flavonoide, Ester der Fukinol- und der Piscidiasäure, Speicherzucker, Alkaloide sowie verschiedene stark riechende Harze.

Heilwirkung

Studien zur Heilwirkung der Frauenwurzel fanden folgende Effekte, die bis heute Bestand haben:
Der Wurzelstock als Tee, als flüssiger oder als Trockenextrakt wirkt laut neueren Forschungen nicht östrogenartig, sondern vegetativ ausgleichend unmittelbar über das Zentralnervensystem. Es wurde gezeigt, dass weder das Brust- noch das Gebärmutterschleimhautgewebe stimuliert werden, sondern es wurde sogar ein brustkrebsschützender Effekt gefunden. Frauen, die nach Brustkrebs Tamoxifen erhalten, scheinen unter einer zusätzlichen Cimicifugatherapie geringere Rezidivraten zu haben. Eine solche ergänzende Therapie muss natürlich mit den behandelnden Ärztinnen und Ärzten abgesprochen werden. Wir freuen uns in jedem Fall über den Nachweis eines östrogenfreien Effekts auf Wechseljahresbeschwerden. Dies erklärt, warum sich westliche Frauen mithilfe der Frauenwurzel ausgeglichener fühlen, dem seelischen Auf und Ab des Wechsels weniger ausgeliefert sind, klarer darüber nachdenken können, was sich überlebt hat und was sie in der zweiten Lebenshälfte noch verwirklichen wollen.
Das dünner und weniger gewordene Haar kann gekräftigt werden, was im Übrigen bei Frauen und Männern funktioniert, wie eine Studie gezeigt hat.

Anwendung für Frauen

Die Anwendung der Frauenwurzel kann also verschiedene Begleiterscheinungen des Wechsels lindern, wobei die gute Nachricht ist, dass nur ein Drittel aller Frauen überhaupt behandlungsbedürftige Beschwerden beschreibt.

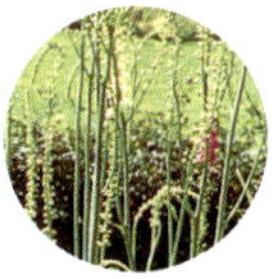

Eine gelassene Haltung dem Älterwerden gegenüber, erhöhte Aufmerksamkeit auf die veränderten Bedürfnisse des Körpers und das Wissen, dass vegetative Beschwerden immer vorübergehender Natur sind, kann neben einer gesunden Lebensweise sehr helfen. Das Elixier der ewigen Jugend ist meines Wissens noch nicht gefunden worden, in den mit starken Risiken behafteten Hormonpräparaten wird es in jedem Fall vergeblich gesucht.

Die Traubensilberkerze ist zusammenfassend geeignet bei folgenden Wechseljahressymptomen:

- Hitzewallungen
- vegetativen Herzbeschwerden wie Herzrasen
- Kreislaufschwankungen
- androgenetischem Haarausfall
- seelischer Unausgeglichenheit
- Depressionen
- Angst, Unruhe
- Konzentrationsstörungen
- Schwindel
- Schlafstörungen
- Verdacht auf beschleunigten Knochenabbau (Osteoporose)

In der Literatur ist außerdem eine schmerzstillende, antirheumatische Ausrichtung beschrieben, was eine weitere Verwendung im Wechsel nahelegt bei

- Rücken- oder Nackenschmerzen
- Migräne
- Rheuma
- Gelenkbeschwerden

Kommt es im Zusammenhang mit unerfülltem Kinderwunsch zu einer zögerlichen Eireifung, was die Frauenärztin im Ultraschall feststellen kann, könnte dies ein Grund sein, in der ersten Zyklushälfte Frauenwurzel einzusetzen. Einen Versuch über 3 bis 6 Zyklen ist es meines Erachtens wert. Eine Untersuchung hat gezeigt, dass die Kombination von Cimicifuga mit Clomifen bei Kinderwunsch noch besser wirkt als Clomifen allein.

Dasselbe gilt für die Zyklusregulation bei anovulatorischen Zyklen, wo Eireifung und Eisprung gefördert werden können, sowie im Zusammenhang mit polyzystischen Ovarien, wo Frauenwurzel dem meist erhöhten Androgenspiegel entgegenwirken kann. Bei beiden Phänomenen

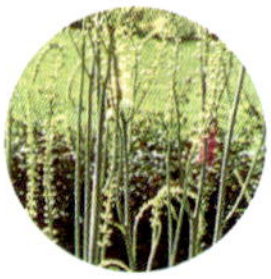

sollten neben einer genauen Anamnese und diagnostischen Abklärung auch psychosomatische Faktoren in Erwägung gezogen werden, wie sie der Dialog mit dem Körper durch → Visualisierungen erhellen kann.

Ein weiterer Effekt dieser wunderbaren Frauenpflanze ist ihre ausgleichende Wirkung auf die glatte Muskulatur. Die Spannung der Blutgefäße wird harmonisiert, die Gebärmutter kann effektiv arbeiten, die Bronchien entspannen sich.
So ergeben sich als weitere Einsatzgebiete

- Geburtserleichterung
- schmerzhafte Menstruation
- spastische Bronchitis
- Asthma
- Bluthochdruck

Manche Frauen erfahren eine Linderung bei prämenstruellen Beschwerden wie Brustspannen, Wassereinlagerungen, Stimmungsschwankungen. Da die Rückmeldungen hierüber jedoch sehr unterschiedlich sind, manche sogar über eine Verschlimmerung ihrer Beschwerden berichteten, gebe ich zu bedenken, ob die Verwendung der Cimicifuga nicht doch den »Östrogentälern« vorbehalten bleiben sollte.
In der Traditionellen Chinesischen Medizin wird die Frauenwurzel als »Shengma« gegen hohen Blutdruck, Rheuma und Angstgefühle eingesetzt (Jörgensen).

Zubereitung und Dosierung

Als Dosierung gilt 2-mal 30 Tropfen der Tinktur oder 2-mal 1 Dragee eines Fertigpräparates entsprechend einer Tagesdosis von 40 mg der Wurzeldroge. Da Beschwerden in den Wechseljahren nie stetig sind, lohnt ein Auslassversuch nach spätestens 6 Monaten. Manche Frauen machen gute Erfahrungen mit Frauenwurzeltinktur als Mundspray oder als spagyrische Essenz, die ebenfalls gesprüht wird. Durch die unmittelbare Resorption über die Mundschleimhaut kann das Mittel nur bei Bedarf zur Milderung einer Hitzewelle oder eines unerklärlichen Anfalls von schlechter Laune verwendet werden, ohne es über längere Zeit kontinuierlich einzunehmen.

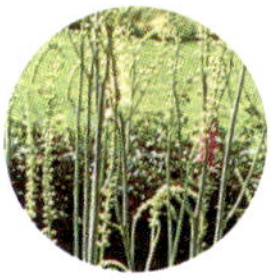

Probieren Sie es aus, Cimicifuga wirkt individuell.

Bitte beachten

Magen-Darm-Beschwerden gelten als seltene Nebenwirkung.
Inzwischen konnte in mehreren Studien gezeigt werden, dass dem Einsatz von Cimicifuga bei Wechseljahresbeschwerden nach einer Brustkrebserkrankung nichts im Wege steht. Auch ein Myomwachstum ist nicht zu befürchten. Für den Einsatz in Schwangerschaft und Stillzeit gibt es keine Untersuchungen.
Achtung, Heilpflanzen können im Einzelfall paradox wirken. Bei Verschlimmerung oder Auftreten von Beschwerden unter der Behandlung ist Cimicifuga für Sie nicht geeignet.

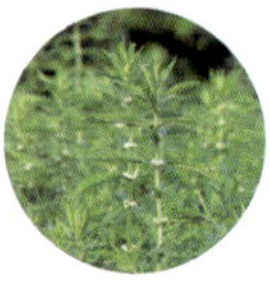

Wolfstrapp

Die aufgeregte Schilddrüse beruhigen

Lycopus europaeus L.
Familie der Lippenblütlerinnen (Lamiaceae)

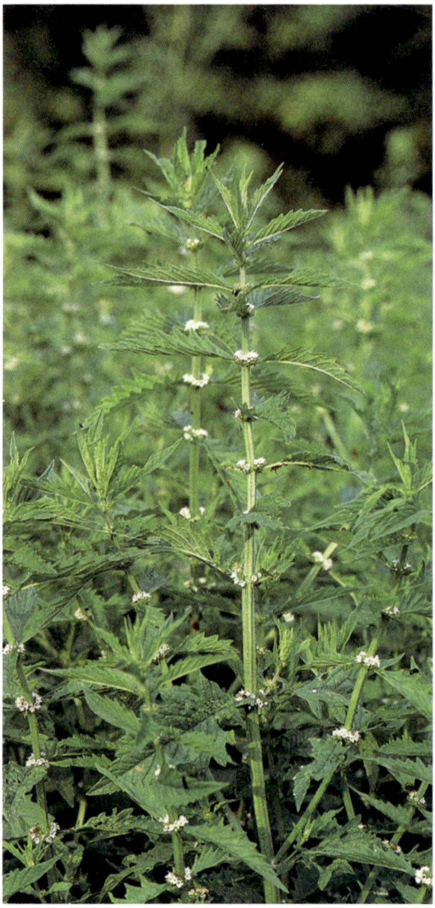

Schilddrüsenerkrankungen betreffen zu 90 % Frauen. Die Schilddrüse ist das Organ in unserem Körper, das unter anderem unser Lebenstempo, unsere »Drehzahl« reguliert. Wechselwirkungen von Schilddrüsenhormonen und Eierstockhormonen sind bekannt, aber leider noch sehr wenig erforscht. Beide Systeme werden im Hypophysenvorderlappen durch übergeordnete Hormone gesteuert mit einer Rückkoppelungsschleife zum Zwischenhirn (Hypothalamus). Dieses wiederum ist verschaltet mit Kerngebieten unterhalb der Hirnrinde und alle miteinander sind für das emotionale Gleichgewicht zuständig. Gerät eine Station auch nur minimal aus dem Lot, was über Laborwerte nicht immer deutlich angezeigt wird, kann der Leidensdruck schon erheblich sein, und Frauen müssen mitunter sehr kämpfen, um mit ihren

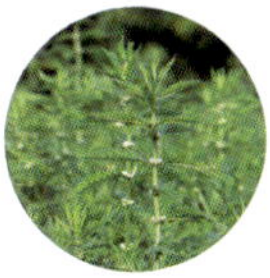

Beschwerden ernst genommen zu werden.
Frauen mit Schilddrüsenunterfunktion neigen neben anderen Symptomen wie Depressionen, Gewichtszunahme, sexueller Unlust zu langen Zyklen mit verminderter Menstruation und ausgeprägten prämenstruellen Beschwerden. Feuert die Schilddrüse zu stark, ist neben Schlafstörungen, Unruhe, beschleunigtem Herzschlag und vermehrtem Schwitzen auch die Blutung verstärkt. Grund genug, sich eine der potentesten Pflanzen in diesem Zusammenhang anzuschauen, die schon manche vor der Einnahme synthetischer Mittel bewahrt hat.

Pflanzenbetrachtung

Um den Wolfstrapp in der Natur zu finden, müssen wir ausnahmsweise einmal gen Norden fahren. In der großen, heilkräftigen Familie der Lippenblütengewächse stellt er das »Nordlicht« dar, ist in den bergigen Gegenden nicht anzutreffen. Er liebt es feucht, und gibt man ihm im Garten ein ebensolches Plätzchen mit genügend Sonne, gedeiht er durchaus auch in anderen Gegenden.
Er wächst kniehoch mit kreuzgegenständig angeordneten Blättern und bildet im Sommer in den Blattachseln, ähnlich wie das Herzgespann, mit dem er leicht verwechselt werden kann, Quirle von winzigen, purpurn gepunkteten, weißen Lippenblütchen. Die Blätter zeigen »scharfe Zähne« wie der Wolf, der ihm den Namen gegeben hat, aber nicht die fünffingrige tiefe Kerbung des Herzgespanns. Die beiden haben neben ihrer Ähnlichkeit auch sonst einiges gemeinsam, wie die Rezepturen zeigen werden.
Möchten Sie ihn selbst sammeln, ist der Sommer die richtige Zeit. Benutzt wird das ganze blühende Kraut *Lycopi herba*, alle oberirdischen Teile, die zu kleinen Sträußen gebunden, kopfüber aufgehängt getrocknet werden.

Pflanzennamen

Der botanische Name *lycopus* setzt sich zusammen aus den griechischen Wörtern *lykos*, der Wolf, und *pous*, der Fuß. Der Beiname *europaeus* verweist auf sein Vorkommen im Gegensatz zu seiner Schwesterpflanze *Lycopus virginicus*, der in Nordamerika heimisch ist. Betrachten wir den deutschen Namen

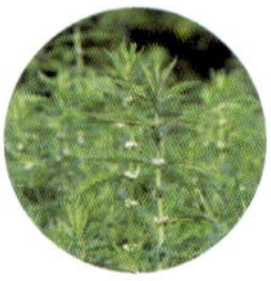

Wolfstrapp, entdecken wir das alte Wort Trapp, die Fährte oder Spur (Sie erinnern sich an die Trapper, die kundigen Spurensucher des Wilden Westens?). Beide Namen verweisen auf eine Ähnlichkeit der Blätter mit dem Fußabdruck des Wolfes.

Die Volksnamen *Wolfshuf* oder *Wolfsfuß* bringen uns jedoch ebenfalls noch keinen Hinweis auf seine Verwendung. *Wasserandorn* setzt ihn in die verwandtschaftliche Nähe zum Andorn, einer anderen heilkräftigen Lippenblütlerin, mit der Anfügung, dass er es gern feucht hat und am liebsten in der Nähe von Wasserläufen oder in Sumpfgebieten wächst.

Pflanzengeschichte(n)

In der europäischen Heilpflanzentradition findet sich der Wolfstrapp erst spät erwähnt. Die nordamerikanischen Ureinwohner nutzten ihn dagegen schon seit Urzeiten. Ihre Spezialität war, die Kräuter nicht erst bei manifesten Krankheiten einzusetzen, sondern sie kannten ein großes Spektrum an vorbeugenden Maßnahmen, um Krankheiten gar nicht erst zum Ausbruch kommen zu lassen. Sie legten großen Wert auf Hygiene und tranken je nach Jahreszeit verschiedene Kräutertees. Wolfstrapp wurde bei den Sioux vor allem im Winter getrunken, wenn Erkältungskrankheiten drohten. Die Schlucke wurden lange im Mund behalten, berichtet H. J. Stammel in seinem Buch *Die Apotheke Manitous*. Sollten die Sioux um die hohe Aufnahmefähigkeit der Mundschleimhaut gewusst haben?

Pflanzenwirkstoffe

Folgende Inhaltsstoffe sind derzeit bekannt: Lithospermsäure, Phenolsäuren, Hydroxyzimt- und Kaffeesäurederivate, Flavonoide, Gerbstoffe, harziger Bitterstoff, ätherisches Öl.

Heilwirkung

Sowohl der Virginische als auch der Europäische Wolfstrapp wirken

- ausgleichend auf die Hypophysenhormone TSH und Prolaktin
- hemmend auf den Jodtransport
- hemmend auf die Dejodierung des Thyroxins (T4) in aktives Trijodthyronin (T3)
- (schilddrüsen)beruhigend
- entspannend

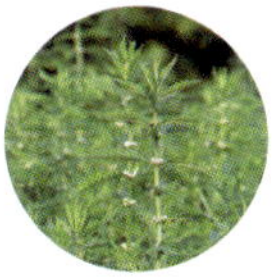

- ausgleichend auf die Eierstockhormone durch fragliche Wechselwirkung auf der Hyophysenebene
- kühlend und rhythmisierend (nach R. Kalbermatten)

Anwendung (nicht nur) für Frauen

Wolfstrapp wird als Tee, Tinktur oder Fertigpräparat eingesetzt bei

- Hyperthyreose (Schilddrüsenüberfunktion)
- Nervosität
- Unruhe
- nervösen Herzbeschwerden wie Herzrasen, Herzstolpern
- Hitzewallungen
- vegetativen Kreislaufproblemen
- Schlafstörungen
- prämenstruellen Beschwerden wie Brustspannen
- Reizbarkeit
- Ungeduld

Er kommt in Betracht bei allen Beschwerden, seien sie nun schilddrüsenbedingt oder nicht, die in ein Bild passen, das ich eingangs mit »zu hohe Drehzahl« beschrieben habe.

Frauen mit Schilddrüsenüberfunktion aufgrund eines Morbus Basedow müssen wissen, dass Wolfstrapp keinen Einfluss auf eine Struma (Kropf) nimmt, sondern nur auf die Funktion der Schilddrüse beruhigend wirkt. Es gibt aus der phytotherapeutischen Praxis Hinweise, dass Wolfstrapp, bei Schilddrüsenunterfunktion (Hypothyreose) eingesetzt, auch diese auszugleichen vermag, es gibt jedoch noch keine wissenschaftlichen Beweise für diese These.

Zubereitung und Dosierung

Die normale Dosierung lautet 3-mal täglich 1 Tasse, eine Dreifingergabe (1 TL) pro Tasse, 10 Minuten ziehen lassen. Fertigpräparate wie Cefavale oder Thyreogutt Tropfen / Tabletten sollten nicht abrupt abgesetzt, sondern ausgeschlichen werden. Ceres Lycopus wird mit 2- bis 3-mal täglich 1-5 Tropfen dosiert. Die Dosis darf sehr individuell gehandhabt werden. Achten Sie auf Ihr Körpergefühl, Ihr Wohlbefinden. Verändern Sie eine einmal eingestellte Dosierung frühestens nach vier Wochen wieder, so lange braucht der Körper, um zu reagieren und sein Gleichgewicht mit dem Wolfstrapp zu finden.

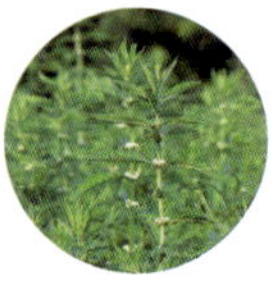

Wenn Sie ans Meer fahren, kann es ebenso wie in der warmen Jahreszeit sein, dass Sie weniger brauchen, im Gebirge mehr!

Bitte beachten!

Wolfstrapp ist nicht bei allen Schilddrüsenstörungen hilfreich, zum Beispiel nicht bei einer vergrößerten Schilddrüse und normalen Hormonwerten ohne Beschwerden. Behandlungsversuche bei Schilddrüsenunterfunktion nur mit Unterstützung durch eine erfahrene Behandlerin. Wolfstrapp(präparate) müssen 2 Wochen vor einer Schilddrüsenuntersuchung mit Radiojod schrittweise abgesetzt werden, da sie das Ergebnis verfälschen können. Setzen Sie nie plötzlich ab, sondern senken sie die Dosis schrittweise. In seltenen Fällen und bei hoher Dosierung wurden Schilddrüsenvergrößerungen beobachtet. Ein achtsamer Umgang und eine feine, langsame Dosissteigerung werden dies vermeiden helfen.

Rezept mit Wolfstrapp

Schilddrüsenberuhigende Teemischung

Wolfstrapp	*Lycopi herba*	20 g
Herzgespann	*Leonuri cardiacae herba*	20 g
Baldrian	*Valerianae radix conc.*	25 g
Melisse	*Melissae folium*	20 g
Hopfen	*Lupuli strobulus*	15 g

Trinken Sie 2- bis 3-mal täglich 1 Tasse, 1 TL pro Tasse, 7 Minuten ziehen lassen. Diese Mischung muss duftdicht aufbewahrt werden, da die Baldrianwurzel stark riecht und zudem Katzen anzieht. Keine Angst, im Tee schmeckt er angenehm.

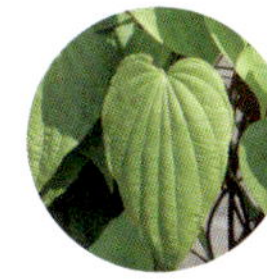

Yamswurzel

Die Progesteronpflanze Mittelamerikas

Dioscorea villosa
Familie der Dioscoreaceae

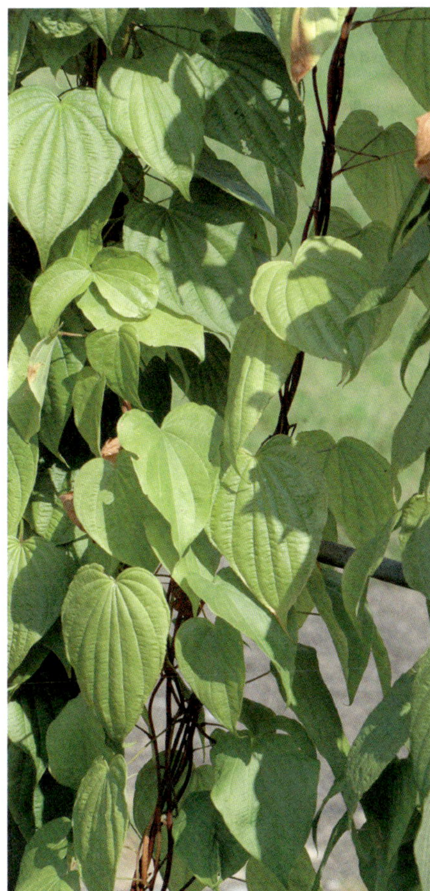

Prämenstruelle Beschwerden, Gelbkörpermangel, kaum ein Phänomen ist in der frauennaturheilkundlichen Praxis häufiger vertreten. Mit Mönchspfeffer, Frauenmantel und Schafgarbe, bei starken Wassereinlagerungen mit der Brennnessel, können viele Frauen die Tage vor den Tagen entspannt erwarten. Aber was tun, wenn nichts davon funktioniert? Allzu schnell wird in konventionellen Praxen dann auf die »Pille« zurückgegriffen, nur um festzustellen, dass selbst bei niedrig dosiertem Östrogenanteil sich alles nur noch verschlimmert. Aus ganzheitlicher Sicht wird, ein riesiger Fortschritt, seit den Veröffentlichungen der Ärzte Katharina Dalton und John Lee in der zweiten Zyklushälfte natürliches, körperidentisches Progesteron gegeben. Mit gutem Erfolg. Nur, dass vielen Frauen jeglicher Hormonersatz

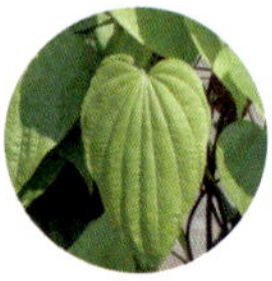

unsympathisch ist. Ein kleiner Hinweis bei Lee ließ mich aufhorchen: Der Progesteronanteil der ersten Pillenpräparate in den 60er-Jahren sei aus dem Diosgenin der Wilden Yamswurzel mit einem einzigen weiteren labortechnischen Syntheseschritt gewonnen worden. Wild Yam, die geburtsfördernde Heildroge der mittelamerikanischen Ureinwohner.

Sollten wir eine Ausnahme von der Regel machen, dass alle für die Menschen einer Region wichtigen Pflanzen auch in ihrer Nähe wachsen?

Ich begann, die spärliche Literatur zu sichten und allen Heilpflanzenfreundinnen und -freunden von meiner Neugier zu erzählen und sie zu bitten, wenn sie je Informationen über diese Pflanze und ihre Verwendung in die Hände bekämen, mir dies sofort zu berichten.

Zufällig war bei einem Seminar in der Schweiz eine Teilnehmerin aus Trinidad und ich tat, was ich immer tat, wenn mich eine Pflanze »gepackt« hatte, ich sprach darüber. Die Yamswurzel würde in ihrer Heimat zur Verhütung verwendet, fiel ihr dazu ein. In meiner Frauen-Naturheilkunde-Fortbildung hatte eine andere eine Rezepturidee für ein Yams-Gel. Nun gab es kein Halten mehr, die Yams musste mit unseren bescheidenen Mitteln erforscht werden. Zwanzig prämenstruell geplagte mutige Probandinnen waren bereit, über zunächst zwei Menstruationszyklen das neu kreierte Gel zu erproben. Ein Fragebogen zum Erfassen der Wirkung war schnell gefunden und los ging es.

Sie fragen sich nun bestimmt, warum ein Gel, wo wir doch gewöhnt sind, Heilpflanzenarzneien in Form von Tees, Tinkturen oder in pulverisierter Form zu schlucken. Nun, Progesteron und Östrogen, die beiden körperidentischen Hormone, wie auch ihre Derivate werden schon lange mit gutem Erfolg und unter Entlastung der Leber als Gel oder Hormonpflaster verabreicht. Bei jedem Präparat, das den Magen-Darm-Trakt passiert, entgiftet und entsorgt die Leber mindestens die Hälfte des Heilmittels. Für gute Wirkspiegel werden höhere Dosen benötigt, als wenn die Wirkstoffe wie das Steroidsaponin Diosgenin direkt über die Haut ins Blut gelangen.

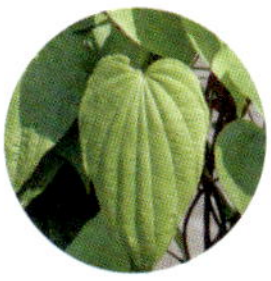

Das Ergebnis war verblüffend. Alle (!) Teilnehmerinnen berichteten von einer deutlichen Verbesserung ihrer prämenstruellen Beschwerden.
Keine Wassereinlagerungen mehr, keine schmerzenden Brüste, keine Schmierblutungen vor Beginn der Menstruation. Diejenigen, die auf das der PMS zugrunde liegende hormonelle Ungleichgewicht vor allem seelisch reagiert hatten, fühlten sich ausgeglichener, deutlich weniger gereizt, unruhig oder niedergeschlagen.
An Nebenwirkungen traten selten leichte Lokalreaktionen auf, die nach Aussparen des ätherischen Geraniumöles aus der Rezeptur verschwanden und somit nicht der Yamswurzel angelastet werden konnten. Zwei Frauen reagierten in den ersten Tagen der Anwendung mit leichter Übelkeit, die von selbst wieder verging.
Ein neues Naturheilmittel war mit Unterstützung vieler Frauen verfügbar und handhabbar gemacht worden, die wissenschaftliche Erforschung der Pflanze gibt uns zunehmend recht.
Um die Resorption über die Haut noch weiter zu bessern, arbeiten wir inzwischen statt mit Gel mit einer Yamswurzelcreme.

Pflanzennamen

Dioscorea villosa, der botanische Name, leitet sich von dem griechischen Arzt Dioskurides ab, der im 1. Jahrhundert vor der Zeitrechnung lebte und lehrte. *Dioscorea villosa* oder *mexicana* ist eine von vielen Yamswurzelarten, von denen *Dioscorea batatas* als essbare Variante in ihrer Heimat Mittelamerika und Afrika ein Grundnahrungsmittel darstellt. Auch in den Asien- oder Afrikaläden in unseren Breiten ist sie zu finden. Sie enthält das hormonell wirksame Diosgenin jedoch nur in verschwindend geringer Konzentration. Schon manche köchelbegeisterte Seminarteilnehmerin musste dies enttäuscht feststellen.
Alle Dioscorea-Arten sind mehrjährige, bis 6 m lange, sich windende Stauden mit herzförmigen Blättern und grünlichen Blütchen, die armdicke Wurzelknollen ausbilden, in denen die arzneilichen Wirkstoffe konzentriert zu finden sind neben entzündungshemmenden Gerbstoffen, geringen Mengen entspannender, schmerzstil-

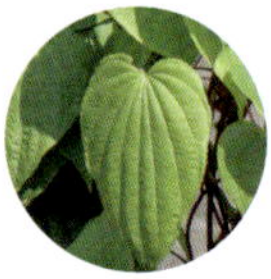

lender Alkaloide und natürlich jeder Menge Stärke.
Der Beiname *Kolikwurzel* verweist auf die entkrampfende Heilwirkung, was die traditionelle Anwendung zur Geburtserleichterung erklärt. *Rheumawurzel* bezieht sich auf die lindernde Wirkung bei Entzündungen und Schmerzen an Knochen, Gelenken und Weichteilen.

Pflanzengeschichte(n)

Die Geschichte der Yams und ihrer Verwendung ist entsprechend ihrer Herkunft in den mündlichen Überlieferungen einheimischer HeilerInnen zu suchen, die Menstruations- und Wehenschmerzen und andere Krampf- und Schmerzzustände zu bekämpfen suchten, die sicher um die Hormonwirkung wussten, sie jedoch nicht so benannt haben würden. Verhütende und abtreibende Pflanzen gehörten von jeher zum Repertoire von Hebammen/Heilerinnen, die sich hüteten, ihr Wissen den christlich/missionarisch orientierten Neuankömmlingen preiszugeben. Eine amerikanische Hebamme unserer Tage veröffentlichte Befragungen indigener Kräuterkundiger und gibt 3000 mg pulverisierte Wurzeldroge täglich als Dosis für Verhütungszwecke an. Ob diese Anwendung frei von Neben- und Langzeitwirkungen ist, müsste noch erforscht werden. Grundsätzlich ist mir eine Dauerverhütung auch pflanzlicher Natur, bei der die Verhütungslast wieder nur bei der Frau liegt, nicht sympathisch. Ich empfehle in Verhütungsfragen die Verwendung eines Diaphragmas, das Paare kooperativ nur dann benutzen, wenn es auch gebraucht wird. Entgegen allen im Internet kursierenden Daten halte ich diese frauenfreundliche Verhütungsmethode bei korrekter Information, Anpassung und Anwendung für ebenso sicher wie Pille und Spirale.
Seitens der Pharmakologie wurde Diosgenin 1936 von japanischen Forschern als Progesteronvorstufe entdeckt. In den Anfängen der hormonellen Kontrazeption (Verhütung) und der Hormontherapie in den Wechseljahren war die Yamswurzel Ausgangsstoff für die Synthese des Progesteronanteils. Ob der weibliche Organismus ebenfalls in der Lage ist,

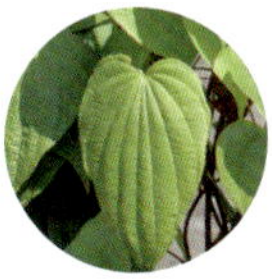

Diosgenin in Progesteron zu verwandeln oder ob dieses im Körper eine progesteronähnliche Wirkung entfaltet, wissen wir nicht mit Gewissheit. Tatsache scheint zu sein, dass mit der Yamswurzel eine Phytohormonpflanze gefunden wurde, die eine enorme Wirksamkeit hat, ohne einen direkten Hormonersatz darzustellen, da sie, wie alle Naturheilmittel, den Körper in seiner Regulationsfähigkeit anregt statt nur Hormone zu »ersetzen».

Heilwirkung

Entsprechend dieser überlieferten und unserer eigenen Erfahrungen kann die Heilwirkung der Yamswurzel beschrieben werden mit

- progesteronähnlich
- harntreibend
- krampflösend auf jede Art von Muskulatur
- entzündungshemmend
- antirheumatisch

Anwendung für Frauen

Die Verwendung der Yamswurzel kommt infrage bei Progesteronmangel (Gelbkörperschwäche) bzw. Östrogendominanz mit ihren Folgen wie die oben beschriebenen prämenstruellen Beschwerden, bei Eierstockzysten oder solchen in der Brust, die mit klarer Flüssigkeit gefüllt sind im Gegensatz zu Endometriosezysten oder solchen mit festen Bestandteilen. Auch Myome wachsen östrogenabhängig, bevorzugt zwischen Mitte dreißig und den Wechseljahren, einer Zeit, in der die Progesteronproduktion der Eierstöcke deutlich zurückgeht und das Östrogen überwiegt. Es gibt Frauen, die auch bei Wechseljahresbeschwerden gute Erfahrungen mit der Yamswurzel machen. Im Stoffwechsel der Steroidhormone ist eine Umwandlung von Progesteron in Östrogen möglich, aber nicht umgekehrt, sodass zu vermuten ist, dass mit der Verwendung der Yamswurzel auch Östrogentäler ausgeglichen werden können. Eine Osteoporoseprophylaxe wäre damit gewährleistet, neben ausreichend Bewegung, einem ausgeglichenen Säure-Basen-Haushalt und genügender Mineralienzufuhr selbstverständlich.

Manche Frauen erfahren eine Linderung ihrer Menstruationsbeschwerden, beugen drohenden Fehlgeburten

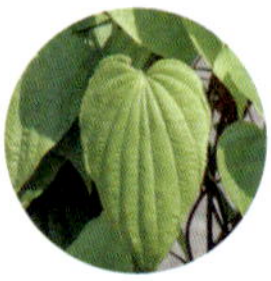

und vorzeitigen Wehen vor. Eine weitere Anwendung in der Schwangerschaft könnte die verbreitete Übelkeit sein, die mit ungenügender hormoneller Umstellung in Verbindung gebracht wird. Die wissenschaftliche Untermauerung wäre natürlich gerade für die Anwendung in der Schwangerschaft doppelt wichtig.

Die entkrampfende Wirkung ließe sich bei Blasenentzündungen einsetzen, die schmerzstillende bei rheumatoider Arthritis und anderen Gelenkbeschwerden. Eine systematische Erforschung der Pflanze brächte sicher noch mehr Einsatzgebiete zum Vorschein.

Zubereitung und Dosierung

Es ist möglich, Yamswurzel innerlich als Tinktur oder Fluidextrakt oder die getrocknete und pulverisierte Wurzel in Kapselform zu verwenden. Für die transdermale Anwendung eignen sich Gel, Vaginalgel oder Creme.

Wichtig bei der Dosierung ist es, die Individualität jeder Anwenderin zu beachten. Die kleinste Menge, die Linderung bewirkt, ist die richtige. Bei Gel oder Creme wird angegeben, vom 12. bis 26. Zyklustag, nach der Menopause vom 10. bis 30. Tag eines Monats, 1- bis 2-mal täglich ein kirschkern- bis haselnussgroßes Stück auf Bauch, Brust oder Innenseite der Oberschenkel/Oberarme aufzutragen und einziehen zu lassen. Bei der pulverisierten Droge wird eine mittlere Tagesdosis mit 1000 mg angegeben. Eine Dauertherapie ist selten notwendig. Nach 3 bis 6 Monaten lohnt sich eine Behandlungspause, um zu sehen, ob der Körper fortan allein zum Hormonausgleich in der Lage ist.

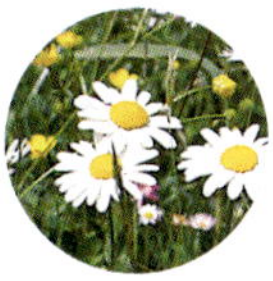

Anhang

Grundsätzliches über das Sammeln, Trocknen, Aufbewahren, die Zubereitung und Anwendung von Heiltees und Pflanzentinkturen

1. Sammeln

Gesammelt werden die jeweils angegebenen Pflanzenteile an ökologisch unbedenklichen Standorten zur entsprechenden Jahreszeit.

Nur Unbeschädigtes und Einwandfreies sammeln in einem Korb, einer Stoff- oder Papiertasche.

Fällt eine Pflanze unter den Naturschutz, dann muss sie über den Handel bezogen werden.

Gesammelt werden *Blätter* vor der Blüte, *Blüten*, wenn sie sich noch nicht völlig verströmt haben, das *ganze Kraut* in der Blütezeit, *Wurzeln*, wenn die oberirdischen Teile verwelkt sind, *Samen und Früchte*, wenn sie reif sind.

Wichtig! Seien Sie respektvoll!
Einen Standort nie ausplündern!
Immer etwas stehen lassen zur Regeneration und für die Tiere!

Nur den Vorrat für ein Jahr sammeln, im nächsten Jahr gibt es alles wieder frisch! Die Haltbarkeit aller Pflanzen und Pflanzenzubereitungen beträgt ein Jahr, danach verlieren sie an Wirkkraft.

Sammelzeit für Frauenkräuter ist der Frauendreißiger, die Zeit ab dem 15. August (Mariä Himmelfahrt), wo in vielen Gegenden noch die Kräuterweihe gefeiert wird. Als Endpunkt des Frauendreißigers wird entweder der 8. September (Mariä Geburt) angegeben oder der 15. September (Fest der Sieben Schmerzen Mariä). Durch die Klimaveränderung empfiehlt es sich, blühende Kräuter eher zu Beginn des Frauendreißigers zu sammeln.

Frauenkräuter haben in dieser Zeit dreifache Kraft.

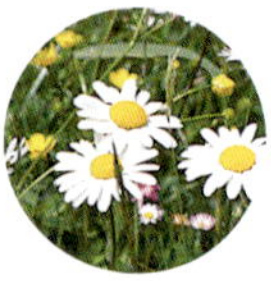

2. Trocknen

Der geeignetste Ort zum Trocknen von Pflanzen und Pflanzenteilen ist der Dachboden oder jeder andere Ort, der am besten die Kriterien *luftig, warm, trocken, dunkel* erfüllt.

Sträuße können kopfüber nicht zu dicht aufgehängt werden.

Blätter und Blüten müssen ausgebreitet werden auf einem sauberen Tuch, möglichst auch von unten belüftet (altes Bettgestell, Wäscheständer). Sehr saftiges Trockengut muss öfter gewendet werden.

Ihr Trockengut ist trocken, wenn es beim Zerreiben knistert (Geräuschprobe), meist je nach Witterung nach einer Woche, und sollte dann unmittelbar verwahrt werden, um unnötigen Verlust flüchtiger Inhaltsstoffe zu vermeiden.

3. Aufbewahren

Das optimale Aufbewahrungsgefäß für Teedrogen ist eine Papptrommel. Dicht, aber nicht luftdicht, neutrales, nicht reagibles Material und lichtgeschützt. Möglich sind auch dunkle Laborgläser, im Laborbedarf mit Schraubdeckel günstig zu bekommen. Auch alle anderen Pflanzenzubereitungen wie Tinkturen, Essenzen, Salben sollten lichtgeschützt aufbewahrt werden.

Wichtig! Gläser immer beschriften mit Inhalt und Herstellungsdatum.

4. Zubereitung

Wenn nicht anders angegeben, werden Heilpflanzen als Infus (normaler Teeaufguss) mit kochendem Wasser zubereitet. Pflanzen, die viel ätherisches Öl enthalten, sollten nur mit heißem Wasser (70° C) bereitet werden und müssen auch weniger lang ziehen. Bitterstoffdrogen können durch kürzeres Ziehen abgemildert werden, sonst weniger nehmen. Mineralienpflanzen sollten mindestens 20 Minuten ziehen oder geköchelt werden.

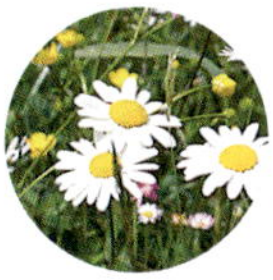

Herstellung einer Tinktur aus getrockneten oder einer Urtinktur/ Frischpflanzenessenz aus frischen Pflanzen

1 Teil geschnittene Kräuter mit 10 Teilen 40%igem Alkohol (Obstler, Korn, Weinbrand) ansetzen. Wurzeldrogen wie Echinacea im Verhältnis 1:5. Nicht der direkten Sonne ausgesetzt, aber warm stehen lassen, z.B. auf dem Küchenschrank. Einmal täglich schütteln. Nach 14 Tagen abseihen, lichtgeschützt abfüllen, etikettieren.

Herstellung eines einfachen Balsams

1 Teil frische oder getrocknete Kräuter, geschnitten, mit 10 Teilen eines guten Öls ansetzen. 14 Tage stehen lassen.

Frische sehr feuchtigkeitshaltige Kräuter wie Ringelblumenblüten oder frische Beinwellwurzel wegen der Gefahr des Schimmelns nur mit Gaze abdekken oder gleich mit dem Öl in einen Kochtopf füllen und 15 Minuten unter Rühren köcheln, nicht kochen lassen! Wurzeln müssen zuvor gewaschen und klein geschnitten werden.

Alle Gerätschaften sollten aus Hygienegründen ausgekocht worden sein!

Abseihen, 1 Teil gelbes Bienenwachs (geraspelt oder in Pastillenform) hinzufügen, nochmals leicht erwärmen, bis das Wachs geschmolzen ist. Von der Flamme nehmen, kaltrühren, bis der Balsam beginnt, sich am Rand abzusetzen. In Salbentöpfchen abfüllen, offen vollends abkühlen lassen, etikettieren und verschließen. Beim Verbrauch darauf achten, dass nur mit einem sauberen Löffel entnommen wird. Eventuell die Menge, die innerhalb einer Woche verbraucht werden soll, in Extratöpfchen geben, in das dann mit dem Finger gegriffen werden darf.

5. Anwendung

Ich bevorzuge grundsätzlich die Anwendung eines individuell zusammengestellten Heiltees gegenüber einer Tinktur oder einem Fertigpräparat. In einer Zeit von Hektik und mangelnder

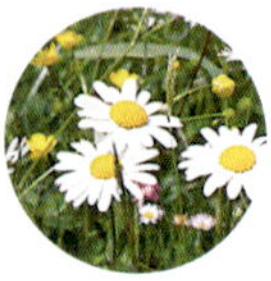

Fürsorge dem eigenen Körper gegenüber stellt das Teeritual einen Akt der Eigenliebe, des Innehaltens, der Zuwendung und des Sorgens dar.

Eine Teemischung beinhaltet nie mehr als sieben Bestandteile, die sich sinnvoll ergänzen.

Das heißt, z.B. ein Myomtee enthält eine (!) Hormonpflanze, eine Leberpflanze, eine blutstillende Pflanze, eine auflösende Pflanze, eine Seelenpflanze, eine, die Schwung ins Becken bringt, und eine krampflösende Pflanze.

Eine Teekur bei chronischen oder immer wiederkehrenden Beschwerden dauert 1–3 Zyklen, in denen ein Tee 3-mal täglich, wenn nicht anders angegeben, vor den Mahlzeiten warm, schluckweise und mit Bedacht getrunken wird.

Die Dosierung lautet, eine »Dreifingergabe« (was zwischen die drei ersten Finger einer Hand passt) auf eine große Tasse, mit kochendem Wasser übergießen und, wenn nicht anders angegeben, zugedeckt 10 Minuten ziehen lassen.

Es ist möglich, den Tee mit Tinkturen zu ergänzen, z.B. bei der Verwendung bestimmter Pflanzen nur in der zweiten Zyklushälfte, oder im Urlaub oder bei akutem Zeitmangel ganz auf Tinkturen umzusteigen. Die Standarddosierung von Tinkturen lautet 3-mal 10–20 Tropfen in Wasser.

Die Behandlung mit Heilpflanzen gehört grundsätzlich in die Hände erfahrener BehandlerInnen, die eine Teemischung nach einem Monat überprüfen, hören, was geholfen hat, wo Besserung eingetreten ist und wo es noch weiterer Impulse bedarf.

Eventuell wird die Mischung dann entsprechend modifiziert. Nach drei Monaten wird eine Teepause eingelegt, der Körper hat oft schon nach dieser Zeit den Hinweis verstanden, die Eigenregulation funktioniert wieder.

Das Wunderbare an der Behandlung mit Heilpflanzen ist, dass sie die Selbstheilungskräfte des Körpers unterstützen, ihn an seine Fähigkeit erinnern, ein Gleichgewicht wiederherzustellen. Vorausgesetzt, die Person hat die Botschaft ihrer Erkrankung verstanden und ist bereit, durch eine gesunde Lebensführung den Bedürfnissen des Körpers entgegenzukommen.

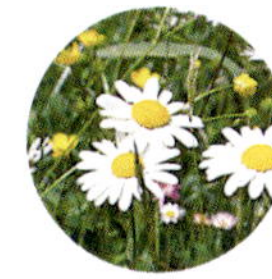

Literatur

BLASCHKE, WOLFGANG: Wichtl – Teedrogen und Phytopharmaka. 6., vollst. neu bearb. und erw. Aufl. Stuttgart 2016

BOCK, HIERONYMUS: Kreuterbuch. Straßburg 1546

BROOKE, ELISABETH: Von Salbei, Klee und Löwenzahn. Freiburg 1996

BRUNFELS, OTTO: Contrafayt Kreuterbuch. Straßburg 1532

DINHOPL, ANDA: Frauenkräuter. 2. Auflage Wien 2015

FEMINISTISCHES FRAUENGESUNDHEITSZENTRUM BERLIN: Broschüren zu Wechseljahren, Endometriose etc.

FISCHER-RIZZI, SUSANNE: Medizin der Erde. München 2000, Neuauflage 2010

FUCHS, LEONHARD: New Kreuterbuch. Basel 1543

KALBERMATTEN, ROGER: Wesen und Signatur der Heilpflanzen. 8. Auflage Aarau 2005

KARL, JOSEF: Neue Therapiekonzepte. München 1995

KROEBER, LUDWIG: Das neuzeitliche Kräuterbuch. Stuttgart 1948

KÜNZLE, JOHANN: Chrut und Unchrut. Minusio 1977

LEE, JOHN: Natürliches Progesteron. 6. Auflage Oberhaching 2014

MADEJSKY, MARGRET: Alchemilla. München 2000

MARZELL, HEINRICH: Unsere Heilpflanzen. Freiburg 1922

MCINTYRE, ANNE: Frauenhandbuch Heilkräuter. München 1996

NISSIM, RINA: Naturheilkunde in der Gynäkologie. Berlin 1997

NISSIM, RINA: Wechseljahre – Wechselzeit. 8. Auflage Berlin 2014

OHLIG, ADELHEID: Luna Yoga. München 1991

PAHLOW, MANFRED: Das große Buch der Heilpflanzen. Hamburg 2013

RÄTSCH, CHRISTIAN: Pflanzen der Liebe. Aarau 2001

SCHEFFER, MECHTHILD: Bach-Blütentherapie. Berlin 2008

STAMMEL, HEINZ J.: Die Apotheke Manitous. Hamburg 2000

VONARBURG, BRUNO: Natürlich gesund mit Heilpflanzen. Aarau 1988

WEISS, RUDOLF: Lehrbuch der Phytotherapie. Stuttgart 1990

WILLFORT, RICHARD: Gesundheit durch Heilkräuter. Linz 1991

TABERNAEMONTANUS: New Kreuterbuch. Frankfurt 1625

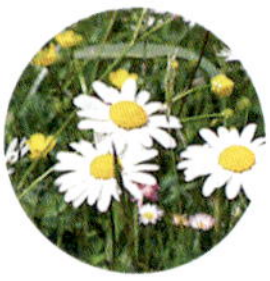

Wichtige Adressen und Bezugsquellen

Vorträge und Fortbildungen in Frauen-Naturheilkunde
Heide Fischer,
Ärztin in Freiburg im Breisgau
www.frauen-naturheilkunde.de

Ausbildung in Pflanzenheilkunde
www.heilpflanzenschule-rosenheim.de

www.teh.at

www.nhk.ch

Verkauf und Versand von Pflanzen und Samen
Blumenschule Schongau
www.blumenschule-schongau.de

Artemisia Allgäuer Kräutergarten
www.artemisia.de

Rühlemann's Kräuter und Duftpflanzen
www.kraeuter-und-duftpflanzen.de

Hof Berggarten in Herrischried/
Schwarzwald
www.hof-berggarten.de

Ätherische Öle
www.primaveralife.com

www.aromaris.de

www.farfalla.ch

Verkauf und Versand von Tees/Tinkturen
Kräuter-Schulte
www.kraeuterschulte.de

Die Kräutermanufaktur
www.kraeuterland-bw.de

Vaginalzäpfchen, Intimpflegeprodukte, Yamscreme, Tee- und Tinkturmischungen (nicht nur) für Frauen
www.engel-apotheke-freiburg.de

www.limes-apotheke.net

www.saner-apotheke.ch

Heilpflanzeninformationen im Internet
www.phytotherapie.de
www.kfn-ev.de
Aktuelle Forschungsergebnisse

www.koop-phyto.org
Informatives Arzneipflanzenlexikon

www.heilpflanzen-welt.de
Informationen zu Heilpflanzen

www.awl.ch
Informative Heilpflanzen-Website
des Pflanzenkenners Werner Arnold

www.kraeuter.ch
Das Original Kräuterbuch des
Tabernaemontanus von 1625 online

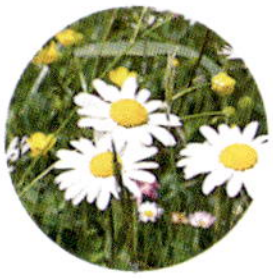

Stichwortverzeichnis

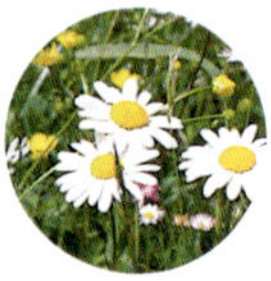

Stichwortverzeichnis

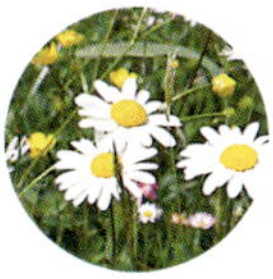

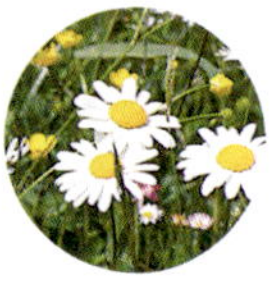

Stichwortverzeichnis

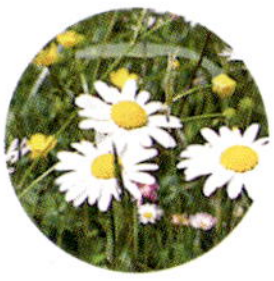

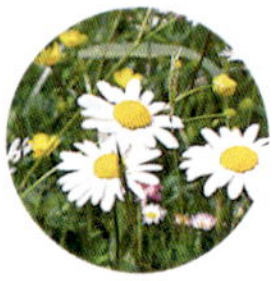

Stichwortverzeichnis

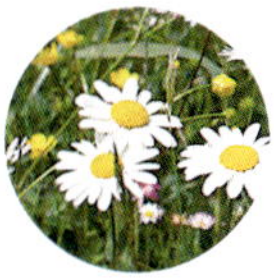

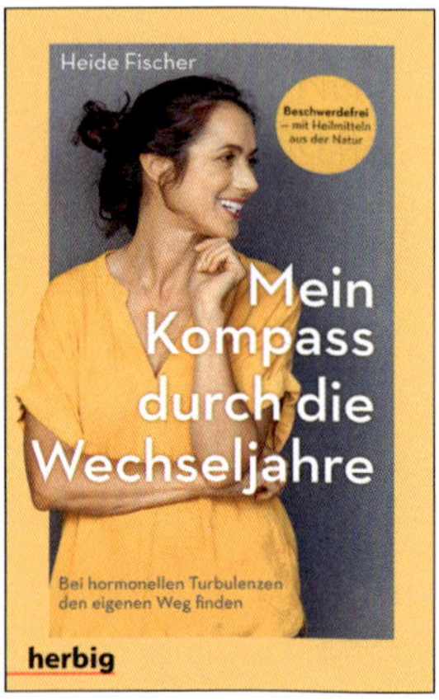

Wechseljahresbeschwerden lindern – ganzheitlich und wirksam

Heide Fischer zeigt in diesem ganzheitlichen Ratgeber, wie man mit einer Kombination aus schulmedizinischen Maßnahmen und Naturheilkunde hormonelle Schräglagen ausgleichen kann. Sie erklärt die Ursachen von Hitzewellen und Schleimhautproblemen, geht auf Libidoverlust und Empfängnisverhütung ein, beschreibt die klassische Hormonersatz-Therapie sowie Alternativen mit hormonell wirksamen Heilpflanzen und gibt Tipps zur Selbstfürsorge, z.B. mit heilsamen Tees und Entspannungsübungen.

Heide Fischer
MEIN KOMPASS DURCH DIE WECHSELJAHRE
256 Seiten · ISBN 978-3-96859-109-4

herbig
kosmos.de/herbig